基层医疗机构
传染病管理实践

主 编／陈心足　邵永惠　薛 痕

四川大学出版社
SICHUAN UNIVERSITY PRESS

图书在版编目（CIP）数据

基层医疗机构传染病管理实践 / 陈心足，邵永惠，薛痕主编. -- 成都：四川大学出版社，2025.4.
ISBN 978-7-5690-7391-1

Ⅰ．R183

中国国家版本馆 CIP 数据核字第 2024EK6212 号

书　　名：基层医疗机构传染病管理实践
　　　　　Jiceng Yiliao Jigou Chuanranbing Guanli Shijian
主　　编：陈心足　邵永惠　薛　痕

选题策划：龚娇梅　唐　飞
责任编辑：龚娇梅
责任校对：蒋　玙
装帧设计：墨创文化
责任印制：李金兰

出版发行：四川大学出版社有限责任公司
　　　　　地址：成都市一环路南一段 24 号（610065）
　　　　　电话：（028）85408311（发行部）、85400276（总编室）
　　　　　电子邮箱：scupress@vip.163.com
　　　　　网址：https://press.scu.edu.cn
印前制作：四川胜翔数码印务设计有限公司
印刷装订：四川五洲彩印有限责任公司

成品尺寸：170 mm×240 mm
印　　张：20.5
字　　数：391 千字

版　　次：2025 年 4 月第 1 版
印　　次：2025 年 4 月第 1 次印刷
定　　价：68.00 元

本社图书如有印装质量问题，请联系发行部调换

版权所有 ◆ 侵权必究

编委会

主　审　杨长虹

主　编　陈心足　邵永惠　薛　痕

副主编　蒋衣果　龙志玲　李　建　徐　虹　吴　超

编　委（排名不分先后）

　　　　陈心足（四川大学华西医院）

　　　　李　建（四川大学华西医院）

　　　　邵永惠（四川大学华西医院雅安医院）

　　　　徐　虹（雅安市疾病预防控制中心）

　　　　蒋衣果（四川省凉山彝族自治州第一人民医院）

　　　　薛　痕（四川大学华西医院雅安医院）

　　　　吴　超（四川大学华西医院雅安医院）

　　　　刘永芬（雅安市第二人民医院）

　　　　关巧稚（四川大学华西医院）

　　　　郭显波（芦山县人民医院）

　　　　骆明雪（芦山县人民医院）

　　　　姚建琴（名山区人民医院）

　　　　万建平（天全县人民医院）

　　　　陶德鹤（四川大学华西医院雅安医院）

　　　　马雨茹（雅安职业技术学院附属医院）

　　　　杨传刚（雅安市第四人民医院）

　　　　朱丽萍（四川大学华西医院雅安医院）

　　　　冯　萍（荥经县人民医院）

黄升华（汉源县人民医院）

李　浩（雅安市第四人民医院）

陈姗姗（四川省甘孜藏族自治州人民医院）

杨晓敏（四川省甘孜藏族自治州人民医院）

张　垚（四川省甘孜藏族自治州人民医院）

杨长命（四川省甘孜藏族自治州人民医院）

王　薇（四川省甘孜藏族自治州人民医院）

泽　腰（四川省甘孜藏族自治州石渠县人民医院）

卢利英（四川省凉山州会理市人民医院）

沙玛雪梅（凉山州第七人民医院）

文　娟（四川大学华西医院雅安医院）

龙志玲（四川大学华西医院雅安医院）

李　伟（四川省雅安市第二人民医院）

朱国霞（雅安市雨城区东城街道社区卫生服务中心）

李　迅（雅安市雨城区河北街道社区卫生服务中心）

李　静（雅安市雨城区东城街道社区卫生服务中心）

季忠娇（雅安雨城区疾病预防控制中心）

李思斯（四川大学华西医院雅安医院）

李　仟（四川大学华西医院雅安医院）

杨　楠（四川大学华西医院雅安医院）

前言

在人类历史的长河中，传染病一直是威胁我们健康和生命安全的重要因素。从古至今，我们始终与各种传染病进行着不懈的斗争。尤其是在当代社会，随着全球化进程的加速，人口流动频繁，传染病的防控工作显得越发重要。基层医疗机构作为传染病防控的第一道防线，其管理能力和水平直接关系到疫情的控制效果和社会公共卫生安全。

大学时读《伏尔泰语录》，对其中一段话不甚了了："雪崩时，没有一片雪花是无辜的。"经历这几年传染病全球肆虐的阵痛后，我对这句话有了切肤之感，它表达的是一个哲学上的观点，即在一个大的灾难或事件中，每个看似微不足道的部分，都有一定的责任和影响。这句话强调的是在雪崩这样的极端事件中，每一片雪花都扮演了一定的角色，没有哪一片雪花可以说雪崩与自己完全无关。伏尔泰的比喻强调了在集体行为或事件中，每个个体都可能觉得自己可以免责，但实际上每个个体的行为都对最终的结果有所影响。我想《基层医疗机构传染病管理实践》将给从事和即将从事传染病管理的人员带来一定的帮助。

基层医疗机构在传染病管理中面临着诸多挑战。这些挑战既来自资源有限、技术水平参差不齐等内部因素，也来自外部环境复杂多变、政策引导不够具体明确等外部因素，甚至受到传染病管理的先进理论和观念不足的影响。在这样的背景下，如何有效提升基层医疗机构的传染病管理能力，成为亟须我们研究和探讨的课题。为了应对这些挑战，身处区域医疗中心的我们，不仅有义务深入理解和执行国家的相关法规和政策，还有责任结合基层医疗机构的实际情况，进行具体实践和经验总结，并把它们编撰成书供同行参考和借鉴。通过实践经验的分享和案例分析，让基层医疗机构传染病管理的相关人士可以更好地了解传染病管理的具体策略与措施，以及它们在实际操作中的效果。

编撰此书的目的是让我们不忽视教育和培训在传染病管理中的重要作用。通过加强基层医务人员的专业培训，提高其对传染病的认知水平和防控能力，这是提升基层医疗机构传染病管理能力的关键。因此，本书可以作为基层医疗机构相关人员实践的参考书和工具书。

首先，本书对传染病管理进行了概述，阐述了传染病管理的重要性及其在基层医疗机构中的特殊地位。接着，本书分析了基层医疗机构在传染病管理中面临的主要挑战，包括资源不足、人员素质参差不齐、防控体系不完善等问题。在此基础上，本书提出了基层医疗机构传染病管理的策略与原则，强调预防为主、科学防控、规范管理、协同作战的理念。在传染病防控措施与执行方面，本书详细介绍了基层医疗机构应采取的具体措施，包括病例发现与报告、隔离与治疗、疫情监测与预警、健康教育与促进等。同时，本书强调了措施执行的规范性和有效性，以确保各项措施能够真正落地生效。团队协作与培训是提升基层医疗机构传染病管理能力的关键，因此本书介绍了如何构建高效的传染病防控团队，如何加强团队成员之间的沟通与协作，提升整体防控效能，并强调了培训的重要性，提出了针对性的培训方案，旨在提高基层医务人员的传染病防控能力和专业素养。面对基层医疗机构在传染病管理中遇到的挑战，本书提出了相应的解决方案，如通过优化资源配置、加强制度建设、提升人员素质等措施，提升基层医疗机构的传染病防控能力，有效应对各种传染病疫情。

此外，本书还精选了若干成功案例进行分析，展示了基层医疗机构在传染病防控中的实践成果。这些案例不仅为其他基层医疗机构提供了宝贵的经验，也为进一步完善我国基层传染病防控体系提供了有益的思路。

随着全球化和气候变化等因素的变化，传染病防控工作将面临更加复杂和严峻的挑战。本书在总结基层医疗机构传染病管理实践经验的基础上，展望了未来发展趋势，提出了加强国际合作、推动科技创新、完善防控体系、智慧化精准防控等建议，以期为我国乃至全球的基层医疗机构传染病防控工作贡献智慧和力量。

《基层医疗机构传染病管理实践》一书不仅有对基层医疗机构传染病管理工作的系统总结，更有对未来发展趋势的深入探讨。希望本书的出版能够为广大基层医务工作者提供有益的参考和指导，共同为构建更加完善的基层传染病防控体系而努力。

我们衷心期望读者能从这本书中获得宝贵的知识和经验。无论是基层医务工作者，还是对传染病管理感兴趣的普通读者，我们都希望您能够从中受益，为提高我国基层传染病防控能力贡献自己的一份力量。同时，我们鼓励大家积极分享这本书，让更多的人了解和学习基层医疗机构在传染病管理方面的实践。医学知识的传播是无止境的，每一次分享都是对知识的增值和升华。

最后，我们衷心祝愿《基层医疗机构传染病管理实践》能够成为广大读者的良师益友，为我国的基层传染病防控工作注入新的活力和动力。愿我们携手并进，共创美好未来！

再次感谢您的阅读和支持，愿这本书的价值在您的手中得到充分的体现和发挥。正如盲人作家凯勒所言："一本书像一艘船，带领我们从狭隘的地方，驶向生活的无限广阔的海洋。"我想这就是《基层医疗机构传染病管理实践》出版的宗旨吧！

编 者

2024 年 10 月

目录

第一章 概 论 …………………………………………（1）

第二章 传染病概述 ……………………………………（13）
 第一节 传染病的基本概况 …………………………（13）
 第二节 传染病的防控 ………………………………（19）

第三章 传染病管理规章制度 …………………………（54）

第四章 传染病管理中的人员培训和应急响应 ……（79）
 第一节 概 述 ………………………………………（79）
 第二节 从事传染病工作人员的培训 ………………（84）
 第三节 应急培训和新发传染病应对 ………………（107）
 第四节 培训成果的评估和反馈 ……………………（124）

第五章 传染病疫情报告和监测 ………………………（129）
 第一节 传染病疫情防治的相关法律法规 …………（129）
 第二节 传染病疫情报告的制度与流程 ……………（145）
 第三节 传染病疫情监测的方法和技术 ……………（150）

第六章 传染病临床管理和治疗 ………………………（170）

第七章　社区参与和健康教育 …………………………………… (193)
 第一节　社区参与在传染病管理中的作用 ………………… (193)
 第二节　健康教育在传染病预防中的重要性 ……………… (199)
 第三节　针对特定人群的社区传染病健康教育 …………… (208)
 第四节　社区居民的传染病防控意识 ……………………… (215)

第八章　质量控制和改进 …………………………………………… (254)

第九章　案例分析和实践经验分享 ………………………………… (271)

第十章　基层医疗传染病防控从业人员的科研意识培养 ………… (301)

第十一章　结论与展望 ……………………………………………… (308)

参考文献 ……………………………………………………………… (310)

第一章 概 论

一、传染病管理的重要性

多年来,在基层医疗机构管理过程中,我们监测发现基层医院内感染以下呼吸道感染为主,占60%左右,而上呼吸道感染占10%左右,因此防控传染病交叉感染尤其重要。传染病不仅仅是疾病,还是社会问题,其重要性在于:①人类从来没有从传染病的阴影中解脱出来,与心脏病等疾病不同,恶性传染病常常会导致大范围健康人群死亡,会对社会生产力造成严重打击。如果不能有效控制传染病,甚至会造成巨大疫情事件。不过遗憾的是,直到今天,我们对病毒性传染病的治疗仍然乏善可陈。②目前,世界各国都对传染病防控极度重视,无论是发达国家,还是发展中国家,都非常重视对传染病的管理和医学研究。我国的传染病医疗形势比较严峻,需要全社会更加重视。传染病的研究最早应用了循证医学方法。由于其与统计学紧密相连,能够借助观察研究及数学方法进行客观表述,并且在微观层面的研究也极为深入、成果斐然。传染病研究兼具成熟性与神秘性,堪称现代医学的先行者与引领者。真正提升现代人生活质量的抗生素和疫苗都与传染病研究相关,免疫学的发展同样与传染病有着千丝万缕的联系。可以说,若我国在传染病研究领域未能达到世界先进水平,那么国家整体医学水平便难以跻身世界前列。

二、传染病的前世和今生

（一）传染病的前世

说起人类传染病，能马上联想到的疾病有很多，如艾滋病、乙型病毒性肝炎、严重急性呼吸综合征（SARS）等。传染病对人类、动物和植物等生命体的生存造成了极大的威胁。据统计，大约70%的人类传染病是由病毒引起的。公元前431年—公元前404年的伯罗奔尼撒战争期间，雅典几度遭到瘟疫的袭击。在这场瘟疫中，1/4的雅典军队官兵因染病身亡，连当时的执政官伯里克利也不能幸免。瘟疫的侵袭削弱了雅典军队的战斗力，最终使古希腊文明的黄金时代落幕。从公元165年开始，罗马帝国发生疫病，在小亚细亚和欧洲大部分地区肆虐长达15年。据历史记载，疫病一天造成约两千罗马人死亡，并蔓延至莱茵河，感染了帝国边界之外的日耳曼人和高卢人。马可·奥勒留皇帝为躲避疫病离开了罗马，并在孤独的时光里写下了著名的《沉思录》。不过，最后他还是没能避开疫病的侵袭，也死于这种疾病。中世纪时期，对欧洲打击最大的传染病是公元6世纪发生于东罗马帝国的鼠疫，这场鼠疫持续了近半个世纪，流行严重时每天死亡近万人，导致了东罗马帝国的衰落。800年后，一场破坏更大的疫病再次光顾欧洲，这场被称为"黑死病"的大劫难，几乎使当时欧洲的人口锐减1/4~1/3。1347—1352年，黑死病从中亚传播到中东，又陆续侵袭了北非和欧洲，欧洲的主要城市几乎都遭受到黑死病的袭击。这场黑死病大流行不仅使社会经济生活动荡不安，而且在人们的生理和心理上留下了严重的后遗症。黑死病使欧洲人相信所谓的末日审判即将到来。于是，赎罪情结触发了鞭刑运动，成千上万的欧洲人卷入自我鞭挞和自我戕害的行列，成群结队的半裸男女互相鞭答，以此谢罪。当时，也有人认为，这是女巫勾结魔鬼对牲畜施法而引起的黑死病，这种看法导致了欧洲一些地区的虐杀"女巫"浪潮，大批被判定为"女巫"的人被施以酷刑，甚至被活活烧死。此外，传染病的流行导致劳动力的大量损失，极大地削弱了农业、手工业，阻碍了社会经济的发展，降低了人们的不过，黑死病的威胁也催生了一些抵制疫病的措施：政府颁布法令和法规，通过建立海港检疫，对有传染嫌疑的房屋进行熏蒸和通风，衣物被单等全部焚烧，严禁死尸暴露街头，以及加强水源控制等方式来遏制疾病的传播。

天花成为欧洲殖民者的帮凶。天花是一种古老的传染病。古埃及、古印度、古中国等文明古国都曾遭受过天花的侵袭。现代考古学家从公元前1157年古埃及法老拉美西斯五世木乃伊的面部发现天花痘疮结痂的痕迹。但直到公元1500年之后，天花对人类社会的破坏才凸显出来。其中最典型的例子是西班牙人对美洲进行殖民入侵期间，将天花带到美洲，致使美洲大陆经历了长达8年的天花大流行。1519年，西班牙军队进攻阿兹特克人的首都特诺奇蒂特兰（即现代墨西哥城）的关键时刻，特诺奇蒂特兰暴发了天花，阿兹特克首领及许多军士因染上天花而死亡，致使阿兹特克人陷入惊恐。西班牙人因此一举攻克并摧毁了阿兹特克的首都。显然，如果不是天花侵袭阿兹特克人，西班牙人不可能如此轻易地在墨西哥取得胜利。

16世纪前后，中国人用天花患者脓疮中的浆液给健康人接种而使之获得免疫力。差不多同时，荷兰的种植者用嫁接法使郁金香感染病毒而开出美丽的碎色花朵。1796年，爱德华·詹纳发明了牛痘疫苗；1885年，路易斯·巴斯德首创了狂犬病疫苗；1915年和1917年，F. W. 特沃特和F. 埃雷尔分别发现了细菌病毒，即噬菌体。M. 施莱辛格从20世纪30年代起开始探索病毒的理化性质，提纯了噬菌体并指出它是由蛋白质和DNA构成的；1935年，W. M. 斯坦利获得了烟草花叶病毒的结晶，并于1936年首次在电子显微镜下发现该病毒是一种杆状颗粒。此后，许多病毒被相继提纯，研究者对它们的形态结构和化学成分进行了研究，为病毒分类提供了依据。1899年，古巴流行黄热病，细菌学家里德证明罪犯是伊蚊。接着，日本人高见（Takami）证明一种叶蝉会传染水稻矮花病，蚜虫会传染马铃薯退化病。1619年就发现的郁金香碎色病，直到1929年才被证明是蚜虫传染的。这时期还出现了一些非常有趣的病毒生物学现象，如一种病毒通过变异，产生致病力强弱不等的毒株，而且同一种病毒的不同毒株彼此间有拮抗，被称为干扰现象。此外还有人发现，把染病植株的汁液注入动物体内后，动物的血清和病汁液会发生特异反应。这些研究成果都对当时防治传染病起到了重要作用。1579年到1617年前后，中国各地接连暴发瘟疫，从山西开始席卷全国。"大同，十室九病，传染者接踵而亡，洛阳，疫死者枕藉于街市"。这就是有书记载的历史上的瘟疫。近30年来，全球新发40多种传染病。目前，中国传染病的流行形势严峻，表现在一些基本控制的传染病重燃、新传染病不断流入及已存在流行的新传染病未被认知等方面。流行于中国的新发传染病包括：艾滋病、肠出血性大肠埃希菌O157：H7感染、O139霍乱、军团菌病、空肠弯曲菌腹泻、莱姆病、小肠结肠炎耶尔森菌感染、汉坦病毒肾综合征出血热、新型肝炎、肺炎衣原体感染、小隐孢子虫感染性腹泻、汉赛巴通体感染所致的猫抓病、禽流感、SARS、甲型H1N1流感、新型冠状病毒感染等。据国外报道，目前还没有出现的新发传染病有人类克雅病、埃博拉出血热、立克病毒脑炎、拉沙热、裂谷热、埃立克体感染等。人类历史就是一部与传染病的抗争史，千千万万的人倒在传染病脚下，纵观历史，更让我们认识到了传染病的无情。

（二）传染病的今生

传染病是人类历史上长期存在的问题，随着国际交流的增加，传染病的传播速度也加快了。传染病的起源可以追溯到古代。历史上曾暴发过多次大规模的传染病，如黑死病和大流感，造成了巨大的人员伤亡。现代科技使传染病的传播更加迅速，但同时也提供了更多预警和减轻影响的机会。我们生活在联系越来越紧密的世界里，无论是人类还是疾病，国际航班都能将它们带到地球上的任何地方。一旦病毒"登陆"，有时只需一个小喷嚏就能使整个社区的人群被病毒感染。交通越来越发达，物流越来越快，人流、物流作为载体也使传染病的传播越来越迅速。为了控制疫情，政府和社会通常采用严格的隔离措施，比如对疫情严重的地区进行管理，并通过方舱和传染病医院的形式将患者集中起来治疗。

随着科学技术的进步，人们对于预防和控制传染病有了更深入的了解。例如，20世纪50年代，人们对于蚊子传播疟疾的认识逐渐加深，发现疾病在不同季节和气候条件下有不同的变化。基于这些认知，人们逐渐采取了针对性的措施，如室内喷雾、蚊帐的普及，以及卫生教育。这些措施在很大程度上改善了人们的生活质量，并减少了传染病的传播风险。然而，尽管科学技术的发展帮助我们控制了许多传染病，但传染病仍然是公共卫生面临的重要挑战。新发传染病和传染病暴发，如 2003 年的非典型肺炎疫情、2014 年的埃博拉病毒疫情，以及 2020 年暴发的新型冠状病毒（COVID-19）疫情。这些疫情提醒我们，从历史中吸取经验并应对新的挑战是十分重要的。

新时代的传染病防控需要综合运用科学技术和公共卫生策略。例如，通过基因测序技术，科学家们可以更准确地追踪病毒的来源和传播途径，制定更精确的控制策略。此外，信息技术的迅猛发展也为公众提供了更多有效的健康教育和应对措施。

传染病的历史警示我们，疾病并不会在人类社会中消失，我们需要不断调整和改进措施，以应对新的传染病的威胁。在这一过程中，跨国合作和信息共享至关重要。只有加强国际卫生组织和国家之间的合作，并在全球范围内分享经验和资源，我们才能共同应对传染病带来的挑战。

总结起来，从古代迷信到现代人类借助科学方法逐渐探索出预防和控制传染病的有效手段，人类应对传染病的历史充满曲折和挑战。面临新的传染病威胁，我们只有通过不断学习和创新，加强科学研究和国际合作，才能更好地保护全人类的健康。

三、基层医疗机构在传染病管理中的角色

（一）传染病大流行的启示：基层医疗太关键

基层医疗机构因为距离最近，范围最广，最贴近老百姓。传染病的始发往往以小症状为主，如发热、口干、咽痛等，而不是一开始就是大病，就如家庭成员出现病症时，最先知道情况的是家人和邻居一样。乡镇医疗卫生机构是中国最小的医疗组成单位，如组成人体的细胞。如果细胞出现了异常变化并及时通报身体，身体再及时去除变异的细胞，病症就可以在最小的范围

内去除，代价最小也最容易控制。因此，基层医疗机构对传染病的认识和防控十分关键，是发现和防控的前沿阵地，前方防控好了，就减少了后方大面积的播散，人们的健康就有了较大的保障。星星之火可以燎原，传染病的个例就是星星之火，只要每一个星星之火被扑灭了，就不会有大火的发生，人民的生命和健康就能得到保障。

（二）国家出大招：基层医疗机构传染病防控清单

基层医疗机构在传染病防控方面主要做好关口把控，传染源的筛查尤为重要。传染病防控清单就是建立健全管理制度，并严格落实和执行门诊、急诊预检分诊，以及定点医院管理、发热门诊管理制度等。

1. 门诊预检分诊

1）第一级分诊

测温、戴口罩（根据情况戴防护口罩和外科口罩）。体温≥37.3℃的患者（用水银体温计复测，仍然≥37.3℃），分诊人员陪同护送到发热门诊交接签字（执行双签）。

2）第二级分诊

对进入候诊区的患者和陪伴人员测温、戴口罩、问症状、问流病史。对体温≥37.3℃或有流行病学史或呼吸道相关症状的患者，由诊区护士陪同护送到发热门诊，排除传染病后返回门诊部就诊。

3）第三级分诊

门诊医生首先督促患者进行手卫生，测体温，询问患者有无发热和流行病学史并记录，问询结束方能看诊；发现不能排除传染性疾病引起的发热和呼吸道相关症状的患者及有流行病学史的患者均应立即告知诊区护士，诊区护士陪送到发热门诊排除传染病后方能回诊室就诊；不能排除传染病的，发热门诊联系120专人专车转运至定点医院（传染病院区）。

2. 急诊预检分诊

急诊预检分诊处对每个进入急诊的人员测温、戴口罩、问症状、问流行病学史，并督促其进行手卫生，发现有发热、流行病学史、近 3 天有新发呼吸道症状者，由专人陪送至发热门诊。急诊医生接诊时再次测温、询问流行病学史和症状。进入急诊科的发热患者，由诊区护士陪送到发热门诊。采样点应将新入患者、陪护、发热患者和愿检尽检人员、工作人员分开采样，避免交叉感染。

3. 定点医院管理制度

1）人员管理

定点医院隔离病区所有工作人员（包括医务、管理、安保、保洁、餐饮、医疗废物收集转运等人员）及其他直接或间接接触传染病感染者的工作人员（包括专门为传染病感染者提供服务的影像学检查的医务人员、通勤车司机等）都要严格管理。如果实施闭环管理，人员应在驻地单人单间（带独立卫生间）居住，不得混住，不相互交流走访。

配备专职保洁人员，清洁区、潜在污染区、污染区的清洁用品不能混用。

2）医务人员要严格做好个人防护

定点医院隔离病区工作人员防护要求：穿医用防护服、戴一次性工作帽、医用防护口罩（系带式）、护目镜或防护面屏、一次性使用医用乳胶或橡胶手套；从事气管插管、协助危重患者俯卧位通气、护理 ECMO 患者时，建议使用正压头套或全面防护型呼吸防护器。

不建议使用挂耳式医用防护口罩。医务人员每次进入隔离病区前，要进行医用防护口罩密合性测试，合格后方可进入。

3）全员培训

向定点医院全体工作人员和所有准备进入定点医院工作的人员开展感染防控、个人防护等知识和技能培训，特别是个人防护用品穿脱培训。所有工作人员须经考核合格后才能上岗。

4）感染性织物处置

传染病定点医院确诊病例使用过的床单、被套、枕套，无肉眼可见污染物时，若需重复使用，在收集时应避免产生气溶胶，用双层红色感染性织物袋盛装，袋外贴上"感染"字样，送至洗浆房处理；枕芯、被褥、垫絮用床单元消毒机进行消毒，如有可见的血液、体液污染，按照感染性废物处理。贵重衣物选用环氧乙烷或低温等离子进行消毒处理后方可由家属带回家。一般传染病感染者的衣物可以用床单元消毒机进行统一消毒后带回家。如果基层医院没有床单元消毒机，也可考虑用含氯制剂浸泡后清洗晾干或烘干后带回家。

5）污染物处置

污染物（患者血液、分泌物、呕吐物和排泄物）处置：应根据病原体特性选择相应消毒剂进行处置，少量污染物可用一次性吸水材料（如纱布、抹布等）蘸取1000~2000mg/L的含氯消毒液（或能达到高水平消毒的消毒湿巾/干巾）小心移除。大量污染物应使用含吸水成分的消毒粉或漂白粉完全覆盖，或者用一次性吸水材料（或能达到高水平消毒的消毒干巾）完全覆盖后用足量的5000~10000mg/L的含氯消毒液浇在吸水材料上，作用30分钟以上，小心清除干净。清除过程中避免接触污染物，清理的污染物按医疗废物集中处置。

6）疑似或确诊死亡患者处置

疑似或确诊传染病患者死亡的，要尽量减少尸体移动和搬运，应由经培训的工作人员在严密防护下及时进行处理。处理方法：用3000~5000mg/L的含氯消毒剂，0.5%过氧乙酸棉球或纱布填塞尸体口、鼻、耳、肛门等所有开放通道；用浸有消毒液的双层布单包裹尸体，或用布单包裹尸体后喷消毒剂后装入双层尸体袋中，由专门部门派专用车辆直接送至指定地点尽快火化。此外，专用车辆也需要进行终末消毒。

4. 发热门诊管理制度

（1）发热门诊要安排经验丰富的医务人员承担预检分诊工作，对所有患者及其陪同人员测量体温、询问流行病学史、症状等，指导患者及其陪同人员对其流行病学史有关情况的真实性签署承诺书，并将患者合理有序分诊至不同的就诊区域（或诊室）。发热门诊医务人员要指导患者及其陪同人员在健康条件允许的情况下，规范佩戴医用防护口罩、做好手卫生、保持1米以上安全距离。

（2）发热门诊应 24 小时开诊，并严格落实首诊负责制，医务人员不得以任何理由推诿患者。

（3）要对所有就诊患者进行相关检测、血常规检测，必要时进行胸部 CT 和传染病相关筛查。

（4）发热门诊尽量采取全封闭就诊流程，挂号、就诊、交费、标本采集、检验、辅助检查、取药、输液等所有诊疗活动在发热门诊独立完成。

（5）接诊医生发现可疑病例须立即向医院主管部门报告，医院主管部门接到报告应立即组织院内专家组会诊，按相关要求进行登记、隔离、报告，不得允许患者自行离院或转院。

（6）传染病疑似和确诊病例、无症状感染者应尽快转送至定点医院。

（7）发热门诊实时或定时对环境、空气进行清洁消毒，并建立终末清洁消毒登记本或电子登记表。

（8）发热门诊应配备符合标准、数量充足（至少可供 2 周使用）、方便可及的个人防护用品。

（9）发热门诊所有工作人员须佩戴医用防护口罩（建议使用系带式医用防护口罩）或外科口罩，每次进入发热门诊前要严格落实医用防护口罩或外科口罩穿戴的查验，发热门诊穿衣区最好配置穿衣镜，验视合格后方可进入。

（10）发热门诊工作人员应相对固定，定期轮值，避免不同科室之间共用工作人员。上岗前、岗位中、换岗时均要开展健康监测和传染病检测。接诊入境、国内中高风险地区以及集中隔离点患者等高风险人群的发热门诊，应对所有工作人员进行严格的闭环管理。工作期间，最好安排工作人员单人单间集中居住。

5. 医技科室防控管理

（1）日常清洁消毒。

①消毒频率：每日至少 2 次物表清洁消毒，可根据自身情况调整清洁消毒时间。

②清洁消毒范围：所有仪器设备表面、医务人员及患者高频接触面。

③清洁消毒方式：物表使用500mg/L含氯消毒剂、75％乙醇、消毒湿巾擦拭或含双季铵盐类的消毒湿纸巾进行消毒。

（2）应急消毒。

若检查室接诊疑似传染病患者，应立即停止使用，终末消毒后方可继续使用；若接诊确诊的传染病患者，终末消毒后进行采样评估后方可使用。

①清洁消毒范围：检查室内所有物体表面，特别是患者及患者物品所接触区域的物表。

②清洁消毒方式：物表使用1000mg/L含氯消毒剂或75％乙醇擦拭或含双季铵盐类的消毒湿纸巾进行消毒。

③处理医疗耗材等物品：若存在传染病污染可能且难以消毒灭菌，应按医疗废物丢弃处理。

④空气消毒：使用空气消毒机或紫外线灯照射，空气消毒60min。

⑤清洁消毒记录：应规范登记常规和终末清洁消毒和随时清洁消毒时间，并签名。

（3）各检查科室在入口设置分诊点，专人对患者测温、扫码（场所码、行程码）、戴口罩、问症状、问流行病学史，并督促其进行手卫生。有流行病学史的患者，由医务人员联系120，并陪送到发热门诊进行筛查。

（4）高风险检查要求。

①高风险检查：纤维支气管镜、喉镜、内镜、肺功能、经食管超声心动图等检查。

②最好提供2天内传染病和艾滋病等检测报告，报告有效时限根据医院规定动态调整。

③门诊医生开具以上检查单时，应告知患者需进行传染病相关筛查。

（5）若传染病或疑似患者因病情需外出检查，科室医务人员应电话通知相应检查科室、保卫科，腾空一间检查室，保卫科清理人员，患者中中央运输陪送通过专用通道进入检查室。患者床单一用一换，诊治后使用1000mg/L含氯消毒剂对检查室进行终末消毒。

6. 非住院血液透析患者管理

1）传染病检测

（1）血液透析患者首次到医院血液透析室办理手续时应提供 2 日内传染病检测结果。

（2）每次来院治疗均应询问流行病学史及症状，没有新流行病学史及症状的患者无须反复进行传染病检测。持续血液透析时间按医院发布的每 6 月检测频次进行传染病检测。

（3）凡有流行病学史及有相应传染病症状者，陪送至发热门诊。

2）陪护管理

所有陪护原则上不得进入血液透析室。如遇行动不便、确需帮助上下床的患者，应固定 1 名陪伴，陪伴应戴外科口罩、进行手卫生后方可进入血液透析室，协助患者上下床后应尽快离开。

3）症状监测

每次来院透析的患者及陪伴均应在病员入口接受体温检测，询问有无流行病学史和症状。透析前后均应测量患者体温并记录。

（三）法律视野：基层医疗机构在传染病防控中的权利和义务

传染病的防控对基层医疗机构来说非常重要，患者有得到诊治的权利，医生有得到医疗机构职业防护的权利，医患双方有得到健康宣教的权利，有保护隐私的权利，有获得传染病防控政策补贴的权利。比如医院在收治到狂犬病患者时，传染病管理科室会为医疗机构接触人员申请注射狂犬疫苗和申请进行相关检测。对重点科室人员每年进行相关的体检，对医疗废物收集人员进行每年两次的传染病检测，特别是乙肝、梅毒、艾滋病、丙肝等血源性感染的检测；同时，对医疗机构的食堂人员也要进行相关的传染病检测。对呼吸内科等高危科室的医务工作者进行定期的肺结核检测。每年对重点科室人员或高风险人员申请接种流感疫苗，对新生儿进行免疫规划疫情注射。在义务方面，基层医疗机构要对传染病进行上报，由首诊医生负责，每家基层医疗机构应做到传染病上报率 100%，不得漏报。基层医疗机构有保护传病人员隐私的义务，有防控进入医疗机构人员院内感染风险的义务，有对传染病患者进行相关传染病健康宣教的义务。基层医疗机构在建筑的设计中需有防止院内感染的硬件设施和设备，让每一位进入医疗机构的人员身处安全的环境。基层医疗机构在传染病管理方面有为医务人员提供职业防护用品的义务，有为职业暴露人员提供预防性治疗和指导的义务，有对传染病的防控提供硬件和软件环境的义务，有执行国家对防控传染病下发的各项规章制度和规范的义务，有对下级医疗机构进行业务指导的义务。

第二章　传染病概述

第一节　传染病的基本概况

一、起源

（一）传染病与人类

在历史的长河中，人类遭遇过数次严重的传染病侵袭。公元前 430 年至 427 年，一场起源于埃塞俄比亚港口的严重传染病席卷了雅典。这场传染病自该港口传播到古埃及、利比亚，再到波斯，最后遍及整个古希腊。高热、声音粗哑、打喷嚏、眼结膜充血→胸部疼痛、剧烈咳嗽→胃痉挛、呕吐、腹泻→严重的烦乱与焦虑是这场传染病中大部分患者所经历的四个阶段。当时的医者虽然进行了疫情的调查，全力寻找解决办法、救治感染人员，但仍有不计其数的希腊人因患此传染病而丧失生命。

公元前 3 世纪初，罗马成为地中海霸主。到公元 2 世纪，罗马的规模达到了巅峰，成为地跨亚、欧、非三洲的大帝国。就在这时，该国遭遇了传染病的侵袭。在与帕提亚交战的过程中，天花悄悄在罗马军团内暴发，不少士兵因染病而丧命，幸存士兵虽保住了性命，但在撤退后将病毒带回了国内，使该场天花席卷了罗马，连当时的皇帝马可·奥勒留（Marcus Aurelius Antoninus Augustus）也未能幸免。最终，这场天花带走了罗马近 1/3 的人口。

14世纪中叶，来自蒙古草原的一场被历史学家称为"黑死病"的鼠疫大流行席卷中东、亚洲、欧洲和北非。一支携带鼠疫耶尔森菌的蒙古商队，途径康斯坦丁堡、西西里、罗马、拉不勒斯、罗顿、巴黎、马赛等商业贸易点，来到卡法进行商贸，使得鼠疫沿途在各地蔓延开来，疫情从1347年持续至1350年。该场鼠疫的暴发使欧洲各国开始重视当地的公共卫生状况，他们开始采取清理垃圾和污水、清洁街道等方式来改善当地的公共卫生。意大利政府更是采取了诸多的创新措施来阻止鼠疫传播。例如限制来自感染者和疫区的服装进口与销售，限制城市间的交流；消除长期弥漫在空气里的恶臭气味；在城外搭建木屋"隔离点"用以隔离患者；出台规定埋葬患者地点和限制集会的法案等。

在中国上下五千年的历史长河里，"瘟疫"一词屡见不鲜，拥有久远的流行史。《六元正纪大论》中曾记载"疠大至，民善暴死，终之气，其病温"；《素问·玉版论要篇》中提到"病温虚甚死"；《素问遗篇·刺法论》曾强调"正气存内，邪不可干"；《伤寒杂病论》中张仲景自序"余宗族素多，向余二百，建安纪年以来，犹未十稔，其死亡者，三分有二，伤寒十居其七"，其中十居其七的"伤寒"即指"传染病"；《内经》中所言"黄帝曰：余闻五疫之至，皆相梁易，无问大小，病状相似"。

（二）遭遇传染病怎么办

早些年间人们对传染病的认识十分有限，总是将传染病与恶魔、星象、神力等神秘力量联系在一起，充满了天马行空的奇幻色彩，认为染上传染病是受到了上苍或祖先的惩罚，或者是生命被恶魔等神秘力量左右。在面对传染病的威胁时，人类充满了未知和恐惧，面对不科学、不合理的解释时，难免盲从并采取一些奇幻的措施进行应对。随着历史的进程，人类在与传染病的抗争中汲取经验，应对传染病的方式逐渐变得科学和规范，检疫和隔离便是人类早期形成、较为科学的应对传染病的方法，并在时代的发展过程中逐渐形成相应的制度。14世纪中叶，对人类历史影响最严重的传染病之一——"黑死病"在欧洲暴发与流行开来，意大利小拉古萨共和国在该病流行期间规定，外来船只需进行 30 天（后期延长至 40 天）的隔离后才能进入当地港口，并逐渐形成检疫制度，防疫专有名词"海港检疫"由此诞生。

对于传染病病因的真正认识的时间可追溯至 19 世纪下半期，"病原生物学"在 1886 年被确定下来，医学界普遍认同传染病是由病原体的感染引起的，并提出现代传染病防治的基础模式——"病因－环境－宿主"生物医学模式，该成果为现代传染病的防治奠定了基础。法国科学家路易斯·巴斯德（Louis Pasteur，1822—1895 年）和德国科学家罗伯特·科赫（Robert Koch，1843—1910 年）对病原生物学的发展功不可没；传染病病原体确认的标准程序亦由科赫提出，即"科赫法则"。随后，"传染病发病的影响因素除了病原体和致病微生物的毒性，还可能包括人类的自身免疫功能、环境等因素"的理论由德国的科学家马克斯·约瑟夫·冯·（Max Josef von Pettenkofer，1818—1901 年）提出，这一理论的提出有效促进了传染病防控的发展与进步。个体免疫功能的强弱对传染病发病的影响促进了"主动免疫和被动免疫"方法在传染病防控领域的发展，即通过疫苗的预防接种来预防传染病，疫苗也由此诞生和应用于传染病的防控。最早用于预防传染病的疫苗是用来预防天花的"牛痘"。中国在明朝时期就有接种"人痘"的记载，包括"鼻痘法"和"痘疫法"，此种防疫方法很快就引起其他国家的注意，并很快从中国传到东亚、土耳其和英国等地区。英国皇家学会在 18 世纪使用"人痘"接种于人体进行了最早的人体实验。1796 年，英国医生詹纳从一名挤牛乳的女工的经历中意外获知牛痘或许能预防天花，经过反复试验后证明接种牛痘可以对天花进行有效的预防，并且此种疫苗接种后尽可能地避免了接种"人痘"后发生的全身症状，防疫效果比"人痘"接种更佳。"牛痘"接种防疫法于 1805 年传入中国，在医学界迅速获得认可和欢迎，此后中国医学界将这种种痘的方法定义为更容易被中国人接受的"引痘"。当时流传着"阿芙蓉毒流中国，力禁犹愁禁未全。若将此丹传各省，稍将儿寿补人年"的说法，即若能将"引痘"的防疫方法传遍全国以预防天花，就能提高儿童寿命，这成为增加社会平均期望寿命的关键点。

二、传染病的传播途径

传播途径是指病原体从传染源排出,经过某种方式到达并侵入新易感者的过程。目前,传染病主要的传播途径包括消化道传播、呼吸道传播、血液传播、生物媒介传播、接触传播、垂直传播、医源性传播等。

(一) 消化道传播

传染病经消化道传播是由于易感人群食入了携带病原体的食物所造成的传染病感染。食物在不同条件下被病原体污染或是食物自身携带病原体,被易感者食入均会引发经消化道传播传染病的暴发与流行。1988年在上海暴发的甲型病毒性肝炎,即为患者食用了携带甲型肝炎病毒的毛蚶而引发的。人类食用患有炭疽病的牛、羊肉将会引起炭疽杆菌的暴发与流行。人类食用感染朊病毒的牛肉及其制品,或是使用病牛的筋胶、脂肪所熬制的口红等,均能引发疯牛病的暴发与流行。饮用患有布鲁氏菌病或结核病的奶牛所产的牛奶,亦会造成布鲁氏菌病或结核病的暴发与流行。

经消化道传播的传染病包括霍乱、细菌性痢疾、伤寒(副伤寒)、金黄色葡萄球菌、病毒性肝炎、疯牛病、脊髓灰质炎、李斯特菌、大肠埃希菌、沙门氏菌、副溶血性弧菌等,流行特征可表现为不食用某种带病原体食物的人不发病,食用者发病;停止带病原体食物的食用后,该种传染病流行可得到有效的控制;经消化道传播的传染病在短时间内极易造成暴发与流行,具有典型的突发性;暴发的持续时间较短,一般不会引起该种传染病的慢性流行。

(二) 呼吸道传播

传染病经呼吸道传播是指病原体通过呼吸道进入人体,从而导致易感者感染该种疾病。经呼吸道传播的传染病是近几十年来我们接触最多,危害较大,也是最为公众所熟知的,具体包括COVID-19、SARS、中东呼吸综合征（MERS）、甲流、乙流、肺炎支原体感染、呼吸道合胞病毒感染、人禽流感等。呼吸道传播传染病具体又可分为空气传播传染病和飞沫传播传染病。

由悬浮于空气中，能在空气中远距离传播（>1m），并能长时间保持感染性的飞沫核（≤5μm）导致的传染病即为空气传播传染病。气溶胶的大小、风速、环境的温湿度、病毒载量、病原体在环境中的存活时间、感染剂量等因素均能影响空气传播传染病的发生与发展。常见的空气传播传染病包括麻疹、水痘、流行性出血热、肺结核、埃博拉出血热、COVID-19、MERS 等。

带有病原体的飞沫核（>5μm），在空气中短距离（≤1m）移动到易感者的眼结膜、鼻黏膜或口腔而引发的传染病传播即为飞沫传播传染病。常见的飞沫传播传染病主要包括肺鼠疫、炭疽、流行性感冒、SARS、手足口病、人高致病性禽流感、麻疹、水痘、流行性腮腺炎、脊髓灰质炎、猩红热、白喉、百日咳、流行性脑脊髓膜炎、COVID-19 等。

（三）血液传播

通过血液或血液制品而引发的传染病传播即为血液传播。常见的血液传播传染病包括乙型病毒性肝炎、丙型病毒性肝炎、AIDS、梅毒等。中华人民共和国成立初期，贫困的农村地区曾发生过大规模卖血的情况，致使 AIDS、丙型病毒性肝炎等传染病的大肆流行。现今社会尤为重视血液供应的安全，我国提倡无偿献血制度后，大大降低了血液传播传染病的暴发与流行。目前大多数发达国家的丙型病毒性肝炎、乙型病毒性肝炎、AIDS 等通过血液传播为主传染病的输血传播风险已经降至较低水平。

（四）生物媒介传播

自然界中节肢动物中的蛛形纲和昆虫纲、哺乳动物中的啮齿目是目前三类主要的媒介生物，是许多重要病原体的传播宿主和储存宿主，能将多种病原体传染给人类，从而导致人间虫媒传染病，是众多突发、新发传染病的重要源头，其中以节肢动物最为常见。目前在全世界100余万种的节肢动物体内，发现超过100余种病原体可引发人间传染病，包括登革热、森林脑炎、裂谷热、黄热病、基孔肯雅热、发热伴血小板减少综合征、乙型脑炎、西尼罗脑炎等。森林脑炎又称蜱传脑炎，可通过蜱虫进行传播；布尼亚病毒、刚果热病毒、黄病毒科病毒等都可通过蜱虫传播；鼠疫可通过啮齿类动物进行传播；疟疾、乙型脑炎、基孔肯雅热、寨卡病毒、登革热等可通过蚊虫进行传播。

（五）接触传播

接触传播是指易感者通过直接接触或间接接触携带病原体的媒介物而引发传染病。接触传播具体又分为直接接触传播和间接接触传播。

直接接触传播是指病原体直接从传染源传播至易感者致使其发生感染，如性传播、密切接触传播。易感者与埃博拉病毒携带者的分泌物、血液、体液、器官等直接接触将感染埃博拉病毒；艾滋病、梅毒、淋病等性传播传染病通过感染者与易感者发生高危性行为进行传播；易感者直接接触慢性沙拉热鼠的分泌物或排泄物、沙拉热病毒携带者的分泌物和血液等均会导致沙拉热。

间接接触传播是指易感者间接接触了被病原体污染的物品而引发传染病。间接接触传播通常与个人卫生习惯密切相关，病例多呈散发流行。例如，红眼病、沙眼病患者等使用过的毛巾未经消毒后被易感者使用，造成相应传染病的暴发与流行；儿童的玩具可传播手足口病、白喉等传染病；等等。

（六）垂直传播

垂直传播又称围生期传播或母婴传播，是指病原体在围生期通过哺乳、产道、胎盘由母体传播至下一代。垂直传播的传染病病原体一般以病毒常见，如HIV、朊病毒、淋病病毒、风疹病毒、乙型病毒性肝炎病毒等。

（七）医源性传播

医源性传播是指在预防保健、医疗过程中，相关人员未严格按照相关操作规程、制度进行操作而人为造成传染病的传播。住院患者往往比正常人群的抵抗力低，再加上院内侵入性操作、抗菌药物的使用等高危感染因素的增多，让医源性传播屡见不鲜。医源性传播传染病包括医务人员在医院发生的感染；易感者接受检查、治疗、护理等服务时，使用了未严格按照消毒水平消毒乃至被污染的医疗器械、物品，或经医务人员的手而造成的感染病；易感者接受了被病原体污染的器官或血液、生物制品所造成的感染三大类。目前，我国医院感染管理专业迅速发展和成熟，随着消毒隔离技术管理、手卫生管理、侵入性器械管理、医疗废物管理、多重耐药菌管理等多项有效防控措施在医疗机构的落实，我国医院感染控制水平稳步提升，但仍然面临多方挑战，如抗菌药物的不合理使用增加了细菌的耐药性，各种多重耐药菌的不断出现导致医源性传播的机会增多等。

第二节 传染病的防控

一、传染病防控的基本策略

传染源、传播途径、易感人群是传染病流行的三个环节，这三个基本环节相互协作、相互连接，故而对于传染病的防控工作主要针对它们展开。想必"控制传染源、切断传播途径、保护易感人群"这一传染病防控的基本策略早已深深地刻在所有传染病防控工作人员的骨子里了。下文将对传染病防控的基本策略展开叙述。

（一）控制传染源

传染源是指体内有病原体生长、繁殖并能排出病原体的人或者动物。对于传染源的控制,一般遵循"早发现、早诊断、早报告、早隔离、早治疗"的原则。传染病患者是人传人传染病中容易被发现的、常见的传染源,隔离传染病患者是控制传染源的首要途径。其他传染病源还有病原携带者、隐性感染者和受感染动物,其中病原携带者和隐性感染者没有明显症状,看起来和"正常人"或是"健康人"无明显区别,致使这部分患者在实际工作中也很难被迅速发现,所以针对这类传染源的防控工作开展起来难度较大。可以说"控制传染源"是传染病防控三个基本环节中最难实现的一环。针对以上情况,看起来是"健康人"的传染源可通过筛检被发现,这就是COVID-19疫情防控期间要开展社会人群、社区、某一特定人群大规模核酸检测的原因,大规模核酸检测是筛检传染源的一种手段。在人类传染病流行期间进行隔离、检疫,在禽流感疫情流行期间进行禽类的捕杀,在鼠疫流行期间进行灭鼠等措施,都是控制传染源的有效途径。

(二)切断传播途径

传播途径是指病原体从传染源排出体外,经过一定的传播方式,到达与侵入新易感者的过程。大部分传染病都有明确的传播途径,如霍乱、伤寒、副伤寒、细菌性痢疾、甲型病毒性肝炎等传染病通过消化道传播,当易感人群吃了被病原体污染的食物,或是喝了被病原体污染的水,便会感染病原体。因为以上传染病不会通过血液传播或是呼吸道传播,所以可以通过做好手卫生、保持饮食卫生、不吃生食、做好餐具消毒等切断传播途径。艾滋病、乙型病毒性肝炎、淋病、梅毒等传染病通过血液传播或性传播,相关指南指出蚊虫叮咬、亲吻、握手、吃饭等不会传播艾滋病、乙型病毒性肝炎,可以通过安全注射、使用安全套等措施切断传播途径;新型冠状病毒感染、流感、肺结核、SARS、手足口病、水痘、麻疹等传染病则通过呼吸道传播,做好呼吸道防护措施,如戴口罩、不聚集、保持1米以上的社交距离等可切断传播途径。

(三)保护易感人群

对某种传染病缺乏免疫力,且容易受到该种传染病感染的人群即为易感人群。保护易感人群的最好的方法为接种疫苗，因为接种疫苗可以增加人体对某种病原体特定的免疫力，达到针对性保护的效果。我国的免疫规划制度自实施以来，有效提高了儿童的免疫力，降低了儿童乙型病毒性肝炎、白喉、破伤风、百日咳、脊髓灰质炎等传染病的暴发与流行。

二、人类与传染病的抗争史

（一）人类的传染病防控历程

人类与传染病的对抗史可以追溯到数千年前，不同时期，人类社会不同的生活方式、生活环境、科技技术等因素使人类面临的传染病类型也发生着改变。热带雨林生活时期，人类露天居住以狩猎为生，饮食多为生食，故而随时暴露于各类哺乳动物、鸟类、昆虫、鱼类等生物携带的病原体和寄生虫环境中。随着时间的推移，人类迁徙至气候更温和、环境更开阔的草原地区开始游牧生活，不同的人畜共患病和寄生虫病也随之而来。大约在11000年前，游牧部落开始在美索不达米亚定居并发展作物种植、园艺和畜牧业，不过，由于没有发展出厕所的概念，这次生活方式和生活环境的改变为传染病的发生和流行创造了全新的环境。人群居住在人类和动物的粪便附近、储存的谷物被啮齿类动物的粪便污染等因素，都增加了经消化道传播的传染病发生的风险。甚至有些病原体从猪、牛、羊等家畜身上通过密切接触（挤奶、修剪皮毛、屠宰等）感染人类。随着城镇、城市文明的发展，城市与农村地区间的交流增多，城市的迁移、贸易、交通工具的使用等因素促进了各类传染病在地区间的暴发与流行，甚至是全球大流行。人群的大小和人口密度的增加，使得各类细菌和病毒在没有中间宿主或载体的情况下仍然能在人间进行传播。同时，在人口密度较大的人群中，经消化道传播和呼吸道传播的传染病更容易暴发和流行。传染病传播速度越快、病毒载量越大，越有可能导致影响严重的传染病，COVID-19疫情初期，因早期的新型冠状病毒具有超高的致死率/致残率、超快的传播速度和难以阻断的传播途径，致使其迅速流行开来，并最终形成世界大流行。

18世纪60年代，起源于英国的第一次世界工业革命开始，城市化建设迅猛发展，交通出行方式更为便捷，为传染病的暴发与流行创造了新条件。20世纪40年代到50年代，随着第二次世界大战的结束，人类的生产、生活水平稳步提高，科技、医学等学科迅猛发展，基础医学、预防医学、临床医学、药学、流行病学等学科的兴起与发展，为世界传染病的防控奠定了坚实的基础。抗生素、磺胺类药物以及高效杀虫剂的广泛使用，使得当时对人类健康威胁严重的急、慢性传染病的暴发和流行得到一定程度的控制。全球每年死于传染病的人数占总死亡人数的比例由19世纪的50%~60%下降至低于10%，人类的疾病谱发生转变，威胁人类健康的主要疾病由传染病转变为慢性非传染性疾病。

但是历史的车轮从未停止转动，世界人口增多、国家间贸易增加、城市化进程加快，交通方式的丰富、人类对自然环境无节制的开发与利用等众多人类活动造成了环境风险，打破了生态平衡，众多传染病病原体宿主生活区域发生流通与变化，致使传染病在不同区域的暴发与流行风险增高、病毒变异概率加大，为新发传染病的暴发与流行创造了有利的条件。例如，一个位于马来西亚尼帕村的养猪场，因其选址与当地的一个蝙蝠栖息地过于接近，导致养猪场里的猪感染了由蝙蝠携带的尼帕病毒，从而引发了一场死亡率高达70%的尼帕病毒疫情。在以上众多因素的影响下，近年全球传染病发病率再一次出现了大幅度的回升，若干次传染病的暴发与流行，甚至是全球大流行，COVID-19、MERS、埃博拉出血热、SARS、克里米亚-刚果出血热、尼帕病毒感染等新发传染病疫情提示人类，这场与传染病的抗争行动从未停止。WHO发布的2000—2019年全球前十死因中，传染病就占了3个，分别为腹泻病、新生儿疾病和下呼吸道感染，其中，肺炎和其他下呼吸道感染依然是最致命的传染病，位列第四大死因。某些传染病具有传播速度快、传染性强、病死率高等特点，从古至今都是对人类健康危害严重的疾病，如霍乱、鼠疫、麻疹等。某些传染病的病原体具有变异快、病原型丰富的特点，对维持人类的健康和疾病的防控工作形成了巨大挑战，如艾滋病、COVID-19、流感等。

表2.1为历次大规模流行传染病事件的流行病学特征。

表 2.1 历次大规模流行传染病事件的流行病学特征

疾病名称	经典案例别名	经典案例发生时间	传播范围	宿主	传播媒介	病原体	传播途径	感染人数	死亡人数	病死率	现有控制方法（隔离、药物、疫苗）	特效药物/疫苗
鼠疫	查士丁尼瘟疫	541年至542年	地中海地区	鼠等啮齿类动物	鼠蚤	鼠疫耶尔森菌	1. 鼠蚤叮咬 2. 呼吸道 3. 接触传播				隔离	链霉素
		6世纪中叶至8世纪	欧亚大陆									
	黑死病	1347年至1353年	欧洲					2500万				
		19世纪至20世纪初	全球									
	东北鼠疫/1910年鼠疫事件	1910年	中国东北、河北、山东地区						6万			
天花			世界			天花病毒	1. 呼吸道 2. 接触传播				疫苗/隔离	天花疫苗
黄热病			南美/非洲			黄热病毒	伊蚊叮咬			20%～80%	疫苗/隔离	黄热病疫苗
霍乱		1854年	伦敦			霍乱弧菌	1. 接触传播 2. 媒介昆虫				隔离	四环素、强力霉素、复方新诺明等抗菌药物
		多次多地流行	世界									

23

续表

疾病名称	经典案例别名	经典案例发生时间	传播范围	宿主	传播媒介	病原体	传播途径	感染人数	死亡人数	病死率	现有控制方法（隔离、药物、疫苗）	特效药物/疫苗
流感	西班牙流感	1918年至1920年	世界			H1N1	呼吸道	10亿	4000万	2.5%~5%	疫苗/隔离	—
	亚洲流感	1957年至1958年	世界			H2N2	呼吸道		100万~400万		隔离	—
	香港流感	1968年至1969年	世界			H3N2	呼吸道		100万~400万		疫苗/隔离	—
		2009年至2010年	世界			H1N1和H3N2	呼吸道		1.85万		疫苗/隔离	—
	禽流感	2013年	世界	禽类	禽类	H7N9	1. 呼吸道 2. 密切接触感染的禽类及排泄物 3. 直接接触病毒或受病毒污染的水	134	37	27.6%（中国2013年—2016年1月）	隔离	—
斑疹伤寒		1917年至1921年		鼠类	恙螨幼虫	斑疹伤寒立克次体					隔离	大环内酯类、氯霉素、四环素、喹诺酮等
结核						结核杆菌	呼吸道				隔离	卡介苗

24

续表

疾病名称	经典案例别名	经典案例发生时间	传播范围	宿主	传播媒介	病原体	传播途径	感染人数	死亡人数	病死率	现有控制方法（隔离、药物、疫苗）	特效药物/疫苗
疟疾						疟原虫	蚊虫叮咬、输入带疟原虫者的血液				防止蚊虫叮咬、灭蚊	氯喹、伯氨喹
脊髓灰质炎						脊髓灰质炎病毒	消化道				疫苗	减毒活疫苗/人免疫球蛋白
SARS		2002年至2003年	世界（中国为主）	蝙蝠	果子狸	SARS病毒	呼吸道	5327	349	6.55%（中国）	隔离	—
中东呼吸综合征		2015年	以韩国为主	蝙蝠		冠状病毒 MERS—CoV		8069	774	9.59%（全球）	隔离	—
埃博拉		2014年	西非			埃博拉病毒	体液接触	186	36	20.34%（韩国）	疫苗/隔离	NPC1阻障剂
塞卡		2015年	巴西			塞卡病毒	蚊虫叮咬				防止蚊虫叮咬、灭蚊	—
西尼罗热		2018年	美国/欧洲	鸟类	库蚊为主	西尼罗病毒	蚊虫叮咬				防止蚊虫叮咬、灭蚊	利巴韦林

续表

疾病名称	经典案例别名	经典案例发生时间	传播范围	宿主	传播媒介	病原体	传播途径	感染人数	死亡人数	病死率	现有控制方法（隔离、药物、疫苗）	特效药物/疫苗
COVID-19		2019年	世界			新型冠状病毒	1. 呼吸道 2. 密切接触 3. 在相对封闭的环境中经气溶胶传播 4. 接触被病毒污染的物品后也可能造成感染				疫苗/隔离	新冠病毒疫苗

26

（二）新发传染病

某个地区的新发传染病是指该区域内新出现的、被控制后再次暴发与流行的，或是被消灭后又重新出现的传染病。从定义我们可以理解，新发传染病主要分为以下两种：第一种为某一区域内从未出现过，属于新发现的传染病，如COVID-19、猴痘、SARS等；第二种为某种传染病在某一区域内已经被控制或是消灭了，但近期又在该地区复燃、重新出现的传染病，如疟疾、肺结核、霍乱等。目前全球有40余种新发传染病，各类新发传染病如COVID-19、高致病性禽流感、SARS、埃博拉、MERS等存在病死率高、传播速度快、影响范围广等特点。新发传染病的病原体以病毒最为常见，约占总数的62%，其中对人类健康和社会稳定威胁最大的6种病毒分别是登革热病毒、埃博拉病毒、马尔堡病毒、拉沙病毒、马秋波病毒和西尼罗病毒。新发传染病的传播途径并不像传统传染病那样单一，传播途径呈现繁杂、多样的特点，如COVID-19、猴痘等新发传染病均有多种传播途径。新发传染病病原体的宿主种类亦较丰富，但以动物居多，动物源性传染病占所有新发传染病的75%。社会经济的发展、人类出行方式的丰富、交通的便捷、国际交往的日趋频繁，以及各种新型资源的开发利用等不确定因素的存在，给新发传染病的全球传播、蔓延、大流行创造了有利的条件。表2.2为部分常见新发传染病一览表。

表2.2 部分常见新发传染病一览表

发现时间	病毒名称	所致疾病	主要传播方式
1968年	猪链球菌	人感染猪链球菌病	接触被猪链球菌感染的生猪和未加工的猪肉制品
1972年	拉沙病毒	沙拉热	接触传播、空气传播
1976年	埃博拉病毒	埃博拉出血热	接触病毒携带者的血液、分泌物、器官、体液及其污染物，空气传播
1977年	汉坦病毒	汉坦病毒肺综合征	呼吸道、恙螨叮咬

续表

发现时间	病毒名称	所致疾病	主要传播方式
1977年至1979年	Nipah病毒	尼派病毒性脑炎	密切接触感染Nipah病毒的猪、空气传播
1985年	朊病毒	克雅氏病	消化道传播、密切接触
1990年	Coilhi病毒	病毒性脑炎	通过蜱、蚊叮咬传播
1991年	Guanarito病毒	委内瑞拉出血热	接触野生啮齿动物
1994年	Sobia病毒	巴西出血热	接触野生啮齿动物
1994年	Henda病毒	脑炎、肺炎	人马共患
1998年	Menande病毒	类似流感样症状	人猪共患
2003年	SARS-CoV	严重急性呼吸综合征	呼吸道传播、接触传播
2010年	新布尼亚病毒	发热伴血小板减少综合征	传播途径尚不确定，部分病例发病前有明确的蜱叮咬史
2012年	中东呼吸系统综合征冠状病毒	中东呼吸综合征	呼吸道传播、密切接触传播
2019年	COVID-19	新型冠状病毒感染	呼吸道传播、密切接触传播
2022年	猴痘病毒	猴痘	呼吸道传播、密切接触传播

三、中国传染病的防控历程及现状

中国现代防疫体系的建立可追溯到1910年，一场鼠疫的暴发以及成功的防疫经验奠定了我国公共卫生的基础。当时"海归青年"、医学家伍连德在清朝末新政时期于海外学成回国，恰巧经历了东北鼠疫的暴发与流行，赶赴哈尔滨主持防疫工作，并邀请各国的细菌学家、医学家共赴奉天召开第一次由我国主持举办的国际医学会议——"万国鼠疫会议"。经过4个月的防疫工作，鼠疫被成功控制，伍连德也获得梁启超"中国能与国际科学界平起平坐者，唯伍连德一人"的评价。

中华人民共和国成立初期，我国面临着传染病防控形势严峻，霍乱、鼠疫、天花、痢疾、白喉、百日咳、麻疹、伤寒、疟疾、麻风等传染病肆虐，对国民的生命健康造成了严重的威胁。我国坚持以"预防为主、防治结合、分类管理、依靠科学、依靠群众"的传染病防治方针，通过爱国卫生运动、社会动员、群防群治、改善环境卫生条件及就医环境、预防接种疫苗等方式，成功控制住了对当时社会危害严重的霍乱、鼠疫、天花等传染病。在1966年到1978年这12年间，血吸虫病、黑热病、白喉、鼠疫等传染病在我国得到初步控制，但是脊髓灰质炎、霍乱、疟疾等传染病疫情的预防与控制任务依旧艰巨。2001年，麻风病、猩红热、脊髓灰质炎等传染病疫情的控制效果显著，艰巨的传染病防控任务转向对寄生虫病、乙型病毒性肝炎和性病的防控。2003年，一场严重又特殊的SARS疫情成为我国传染病防控和公共卫生工作的巨大转折点，此次疫情的暴发将我国的传染病防控工作的意义提到了前所未有的新高度，并且大力推动了我国的公共卫生事业的发展。2003年5月，《突发公共卫生事件应急条例》颁布，并且国务院在2004年新修订了《传染病防治法》，规范我国的传染病管理工作，细化不明原因传染病报告的相关规定，并将我国的法定传染病规范为三类共37种，建立了疫情定期公布制度。2020年，我国将新型冠状病毒感染纳入乙类法定传染病并按甲类管理，至此法定传染病的数量增至40种。2023年9月，我国将猴痘纳入乙类传染病管理，截至目前，我国的法定传染病共有三类共41种。根据国家卫生健康委员会公布的数据显示，2022年全国甲乙类传染病报告发病率为172.4/10万，丙类传染病发病率为298.5/10万；甲乙类传染病报告死亡率为1.5/10万，丙类传染病死亡率为0.0019/10万。

  传染病的防控目标包括传染病的预防、控制、消除、消灭、灭绝五个过程。传染病的预防是指通过制定有效的策略、采取有效的措施，将某种传染病的发病率降低甚至清零；控制则是指通过制定有效的策略、采取有效的措施，将某种传染病的患病率、发病率、病死率降低或是维持在与当地的经济和社会现状相适应的较低水平；消除是指某一特定传染病在某一特定区域内的发病率已降至极低水平；消灭是指通过全球的努力，使某种传染病的病原体在全球范围内永久消除；灭绝则是在消灭的基础上，使得该病原体不管是在自然界，还是在实验室，均不复存在。在预防、控制、消除、消灭、灭绝五个传染病的防控过程中显示出的目标性差异称为传染病的控制谱，该种差异的影响因素不仅包括传染病的流行因素、宿主和病原体，还包括科学技术的发展与进步。

中华人民共和国成立以来,通过有效的防控策略和措施,我国已经消灭的传染病为天花;陆续消除的传染病包括丝虫病、疟疾、新生儿破伤风、脊髓灰质炎、致盲性沙眼和麻风病;基本消除和有望被消除的传染病包括风疹、乙型病毒性肝炎、黑热病、血吸虫病、狂犬病、麻疹等。

(一) 已被消灭的传染病

1. 判断某种传染病是否被消灭的条件

判断某种传染病是否被消灭需要满足以下条件:
全球范围内不再有该种传染病的发生情况,同时该病无法再进行传播。
传染源:外环境中没有传染源(包括病原携带者或隐性感染者、临床病例),同时不再存在病原体。
易感人群:即使不采取任何防控措施,易感人群在该种传染病被消灭后便不再受其感染威胁。

2. 目前被彻底消灭的传染病——天花

天花是最古老、病死率最高的传染病之一,出现在距今3000~4000年前,曾被认为是史上最具毁灭性的疾病之一,其在历史长河中经历了几次世界大流行。1520年,西班牙在入侵墨西哥阿兹特克帝国时将天花传入该国,并造成300余万人死亡;在随后的50年间,天花陆续造成2000万墨西哥人死亡,阿兹克特帝国从此走向消亡。18世纪末,欧洲每年有40万余人死于天花。这场浩劫在牛痘的发现后出现转机,1796年5月,爱德华·詹纳(Edward Jenner,1749—1823年)发现牛痘,并将接种牛痘的方法无私奉献给世界,牛痘的接种法迅速在英国传开,最终被世界大部分地区用以预防天花。1950年8月开始,我国提出要组织普种天花疫苗,并在3~5年内实现全民普种,天花发病数至此迅速降低。1961年,我国报告了最后一例天花病例。WHO在1978年宣布人类消灭了天花。

（二）已被消除的传染病

1. 麻风病

麻风病是一种慢性传染病，病原体为麻风杆菌，在我国流行多年。我国在 20 世纪初期时有 50 余万例新发病例，1958 年麻风病的发病率甚至高达 5.56/10 万。随着"早发现、边隔离、边治疗、联合化疗和患者康复"等一系列综合性防控措施被采取，我国已于 2000 年达到 WHO 消除麻风病的标准，至 2022 年，全国报告的病例数仅有 143 例。

2. 脊髓灰质炎

脊髓灰质炎是一种对儿童健康危害严重的急性传染病，由脊髓灰质炎病毒引起。全球推广口服脊髓灰质炎减毒活疫苗使得全球消灭脊髓灰质炎行动取得历史性的胜利。我国于 1991 年定下消灭脊髓灰质炎的目标，并于 1993 年起在全国范围内开展人群的强化免疫行动，截至 2022 年，我国已持续 22 年没有脊髓灰质炎病例的报告。

3. 新生儿破伤风

新生儿破伤风是由破伤风梭状杆菌侵入新生儿脐部而导致的严重急性感染性疾病。随着我国新法接生技术的推广和应用、严格清洁消毒及破伤风抗毒素或人免疫球蛋白的应用，该病目前的发病率极低。我国于 2012 年实现了新生儿破伤风的消除。

4. 丝虫病

丝虫病是由丝虫寄生人体所导致的寄生虫病，在我国属于丙类传染病，曾被 WHO 列为第二致残病因。我国在经过准备、防治和监测三个主要阶段的防控工作后，于 2006 年将曾分布于华东、华南、华中及西南等 16 个省份的马来丝虫病和班氏丝虫病实现了消除，该成就在 2007 年得到了 WHO 的认可，我国自此成为世界上启动"基本消除丝虫病的规划"后首个达到目标的国家。2021年，全国仅有1例报告病例，2022年无报告病例发生。

5. 疟疾

疟疾是由疟原虫感染而引起的虫媒传染病，俗称"打摆子"，目前在世界范围内的流行形势依然很严峻。中华人民共和国成立初期，全国有1829个县（市）有疟疾的流行，通过各项防控策略与措施的落实，我国于2017年首次实现全国无本土感染疟疾病例的目标，并且连续4年无本土感染疟疾病例的报告，于2021年获得WHO无疟疾认证。

6. 致盲性沙眼

我国消除致盲性沙眼这一成绩已获得WHO认证。

（三）有望消除的传染病

在经历了2003年的SARS疫情后，我国传染病防控工作的发展迈进了新阶段，随着政策的改变、社会的进步、经济大发展和人民生活水平的稳步提升，公共卫生设施的质量与数量得到全面改善，尤其是粪便、垃圾的无害化处理率的提高和农村卫生安全饮用水的供应，使得城乡居民的居住环境卫生得到巨大的改善，黑热病、斑疹伤寒、痢疾、霍乱、血吸虫病、伤寒、疟疾、猩红热等法定传染病的暴发与流行得到有效控制，发病率迅速下降并长期保持历史较低水平，有的传染病甚至接近消除水平，成为有望被消除的传染病。

1. 麻疹

麻疹是由麻疹病毒引起的一种急性呼吸道传染病，主要通过呼吸道飞沫传播，在人口密集且没有普种疫苗的地区极易形成流行。在麻疹疫苗普种前，我国麻疹的年平均发病率为590/10万。1965年，我国开始在全国范围内实行麻疹减毒活疫苗的规划免疫工作。近年来，该病的发病水平逐年下降，2022年全国麻疹发病水平达到历史最低，共报告552例。

2. 狂犬病

狂犬病是由狂犬病毒引起的人畜共患传染病，目前尚且缺乏有效的治疗方法。20 世纪 80 年代末，几乎全国的所有省份都存在狂犬病的流行。通过有效防控措施的落实、狂犬疫苗和免疫球蛋白的应用，我国狂犬病疫情得到有效控制，报告发病数从 2006 年的 3308 例下降至 2022 年的 133 例，有望实现 WHO 2030 年"消除犬传人狂犬病"的倡议。

3. 黑热病

黑热病是由杜氏利什曼原虫引起的慢性地方性传染病，曾在我国长江以北的农村地区流行。中华人民共和国成立以前，由于缺乏有效的防控措施与策略，黑热病造成了大量人口的死亡。20 世纪 60 年代，经过有效的防治，我国基本控制了丘陵地带黑热病的流行，2022 年全国报告黑热病病例仅 226 例。

4. 血吸虫病

血吸虫病是由裂体吸虫属血吸虫寄生于人体所引发的慢性寄生虫病，在我国已有两千多年的历史。中华人民共和国成立后，通过各方的不懈努力、联防联控、改善生活或环境、人畜同步防治，我国大多数的血吸虫病流行地区目前已实现血吸虫的消除或是传播阻断。截至 2022 年，全国 452 个血吸虫病流行县（市、区）中，有 343 个县（市、区）实现血吸虫病的消除，106 个县（市、区）实现传播阻断，3 个县（市、区）实现传播控制；2022 年全国仅报告 30 例血吸虫病例。

5. 乙型病毒性肝炎

乙型病毒性肝炎是由乙型肝炎病毒（HBV）引起的传染病，我国已提前实现了 WHO 提出的乙型病毒性肝炎阶段性控制目标，5 岁以下儿童乙型病毒性肝炎表面抗原流行率从 1992 年的 9.67% 下降至 2014 年的 0.32%。同时国家卫生健康委于 2022 年发布了《消除艾滋病、梅毒和乙肝母婴传播行动计划（2022—2025年）》，推动在全国范围内实现消除乙型病毒性肝炎母婴传播的目标。

6. 风疹

风疹是由风疹病毒引起的急性呼吸道传染病，现阶段预防风疹唯一的有效措施就是接种含风疹成分的疫苗。在将含风疹成分的疫苗纳入国家扩大免疫规划之前，风疹在我国处于自然流行的状态。我国于2008年正式将该类疫苗纳入扩大免疫规划，随后全国的报告病例数和发病率呈现逐年下降趋势，并在2007年时报告发病率达到历史最低水平，为0.12/10万。虽由于输入性病例的影响，2008年后我国的风疹发病率有所提升，但在COVID-19疫情严管严控措施的影响下，2020年后风疹发病率再次下降至较低水平，2022年全国仅报告784例风疹病例，有望实现消除风疹的目标。

四、医防协同、医防融合

（一）传染病防控的新趋势——创新医防协同、医防融合机制

创新医防协同、医防融合机制，是党的二十大部署的重点任务。2020年5月24日，习近平总书记在参加十三届全国人大三次会议湖北代表团审议时，首次提出"创新医防协同机制，强化各级医疗机构疾病预防控制职责"。党中央、国务院于2021年印发疾控体系改革方案，将"创新医防协同机制"作为十大改革举措之一进行了具体部署。从国家近期发布的一系列公共卫生工作文件中能清晰了解这一概念。例如，《四川省医疗机构公共卫生清单》《四川省专业公共卫生机构对医疗机构公共卫生工作的责任清单（2023年版）》等各级文件均将创新医防协同、医防融合机制融入其中。

传染病的防控工作涉及社会的方方面面，包括通信机构、交通部门、社区、医院、专业疾控机构等。经历了SARS疫情、COVID-19疫情后，我们发现医防协同、医防融合是开展传染病防控工作必不可少的一环。我国目前的疾病预防与控制体系呈现出"医防融合"的特点主要是：以基层医疗机

构为网底，综合医疗机构为基础，专业公共卫生机构为骨干，军民融合、全社会协同；同时建立集基层医疗卫生机构、专科医院和综合性医院、专业公共卫生机构"三位一体"的疾病防控机制。在传染病防控工作的日常开展中，医疗机构负责进行传染病的监测和信息报告，提供宣教、诊断、治疗等服务；专业公共卫生机构负责制定防控计划和预案，及时发布预警信息，并具体指导相关防控工作的落实。

（二）各地创新医防协同、医防融合机制的主要经验

目前关于"创新医防协同、医防融合机制"的具体内涵、概念尚不明确，该项工作的具体机制、如何实施尚且缺少整体的、系统的指导，各地均开展了诸多探索，亦取得初步成效，本小节就各地相关的经验进行介绍。

1. 创新各级各类医疗机构的医防融合

大多数情况下，临床对于传染病的诊疗大多集中于检验、诊断、治疗和护理，强调将疾病治好就行，临床医务工作者缺乏对患者及家属进行疾病预防宣教的意识。创新医防融合服务，针对重大传染性疾病完善相关医疗机构的公共卫生责任清单，强化临床医生的医防融合服务意识，使医疗机构能提供检验、诊断、治疗、康复、护理、筛查、预防等一体化服务，将预防意识融入临床诊疗的全过程。

2. 创新专业公共卫生机构的医防协同

专业公共卫生机构需加强对各级各类医疗机构传染病防控的业务培训和专业技术指导，尤其对乡镇、社区等理论欠缺、人员专业能力急需提升的基层医疗机构；各机构间创造信息资源共享条件，下派工作人员到基层服务，派驻疾控监督员加强对医疗卫生机构公共卫生工作开展情况的管理和监督，选派专业疾控机构专家对医疗卫生机构进行经常性的业务指导及政策解读。

3. 提高工作人员创新医防协同、医防融合的积极性

在医防协同、医防融合工作的开展中，常会遇到专科医生对于加入家庭

医生团队的积极性较弱的情况。专科医生的加入势必有助于社区传染病、慢性病患者的规范管理，有助于推进创新医防协同、医防融合工作的开展。但由于公共卫生工作体现的是社会公益职能，创造效益的能力较弱，对专业人员的吸引力不足，故建议各地完善医防融合绩效分配制度，提高相关工作人员的工作积极性。

4. 提升医疗机构重大疫情应对和医疗应急能力

在传染病医防协同、医防融合工作开展及落实中，医疗机构发挥着十分重要的作用。医疗机构严格执行传染病的预警、监测，发挥哨点监测职能，落实疫情报告制度是传染病防控的必要环节，但目前很多基层医疗机构的信息化系统建设较为滞后，传染病预警、监测机制急需完善。医疗机构在医防协同中亦肩负着传染病哨点监测、发热门诊等任务，故与疾病预防控制机构做好疫情核实工作的配合亦尤为重要。在传染病救治工作中，医疗机构要加强急救体系建设，建立、健全分级、分层、分流的重大疫情救治机制，上级医院亦需加强对基层医疗机构的指导，提升基层医疗机构急危重症传染病的识别、急救能力，畅通绿色转诊通道。基层医疗机构同时应提升其对重大疫情和突发公共卫生事件的应急处置能力，完善传染病医疗应急处置预案，对医疗应急小分队的建设给予重视，做好重大疫情医疗物资和资源的储备等。

5. 包虫病防治"石渠模式"取得阶段性成功

包虫病，又被称为"不死的虫癌"，是一种由犬传播的人畜（牛羊）共患寄生虫病。受特殊的自然、历史和经济社会发展因素影响，包虫病成为高原藏区脱贫致富的"绊脚石"，流行较广、危害较深、防控较难，加之农牧民生吃牛肉、散养犬和气候地理环境等因素，导致包虫病仍是威胁藏区农牧民健康的常见传染病，不但损害患者身体健康，而且还会造成因病致贫、因病返贫。甘孜州石渠县属于泡型和囊型包虫病混合区，包虫病患病率高达12.9%，是四川省的11.2倍和全国的50.4倍。

我国高度重视包虫病防治工作，党和国家领导人多次作出重要批示，并将包虫病作为国家免费治疗的重大传染病。

针对包虫病高发多发的现状，近年来，四川省委省政府认真落实党中央国务院决策部署，坚持把包虫病防治作为民族地区的大事来抓，将包虫病防治纳入民生工程或民生大事，下定决心直面挑战，加大工作力度和经费投入，创新体制机制，狠抓措施落实，实施包虫病综合防治试点，取得了阶段性成效。自2015年11月起，四川省启动石渠县包虫病防治试点，探索出"两抓四管六结合"的"石渠模式"，并向其他34个包虫病流行县推广，全省包虫病综合防治工作取得积极进展。

所谓"石渠模式"，主要指包虫病综合防治要"两抓四管六结合"："两抓"即党政齐抓、全员共抓；"四管"即管人、管犬、管社会、管环境；"六结合"即与思想观念转变相结合、与凝聚民心相结合、与依法治理相结合、与经济发展相结合、与生态保护相结合、与脱贫攻坚相结合。

该模式的核心目标是实现包虫病的综合防治，通过人群查治、犬只管理和畜间传播控制等手段，达到降低包虫病患病率、家犬感染率和家畜感染率的目标。同时，通过管理患者、进行健康教育和确保规范治疗，提高患者的登记管理率、规范治疗率和半年疗效考核率。

此外，该模式还强调了健康教育的重要性，通过广播、培训、发放宣传册等多种形式，向农牧民普及包虫病防治知识，提高他们的防治知识知晓率。同时，注重加强疫病的督促检查，以促进动物包虫病防控工作的开展。

总的来说，包虫病防治"石渠模式"是一种全面、综合的防治策略，旨在通过多个层面和关键措施的有效实施，实现包虫病的有效控制和防治。

五、大数据时代为传染病防控带来新机遇

（一）大数据时代背景下的传染病防控

当前，"人工智能""大数据"引起广泛的讨论热潮，尤其是以跨地域、跨部门、跨专业、高效协调、开放共享为特征的政务云平台、数字政府等项目的建设更是在各行业引起关注。随着人工智能、大数据等技术在医学领域的发展、卫生健康服务体系信息化建设的完善，传染病预防与控制工作开启

了全新的篇章，疫情监测与预警能力随着人工智能、大数据的兴起而提升，公共卫生、重大疫情应急管理体系亦随之健全。在传染病的预防与控制工作中，大数据最大的优势就是利用机器学习和算法对多方来源、庞大的数据进行整合和挖掘，并将结果进行合成、转化和管理，在传统流行病学技术的基础上扩大寻找潜在关联的范围、快速筛检并发现可疑致病微生物及未知病原体、快速研发药物及识别生物标志物等，从而提高传染病预防、控制与监测的工作效率，为精准防控提供技术及数据支持。

时间对于传染病疫情防控的重要性不言而喻，传统的疫情防控工作单纯依靠人力资源进行疫情的监测、预警、响应、执行、任务派发等，重大疫情发生时，人员的工作负荷极大，并且效率也会由于紧张、忙乱等因素大大降低，难以满足疫情防控对时间的严格需求。在流行病学调查的过程中，大数据系统通过对金融、公安、交通、物业、通信等系统数据的有效整合，迅速打破信息壁垒，从而减少中间环节，及时为流调人员对一般接触者和密切接触者的判断提供数据支持；同时有助于各单位对疫情的联防联控，各部门及时获取有效数据并做好相应的疫情防控工作，使得疫情防控工作更加精准、有效的落实，进而实现精准防控，避免疫情波及范围的扩大。

在传染病监测方面，中国疾病预防与控制中心于 2004 年建设了传染病疫情和突发公共卫生事件网络直报系统，并以此为基础建设了大数据中心，此后便在全国范围内使用该系统进行传染病与突发公共卫生事件监测数据的收集、自动分析、预警信息发送、时空聚集实时识别等，实现了早期自动预警和监测数据的分析与利用，保障快速反应和一级预防都能在传染病疫情和突发公共卫生事件发生时得到实现；同时能充分发挥公共卫生信息资源的价值，合理、准确地向公众和社会提供健康教育、信息咨询等服务。

在疫情防控人员排查方面，大数据及人工智能技术在疫情防控工作领域应用之前，传统的防疫人员对疫区人员的排查手段较为落后，人员的活动轨迹调查主要由调查对象本人进行填写上报，存在瞒报、漏报风险，防疫人员对潜在的威胁无法事先防范，工作较为被动，仅能在严重后果出现后追究瞒报人员的相关责任，亡羊补牢。传染病预防与控制大数据系统的建立，使得该项潜在威胁得到解决，系统对曾与确诊病例接触过或曾有过疫区旅居史的人员进行标识，工作区域内的防疫人员能通过系统准确辨识人员风险等级，进而对所辖区域内的人员进行分类管理；医疗机构亦能通过该功能对患者的流行病学史进行预检分诊，以便及时分类管理患者；接诊的医务人员亦能及时采取有效防护，避免职业暴露。

在人员管理方面，大数据及人工智能技术在疫情防控工作领域应用之前，社会人员需要在学校、小区、单位等多处填写上报内容相似的各类报表和信息说明；繁重的疫情防控工作加大了社区、物业、村委会、街道等一线基层人员的工作量，且该项工作对相关工作人员的责任意识要求极高。以上严重依靠人工的事项均存在道德风险，一旦有人员瞒报、工作人员责任意识欠缺等情况，都会加大错判、漏判重点防控对象的可能性，防控手段没有针对性，很难做到精准防控。同时，所辖区域一旦出现疫情扩散，一线基层工作人员将面临担责的精神压力，长期处于精神紧张、焦虑的状态。传染病预防与控制大数据系统的应用、精准防控工作的开展，将减少"人"对疫情防控工作的影响，使得防控工作的开展更严格、更理性。

（二）大数据让传染病防控目及万里

大数据与人工智能在卫生健康领域的应用，使得传染病疫情与突发公共卫生事件的早期预警得以实现，提升了防控工作的反应速度，使得对传染病的防控达到"目及万里"的效果。本小节就EPIWATCH系统、基于时空和地理数据的预测、开源流行病学情报系统和基于大数据的医院真实场景传染病预警系统进行介绍。

1. EPIWATCH系统

EPIWATCH系统是由澳大利亚新南威尔士大学（The University of New South Wales）研究开发的快速传染病疫情情报系统，用于早期的传染病暴发预警和快速风险分析，为实时决策支持工具提供精心研究和验证的数据。它是一个人工智能驱动的、自动化的、基于事件的监测系统，用于在大量开源数据（包括美国CDC、WHO等9个精选来源和多个非精选来源）中快速检测传染病流行信号，包括多语言的新闻报道和社交媒体，可在传统报告发现疫情之前识别潜在的疫情风险。该系统的功能主要包括早期发现传染病疫情、可定制的警报（包括任何形式的非传染病的警报）、建模和仿真、快速的疫情报告和每周的摘要、快速风险分析、实时决策支持。

2. 基于时空和地理数据的预测

每一次传染病的暴发与流行都没有固定模式，不确定性很强，过程亦是十分复杂，传统的统计学想要准确地模拟这一过程十分艰难。基于大数据、人工智能、统计模型、计算机学习算法等的复杂动态建模使得在地理空间和时间上准确模拟传染病的传播成为可能，并有助于在时间与地理空间上对传染病疫情暴发风险进行精准的识别和预测。基于时空和地理数据的预测方法具体包括卷积神经网络、随机森林、支持向量机、梯度提升算法和迁移学习等；既往的疫情数据、社会因素、环境因素、虫媒分布、卫星数据、旅行数据等可与以上基于时空和地理数据的预测相结合，进而预测某地区疫情发生的范围和时间。

3. 开源流行病学情报系统

开源流行病学情报系统（Epidemic Intelligence from Open Sources，EIOS系统）是由欧盟联合研究中心和WHO合作建立的、主要面向传染病的EIOS系统。该系统于2017年正式运行，倡议以"同一健康，所有危害"原则为基础。认为人类、动物和环境健康是相互关联的，所有可能的公共健康风险来源都应得到全面监测，应加强具有不同侧重点、专长和任务的专家群体之间的合作和沟通，汇集新的和现有的举措、网络和系统，利用开源信息，早期发现、验证和评估公共卫生风险和威胁。该系统利用基于机器学习的文章分类算法、自然语言处理技术等人工智能技术与大数据技术，并利用来自80种语言的1.2万个网络信息源的开源信息，将多个平台信息整合到一个基于Web的系统中，每天能够筛选、分类数十万篇文章和报告，简化信息，共享并促进跨多学科全球专家的合作，以提供传染病的数据报告、早期预警及风险评估等信息。

4. 基于大数据的医院真实场景传染病预警系统

基于大数据的医院真实场景传染病预警系统具体实例及流程如图 2-1～图 2-3 所示。

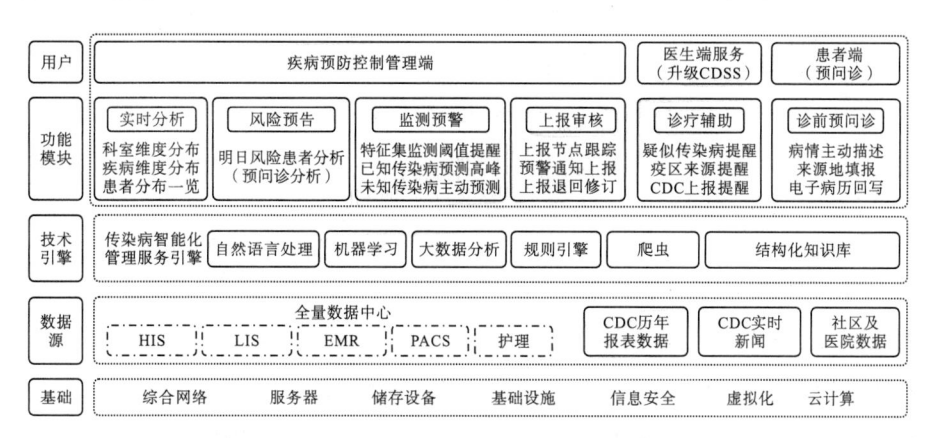

图 2-1 医院传染病实时监控及预警系统整体架构

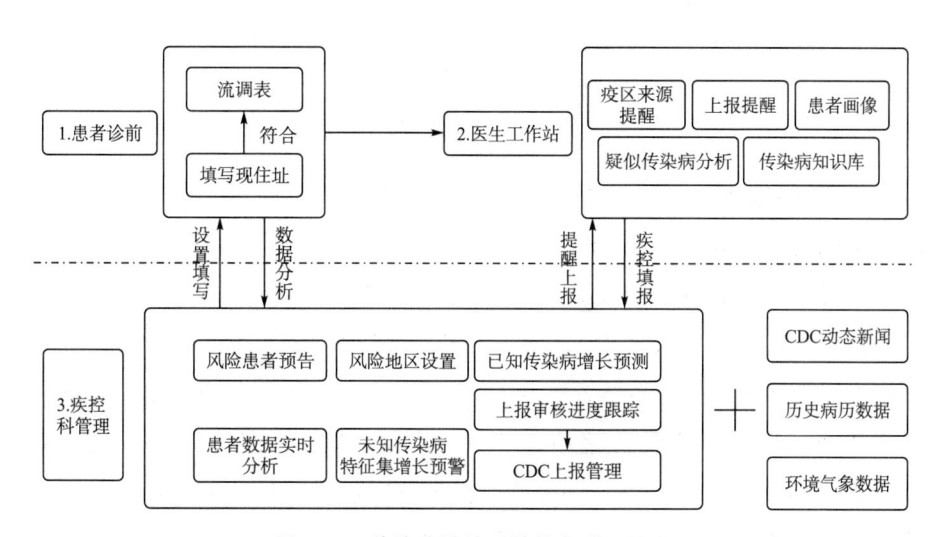

图 2-2 传染病防控系统信息交互流程

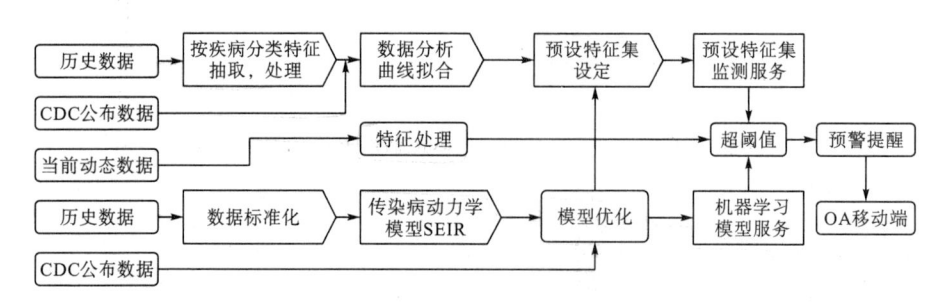

图 2-3　传染病流行趋势预测流程

（三）疫情防控中大数据的力量

自 2019 年新型冠状病毒感染疫情（以下简称"新冠疫情"）暴发以来，大数据技术的应用更是在全国范围内、疫情防控的各个阶段全面铺开，该技术在管控人员的确定、传播链的查明、传染源的追溯、风险区域的判定等流行病学调查过程中和全民免疫接种新型冠状病毒疫苗工作的开展中均提供了有力的保障，亦在我国遏制疫情进一步蔓延工作中发挥了至关重要的作用。本小节将具体介绍在新冠疫情防控工作中大数据技术应用的实例。

1. 管控人员（密切接触者等）的确定

新冠疫情防控工作中，密切接触者等管控人员的确定是至关重要的一环，是控制传染源必不可少的一步，需要在病例确诊后第一时间开展，这与能否及时遏制疫情的进一步传播密切相关。但 COVID-19 的传播途径丰富且不易控制，不仅可以通过呼吸道飞沫和密切接触可以传播，在封闭的环境中也可经气溶胶传播，易感者接触了被 COVID-19 病毒污染的物品后亦可造成感染。同时，确诊患者在症状出现前（即潜伏期）就已开始传播 COVID-19 病毒。在防控工作的落实中仅仅通过对确诊病例的调查较难找到所有的风险管控人员，此时与确诊患者有过时空交集的人员信息就急需被获取，大数据技术便让此成为可能。正如在疫情防控期间，进入公共场所或区域都会使用的国务院微信小程序"行程码"或是各地的健康码（如成都的"天府健康通"等）。这些小程序支持绑定用户手机号后一键查询手机号用户 14 天内境外到访地及在国内停留时间超过 4 小时的城市、近期的核酸检测结果、疫苗接种史、健康自查情况等，以简便、快捷地获取用户是否有中、高风险旅居史及健康风险状况，使得精准、便利地开展密切接触者等管控人员确定工作成为现实。

2. 传播链的查明

传统的流行病学调查工作对于发生在单位、学校、居民楼、家庭等局部区域、影响范围较小的疫情传播链的查明并无太大难度，但若是出现跨地区、跨区域等影响范围较大的疫情，传统流行病学调查要想查明完整的传播链就显得心有余而力不足了。新型冠状病毒的传染期长、潜伏期长，且确诊患者在临床症状出现之前已具有传染性，疫情的传播普遍跨越多地、波及范围较大，故而难以使用传统的流调技术查明所有的传播链。及时应用大数据技术、人工智能技术，分析病例的活动轨迹就显得尤为重要。该技术可以比较不同患者之间的时空联系、迅速找到疫情源头、查明传播链，从而弥补传统流行病学调查的短板。

3. 传染源的追溯

使用传统的流行病学调查方法进行传染源的追溯往往受到被调查者回忆是否准确、被调查者是否如实配合、流调人员的专业技术水平、调查结果能否被验证等多方因素的影响，传染源的误判与漏判亦在所难免。新冠疫情防控工作中，如前文所述，大数据技术的应用大大提高了传染源追溯工作的准确度和效率。

4. 全民接种新冠疫苗

我国新冠疫情防控工作的成功开展亦得益于全民普种新冠疫苗，但是该项工作开展初期是否所有公民都愿意接受疫苗接种、是否有公民会隐瞒自己未接种疫苗的事实，传统的防控工作难以保证。同时，疫苗接种工作是一项由政府主导、全社会参与、各部门协同的项目，其具体实施涉及舆情控制、人员组织、接种率考核、接种场所选择、接种信息统计等多个环节，传统防控技术难以把控，大数据技术的应用亦使之成为可能。在四川，完成新冠疫苗的所有剂次接种后，接种者的健康码首页就会换上"旅行熊猫"的皮肤；而广东、山东、重庆、湖北等地则是健康码"镶金边"；福建的健康码变成金色的茉莉花；陕西的健康码会获得兵马俑中级别最高的将军俑进行守护……以上种种大数据在我国全民接种新冠疫苗工作中的应用既便于疫情防控工作人员对居民的疫苗接种情况进行识别验证，又可以及时转介未接种人员至就近的疫苗接种点，让我国公民的疫苗接种率得到保证。

表2.3为大数据和人工智能技术在新冠疫情各阶段的应用，图2-4为大数据和人工智能技术全流程参与新冠疫情防控的场景图。

表2.3 大数据和人工智能技术在新冠疫情各阶段的应用

疫情发生阶段	疫情发生条件	预防和控制措施
疫情发生前	传染源	（1）分析互联网寻医问诊与检索记录数据，实现疫情发现预警与早期 （2）基于人机交互智能语音系统，实现患者的筛查与导诊
	传播途径	（1）消毒机器人常规消杀 （2）智能机器人无接触常规环境采样检测
	易感人群	（1）智能语音机器人疫情宣教、科普 （2）人机交互智能语音系统，实现疫情相关信息咨询与心理疏导
疫情发生中	传染源	（1）人工智能检测海量涉疫信息，缩短疫情响应与处置时间 （2）基于多模态大数据挖掘，精准、快速追溯传染源 （3）智能机器人送餐、送药、查房，避免接触传染源 （4）自然语言处理海量疫情数据，筛查高危人群
	传播途径	（1）机器人快递与配送 （2）基于知识图谱场景分析，评判场所和区域的疫情风险等级并采取对应防控对策 （3）智能机器人按需进行环境消杀
	易感人群	（1）计算机视觉和大数据技术实现肺部CT快速辅助诊断 （2）计算机视觉辅助人工核验，流调和排查目标人群疫情相关信息 （3）人工智能语音识别技术，提高流调效率

续表

疫情发生阶段	疫情发生条件	预防和控制措施
疫情发生后	传染源	智能机器人无接触采样检测与终末消毒
	传播途径	智能机器人无接触常规环境消杀
	易感人群	(1) 多模态疫情大数据分析，优化完善疫情防控措施 (2) 自然语言处理海量疫情数据，研发智能语音咨询机器人 (3) 基于知识图谱的场景分析，辅助疫情防控决策

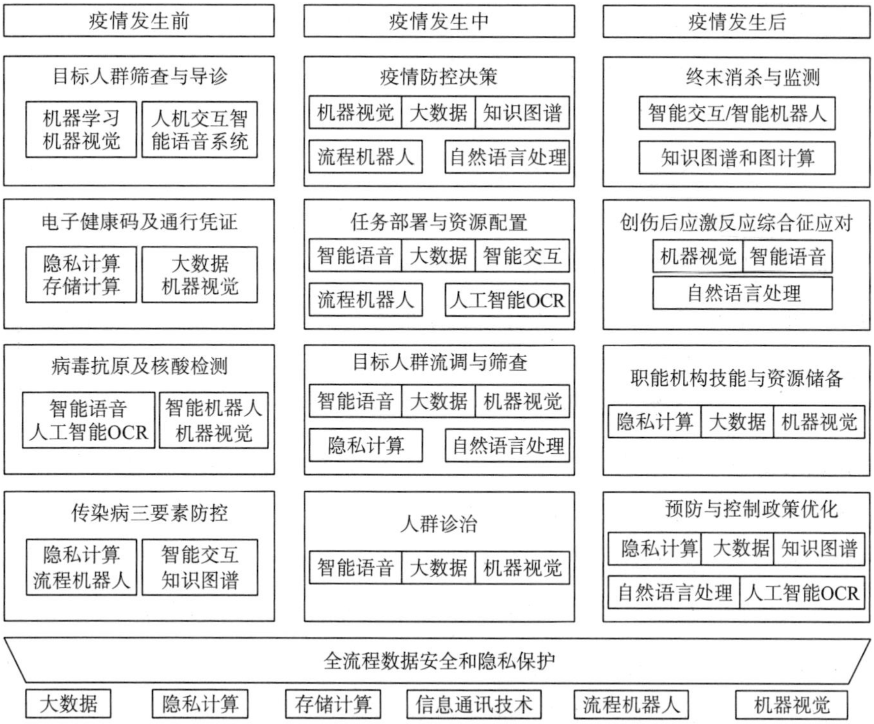

图 2-4　大数据和人工智能全流程参与新冠疫情防控的场景图

注：OCR 是指光学字符识别技术。

六、传染病的治疗

对传染病进行有效的治疗不仅可以达到患者康复的单一目的，还能有助于传染源的控制，有效防止传染病疫情的进一步扩散。下面主要介绍传染病的西医治疗、中医治疗、基因治疗和心理治疗。

（一）西医治疗

我国针对结核病、麻风病、艾滋病、血吸虫病、疟疾等几种传染病提供免费的治疗药物，患者确诊后可以到定点医疗机构免费领取药物。同时，各地成立了如艾滋病治疗管理办公室等专业治疗管理点，专人专职负责相关传染病的治疗管理工作，以保障传染病确诊患者能够领取到免费治疗药物、得到有效的治疗。该项举措不仅有效地减轻了传染病患者的经济负担，也大大提高了传染病治疗的依从性和治疗有效性。但是部分传染病如艾滋病、慢性乙型肝炎等仍然缺乏特效治疗药物，患病之后很难彻底治愈，只能使用药物延缓疾病的进展；同时该类传染病病原体的感染将对机体器官、免疫功能等造成不可逆的损伤，所以更有效的干预技术和特效治疗药物迫切需要被研发。

HIV、HDV等慢性传染病病原体感染人体后，将严重损伤机体的免疫功能，使得感染者的免疫系统遭受不可逆的重创，故而对该类传染病的治疗在关注抗病毒的基础上，应同时重视免疫治疗，以促进患者免疫功能的恢复，如使用干扰素-α对慢性乙型肝炎进行治疗。干扰素-α因其具有抗病毒和调节免疫功能的强大能力，目前已作为临床首选的慢性乙型肝炎的治疗药物。白细胞介素-2能激活乙型肝炎病毒特异性T细胞和自然杀伤细胞的功能，改善慢性乙型肝炎患者的临床状况；同时白细胞介素-2还能作为治疗性疫苗接种的佐剂，起到抑制HIV特异性调节T细胞的作用。目前已通过体外试验证实，免疫检查点抑制剂（如抗CTLA-4、抗Tim-3和PD-1）能恢复HIV-1或HBV的特异性T细胞功能，但该项目在临床研究上暂未取得突破性进展。

对于COVID-19的治疗，我国专家结合先前对SARS等传染病的防控救治经验，提出"四抗二平衡"治疗策略。"四抗"即"抗病毒、抗休克、抗低氧血症、抗继发感染"，在患病早期没有继发感染的状态下仅使用抗病毒药物进行治疗，后期一旦发生继发感染再使用抗生素；"二平衡"即"维持微生态平衡"和"维持水、电解质、酸碱平衡"。"四抗二平衡"治疗策略对疫情前阶段新型冠状病毒感染重症肺炎患者的治疗效果令人十分满意，对疫情的进一步蔓延起到了一定程度的控制效果。

（二）中医治疗

中医是中华文明历经千年的智慧结晶，中医治疗传染病历史悠久。《伤寒脉赋》《医门挈要》《滇南本草》《痘疹经验录》《痘疹保婴心法》《伤寒逆证》《瘟疫论》《瘟疫集要》《瘟疫条辨》《伤寒杂病论》《外台秘要》等数不清的中医治疗传染病的著作流传世间，不仅为当代传染病的中医药治疗提供了理论依据，还丰富了我国的传染病防控策略，加深了世人对传染病的认知。

中医治疗传染病主要有以下几点优势：①中医治疗传染病可以根据不同的时间、不同的地点和患者各自的病情特点灵活选择、搭配不同的中药，达到多靶点、全方位、随症增减的目的，这也体现出中医的辨证施治、标本兼治、重视整体、重视正邪变化的特点。例如，禽流感初期若表现为舌质红、咳嗽、发热，则可根据风温邪热壅肺论治，选用清热宣肺法；若表现为恶寒发热、鼻塞、头痛、咳嗽，则根据风温证邪在肺卫论治，选用辛凉宣肺法。先根据传染病的症状审证求因，再根据"因"进行早期干预，可在病症早期减弱病原体的毒力，进而减轻免疫系统和机体器官所遭受病原体毒素的损害。②历史悠久的中医治疗经验能指导现今对传染病的治疗，且对其具有深远的影响。③中药安全可靠，具有抗病毒和广谱抗菌的功效，并且毒副作用小、没有免疫抑制，疗效显著，有助于减少某些西药带来的药物不良反应和传染病后遗症。④中药的给药途径多样，临床选择起来方便、可靠，目前除了传统的膏、散、丹、汤剂、丸外，又研发出了多种新剂型，如滴丸剂、胶囊剂、气雾剂、注射剂、片剂等。⑤中药在救急的基础上，还能固本，具有未病先防、已病防变、病愈防复发的优点。⑥传染病的中医治疗重视多种治法的运用，如将"通下法"用于热结便秘以通腑泄热，导滞通便；用解表法辛凉疏泄逐邪或透表发散；用清营凉血法清营泄热、凉血解毒等。⑦中医治疗传染病可在对抗病原体的同时保护机体免疫功能。传染病患者的器官功能在遭受病原体损害的同时，机体的免疫功能也会有所损伤，若是仅采用单纯的抗病毒、抗菌治疗易导致被损伤的免疫功能伤上加伤，中医治疗传染病时则在各个阶段都会注意"扶正"，如凉血、解毒、清营、清热与固脱和养阴同用。凉血活血类、清热解毒类和中医补益类中药也被证明既能直接解降病原体毒素，又能增强患者免疫功能。

1. 中药治疗

在现代医学使用中药治疗传染病的典型案例中，耐药疟疾的治疗极具代表性。经典抗疟疾药物"奎宁"曾被全世界推荐使用了几十年。然而，由于某些国家对该药的使用过度导致出现了"耐药疟疾"，随后寻找新的抗耐药疟疾药物便成了世界关注的焦点。"青蒿素"这一抗耐药疟疾新药的问世成功破局。青蒿素是从植物中提取的具有抗疟活性的成分，并非完整意义的中草药。它对于耐药疟疾的疗效显著，目前已成为治疗耐药疟疾的首选药物。

中药治疗治疗传染病的机制主要包括直接杀灭病毒和细菌、间接对抗病毒和细菌。第一，在直接杀灭传染病病原体方面，中药的有效成分可直接发挥抗病毒、抑菌、灭菌作用，如金银花所含的黄酮类、环己六醇、皂苷、肌醇等成分均有较强的广谱抗菌作用，对痢疾杆菌、伤寒杆菌、结核杆菌、金黄色葡萄球菌、溶血性球菌、脑膜炎双球菌等都有抑制作用，同时能对抗流感病毒；穿心莲所含的穿心莲甲素、乙素、丙素等二萜类内酯化合物，穿心莲甾醇、穿心莲酮、穿心莲烷等有效成分，能增强机体解热功能和白细胞功能，故而穿心莲煎剂对肺炎双球菌、伤寒杆菌、痢疾杆菌、铜绿假单胞菌、流感病毒等病原体均有抑制作用。第二，在间接对抗病原体方面，可通过宣透法、开郁化毒法、通下疏利法和扶正祛邪法发挥作用。其中，宣透法是指选用紫苏叶、荆芥、活豆豉、薄荷、连翘等透达、清宣、辛开的中药，使病邪通过皮毛排出体外，热亦随之而去，进而调畅气机，改善肺卫病理状态。开郁化毒法是指通过选用前胡、赤芍、杏仁、丹参、牛蒡子、桔梗等活血通络、祛痰化浊、开郁畅气的中药以消除病理产物，分化毒邪，减轻毒势，从而达到调和脾胃、宣降肺气、顺畅肠府、舒肝利胆的功效。通下疏利法是指选用车前子、生大黄、枳实、芦根、莱菔子、瓜蒌等通下导滞、疏通利尿的中药以顺应毒势下趋而达到排毒泄热的功效。扶正祛邪法是指选用何首乌、冬虫夏草、黄精、人参、黄芪、麦冬、甘草等扶助正气、调理气血的中药以提高患者免疫功能，增强机体解毒能力，进而抵抗毒邪对机体的损伤。

传统治疗传染病的中药方剂包括柴胡汤类、小青龙汤类、茵陈蒿汤、泻心汤类、三承气汤类、麻杏石甘汤类、白虎汤、桂枝汤类等；在传统药方的基础上创新的方剂又包括祛暑剂、辛凉剂、化湿剂等，运用的方剂如桑菊饮、清瘟败毒饮、清营汤、三甲复脉汤、新加黄龙汤、银翘散等。治疗传染病中药的服用方法亦十分考究，需要根据传染病类型和病情进行选择，如吴鞠通的辛凉平剂银翘散中即有：一曰散剂；二曰鲜芦根煎汤再煎药；三曰勿过煎，肺药取轻；四曰轻者三时一服，日二服夜一服，病重者二时一服，日三服夜一服；五曰病不解者再服。

表2.4为部分传染病治疗常见中成药。

表2.4 部分传染病治疗常见中成药

传染病类型	病种	中成药
寄生虫病	疟疾	复方磷酸萘酚喹片、蒿甲醚注射液、蒿甲醚胶囊
	血吸虫病	复方磷酸萘酚喹片、蒿甲醚注射液、蒿甲醚胶囊
细菌性传染病	痢疾	葛根芩连片、止泻利颗粒
	肺结核	白及颗粒、白及糖浆、云南白药
病毒性传染病	病毒性肝炎	乙肝扶正胶囊
	普通流行性感冒	连花清瘟胶囊、感冒消炎片、感冒疏风丸（片）、桑菊银翘散、银芩胶囊、梅苏颗粒、板蓝根类［复方南板蓝根片（颗粒）、板蓝根片（颗粒）、喉痛灵片、复方板蓝根颗粒、南板蓝根颗粒、小儿感冒颗粒、板蓝清热颗粒等］、清喉咽颗粒；清肺化痰丸、止咳丸、复方岩白菜素片、阮氏上清丸、苏合香丸、安宫牛黄丸等
	严重急性呼吸综合征	灯盏细辛注射液、苦胆草片、黄藤素片、板蓝根类、香丹注射液、鱼腥草注射液
	甲型H1N1流感	除上述普通流行性感冒药外，还有葛根芩连片、感冒清片、银翘解毒片、藿香正气丸（散、胶囊）、蒲公英颗粒、桑菊感冒片、羚翘解毒片、黄藤素片、小儿感冒颗粒和银翘解毒颗粒、小儿咳喘灵颗粒、银黄颗粒、银黄片、参麦注射液、丹参注射剂
	人感染H7N9禽流感	除上述部分甲型H1N1流感药外，主要有西塞通注射液、安宫牛黄丸、臭灵丹合剂、醒脑注射液、丹参注射液、云南白药胶囊、参麦注射液、苏合香丸
自然源疫性传染病	钩端螺旋体病	云南白药等

2. 针灸治疗

我国早在 20 世纪 50 年代便将针灸治疗应用到细菌性痢疾、疟疾等传染病的防治工作当中。在当时，针对传染病治疗的有效药物和疫苗较为匮乏，针灸治疗为传染病的治疗开辟了一条新途径，显著改善了传染病的防治状况。在面对艾滋病、病毒性肝炎等难以治愈的传染病时，针灸治疗于 20 世纪七八十年代便开始从缓解患者症状、提高治疗有效率等方面发挥其治疗作用。在面对传染病疫情时，针灸治疗更能根据病情特点迅速地提出针灸思路，这也体现出中医治疗传染病的优势，为传染病的临床治疗提供了极大的支持。目前，针灸治疗传染病所涉及的病种主要为病毒性肝炎、疣、结膜炎、肺结核、结膜炎、流行性腮腺炎、艾滋病、疟疾和细菌性痢疾等。

针灸治疗传染病时可选择多种类型的疗法，其中以刺血、毫针刺、隔物灸、穴位注射和温和灸使用的频率较高，开展治疗时可以单纯给予针灸治疗，也可针药结合治疗；我国对于部分传染病的针灸治疗目前已形成了采纳较广的治疗方案。针灸治疗传染病时，早期在疗法的选择上主要以单纯针灸治疗为主，体现出其效率高和易于操作的特点，如对流行性腮腺炎的治疗使用灯火灸法、对结膜炎使用刺血法等。后来多选用针药结合进行传染病的治疗，针灸在此时起到辅助治疗的效果。例如，对艾滋病和病毒性感染的治疗，在西医疗法的基础上使用针灸疗法进行强化治疗，以达到改善患者伴随症状和提高治疗有效率的目的。对于针灸治疗传染病的临床研究在 2000 年后亦变得更为规范，针灸疗法常作为补充治疗应用于传染病治疗的临床试验。虽然针灸疗法在治疗传染病时的角色逐渐由首要疗法转变为辅助疗法，但其在传染病治疗中仍然发挥着重要作用。

从针灸治疗频率最高的几种传染病来看，针灸治疗的选穴体现出以下几个特点：第一，辨病取穴。前文提到对于部分传染病的针灸治疗目前已经形成了采纳较广范的治疗方案，如对疣的治疗使用局部火针、耳背或耳尖静脉放血，治疗结膜炎使用耳尖放血，治疗疟疾针刺陶道、大椎、间使，治疗流行性腮腺炎使用角孙放血、灸刺、少商或耳尖放血等。第二，辨证取穴。八纲辨证、脏腑辨证、经络辨证等常应用于针灸治疗传染病时，如取肺俞治疗肺结核，取肝俞治疗病毒性肝炎，在小儿秋季腹泻、艾滋病的治疗中灸神阙以补益中气，取足三里、天枢治疗细菌性痢疾，在治疗流行性感冒中使用大椎拔罐疏风解表。第三，重视选用特定穴。针灸治疗传染病中广泛使用特定穴，这是因为其具有特殊的治疗作用，如在胃肠道传染病中多选取小肠募穴关元，大肠募穴天枢，胃下合穴足三里、足阳明胃经合穴等。

表2.5为部分传染病的主要针灸操作及取穴。

表2.5 部分传染病的主要针灸操作及取穴

疾病	主要针灸操作	取穴
小儿秋季腹泻	灸法	神阙
流行性腮腺炎	灸法，刺血	角孙，少商，耳尖
细菌性痢疾	毫针刺	足三里，天枢，神阙，关元
结膜炎	刺血	耳尖
疣	火针，刺血	局部取穴，耳背静脉，耳尖
流行性感冒	拔罐，毫针刺	大椎
艾滋病	灸法	天枢，足三里，关元，神阙
病毒性肝炎	灸法，毫针刺	三阴交，肝俞，足三里
疟疾	毫针刺	间使，陶道，大椎
肺结核	灸法	膏肓，肺俞

（三）基因治疗

基因治疗是一种使用正常基因置换或校正致病基因或缺陷基因的一种分子治疗方法，其具体实施过程是将表达产物可对相关疾病起到治疗作用的目标基因导入至靶细胞，使其与靶细胞的基因进行整合，进而成为宿主细胞遗传物质中的一部分。近年来，基因治疗领域发现一些基因转移技术可以使得在不与靶细胞的基因发生整合的前提下，目标基因亦能暂时表达具有治疗作用的产物。基因治疗疾病的策略根据病变细胞的基因不同，主要分为基因修饰、基因修正、基因置换、基因疫苗和基因失活。基因治疗由于载体包装容量受限，目标基因表达调控的相关研究滞后，故相关研究的焦点主要集中于传递系统。

基因治疗传染病时需要将目标基因导入靶细胞，并通过目标基因在宿主体内进行表达，从而持续激发特异性免疫应答或表达分泌型抑制蛋白，以抑制靶基因表达产物的功能或阻止靶基因表达。该机制可抑制宿主基因的异常高表达或抑制病原体复制；通过目标基因在靶细胞内表达，亦可阻断胞外病原体的传播。目前基因治疗传染病的途径主要分为以下三类：①蛋白水平基因疗法，包括单链抗体、自杀基因和转显性负调节蛋白；②免疫疗法，包括病原特异性淋巴细胞和基因疫苗；③核酸水平基因疗法，包括 RNA 及核酶干扰、RNA 诱饵设计、反义核苷酸等。这三类治疗途径结合可以在病原体生命周期的多个阶段发挥抑制作用；同时，基因治疗传染病是否有效还取决于以下几个关键条件，即基因抑制产物是否能有效地抑制复制、基因转移系统的效率如何、是否选择了适当的靶组织或靶细胞、基因表达产物是否稳定、基因产物是否适当表达。目前，基因治疗虽在传染病的治疗上取得了一定的进展，但由于某些传染病的发病机制还未完全明确，该种治疗方法应用于传染病的治疗亦受到些许限制。

（四）心理治疗

对于传染病患者的治疗，在关注其身体康复的同时，也需要关注其心理健康。希波克拉底曾说过："医生治病，一靠药物，二靠语言。"愉悦的心情胜过许多药方，良好、稳定的情绪亦有助于免疫功能的提高。实践发现，在传染病的治疗过程中搭配心理治疗，将会收获令人意想不到的疗效。可以说，心理治疗既是传染病治疗的基础，又是患者康复的重要条件。某些传染病在现代医学水平下，尚不能得到彻底的治愈，这将增加患者的心理压力，导致传染病患者焦虑、抑郁、烦躁等心理障碍。因此，传染病患者的心理治疗是传染病治疗中不容忽视的一环。

1. 正确地对待疾病

在治疗实践中，曾有艾滋病患者认为吃了抗病毒药物会得白血病，故而拒绝治疗。不正确的认知显然增加了传染病患者的心理负担，所以在治疗过程中要协助传染病患者正确认识自己所患疾病，并进行相关的科普。知其所以然后，有助于患者抛下心理包袱，树立战胜疾病的信心，保持愉悦的心情。

2. 治病也要治心

压抑的情绪、消极的心态对健康的危害有时比疾病本身更为严重。不良的心理状态可置人于绝境，积极向上的心理状态亦可救人。"心"药对于传染病的治疗价值不能被任何一种治疗药物所替代。

3. 坚持治疗

传染病患者坚持治疗是提高传染病治疗成功率至关重要的一步，很多患者在治疗过程中因对疗效急于求成，若是不能迅速达到预期治疗效果便失去信心，直接放弃治疗。故而治疗过程中要积极引导患者坚持治疗，增强其治疗成功的信心，并在日常饮食、生活起居、运动、用药等方面加以注意，便能早日拥有自己理想的健康。

4. 保持愉悦的情绪胜过十服良药

马克思曾言："一种美好的心情，比十服良药更能解除生理上的疲惫和痛楚。"积极引导传染病患者改变满腹抱怨、对事事过于苛求的不良情绪模式，培养其宽容、开朗、乐观、积极、轻松的健康心态。

5. 避免不良情绪，学会控制情绪

传染病患者在产生郁闷、烦躁、焦虑等不良情绪时，可适时开展娱乐活动或进行适当的运动，转移注意力，将不良情绪及时排遣，避免整日处于低落情绪中。

6. 学会"自思"

传染病患者的"自思"是进行自我观察、自我反思、自我对话、自我激励的过程，这是一种自我思维的净化过程。可通过记录日记等形式回顾自己一整天的经历，进行自我思考、自我"冶炼"，久而久之便能有助于传染病患者心境的改善、知识的丰富和视野的开阔。

第三章 传染病管理规章制度

一、传染病安全管理制度

（一）传染病安全管理制度的定义

根据传染病防治法和相关规定，传染病安全管理制度的定义是：为预防、控制和消除传染病传播风险而建立的系统性规范体系。

（二）传染病安全管理制度的要求

传染病安全管理制度的要求如下：
(1) 首诊医疗保健人员为传染病报告的第一责任人。
(2) 对前来就诊的患者，应了解体温并详细询问病史、流行病学史、职业史以及临床症状来进行初步诊断。
(3) 诊断为疑似传染病的病人，填写传染病报告卡和传染病登记本，根据病情需要转到指定的区域进行医学观察及治疗。
(4) 根据传染病流行季节、周期以及辅助检查，进一步明确诊断，并对疑似传染病及时作出订正，填写传染病订正报告卡。
(5) 临床医务人员发现乙类按甲类管理的传染病、疑似病人，应立即电话报告院感科及当地卫健局和疾控中心，院感科向分管院长报告，由分管院长组织院内专家组会诊和排查，仍不能明确诊断则请上级医院专家组会诊。对确诊或疑似病例，应填写传染病报告卡进行网络直报。

（三）传染病安全管理制度的重要性

传染病安全管理制度的重要性如下：

（1）有了传染病安全制度就能够保障公共卫生安全。当一种传染病在社会中暴发时，不仅会造成大量患者和病死者，还会导致社会恐慌和经济损失。传染病安全管理制度通过分类管理、监测预警和隔离治疗等措施，由政府统筹、卫生机构执行、公众协同落实，就能阻断传播链并降低健康与经济风险，保障公共卫生安全。

（2）通过传染病的预防措施，如加强卫生宣传、提高个人卫生意识、加强环境卫生管理等，可以有效减少传染病的发生和缩小流行范围，从而保障公共卫生安全。

二、基层医疗机构传染病管理制度

（一）基层医疗机构传染病管理制度具体内容

总则

为了有效预防、控制传染病的传播，保障广大人民群众的身体健康和生命安全，根据《中华人民共和国传染病防治法》及相关法律法规，结合基层医疗实际情况，制定本管理制度。

本制度适用于基层医疗机构（包括社区卫生服务中心、乡镇卫生院等）及其工作人员在传染病预防、控制、报告、治疗及康复等方面的管理工作。

基层医疗机构应当建立健全传染病管理机制，明确工作职责，确保传染病工作的规范、有序进行。

组织管理

基层医疗机构应设立传染病防治领导小组，负责全面领导和协调本机构的传染病防治工作。

传染病防治领导小组下设办公室，负责日常工作，包括制订防治计划、组织培训、督导检查等。

基层医疗机构应建立健全传染病报告制度，指定专人负责传染病的监测、报告工作、确保报告信息的及时、准确、完整。

预防控制

基层医疗机构应加强传染病预防知识宣传教育，提高公众的自我防护意识和能力。

基层医疗机构应定期开展传染病疫情的监测和分析，及时发现疫情苗头，采取有效措施予以控制。

基层医疗机构应配合疾病预防控制机构开展疫苗接种、重点人群筛查等预防工作。

诊断治疗

基层医疗机构应严格按照国家诊断标准和治疗规范，对疑似传染病患者进行诊断、隔离和治疗。

基层医疗机构应加强对传染病患者医疗救治，确保患者得到及时、有效的治疗。

基层医疗机构应加强对传染病患者康复的指导和随访，促进患者康复。

监督管理

基层医疗机构应定期接受上级卫生行政部门的监督检查，对发现的问题及时整改。

基层医疗机构应建立健全内部监督机制，对传染病防治工作自查自纠，确保工作质量和效果。

对违反本管理制度的行为，基层医疗机构应依法依规进行处理，并追究相关责任人的责任。

（二）基层医疗机构传染病管理制度的难点、重点和疑点

1. 基层医疗机构传染病管理制度的难点

1）基层医院不够重视新发传染病，缺乏自我保护、消毒意识

新型传染病具有不可预知性，基层医院中的医护人员与患有感染疾病患

者接触的过程中，如果自我保护意识不足，缺乏相应的保护措施，就容易成为新发传染疾病最脆弱的群体。加之新发传染疾病免疫缺乏，尚无有效诊断和预防措施，医护人员日常与患者进行接触以及面对着流动性较大的人员，进而为传染病扩散提供了渠道。

2）基层医院结构组织分工模糊，尚待改善

基层医院未足够认识到传染病预防的重要性及必要性，在对待传染病预防与管理方面，缺乏足够的重视，医院在管理传染病时所做的分工定位，存在遗漏、重复、模糊现象。虽然基层医院构建了相关预防管理科室，但是其管理制度不够具体，组织结构缺乏责任意识，分工不明确，无法达到控制、预防传染病以及传染病信息反馈的目的。传染病预防与管理制度未贯彻落实，监测传染病期间，虽然大部分医院建立了流感门诊、发热门诊，但部门结构紊乱，存在分工模糊现象，使医疗资源被大量浪费。

3）基层医院硬件设施落后

因为基层医院在传染病认识方面有所欠缺，在用于隔离传染病的基础设施方面，缺乏财力、人力的投入，使基层医院在应对突发传染病时缺乏相应的应对能力。基层医院用于应急设备及传染病病房的布局尚待改善，对突发传染病的应对能力还需要不断提升。

4）缺乏宣传力度

由于基层医院医务人员所做的工作具有较大的特殊性，医院有关部门无法对全院医务人员进行有针对性、分层次的有关传染病防治办法、防治制度、法律法规等内容的培训。多数基层医院的医务工作人员在传染病防治、法规意识、自我保护以及有关法律方面意识较为淡薄，使其在传染病防治中工作方式不够合理；在反馈传染病事件时，上报不够及时；医务人员落实自我保护措施以及医疗设备消毒不合格；同种病种的管理不够集中；传染病发生后处理方式不合理；等等。

2. 基层医疗机构传染病管理制度的重点

1）强化基层医院医务人员学习

学习内容包含但不限于传染病相关防治办法、防治制度、法律法规。基层医院应当有针对性、分层次的组织安排全院医务人员学习传染病有关防治办法、防治制度、法规法律等内容。在培训和学习期间，应当着重就近期流行快速的传染病进行讨论和宣传，组织医务人员学习新发传染病的预防办法、管理办法、诊断方法以及传染病的特点等。基层医院应当加强考核医务人员对传染病疾病知识的学习，并通过定期考核的方式，了解全院医务人员对传染病知识的掌握情况。传染病有关知识的加强培训和宣传，不仅有助于传染病的监督与诊治，还可以帮助基层医务人员意识到预防传染病的重要性与必要性。

2）加大投入硬件设施

除了在传染病认识方面组织学习和培训之外，还应当在传染病硬件设施投入方面加大力度，将物力、人力投入基层传染病防治与管理工作中。适当增加基层传染病病房，构建相关的传染病隔离区域，以此来控制传染病。控制隔离区域内，按照病房消毒隔离制度、传染病房管理制度予以严格执行，安排专人对其执行情况进行监督和检查。

3）构建完善的传染病预防与管理体系

预防与管理传染病，是基层医院履行社会责任的表现。在促进基层医疗效益的提升的同时，还应当着重做好预防、管理传染病的各项工作。构建工作机构以及有关领导组织，保证分工明确，无遗漏、无重复、无交叉。对机构管理制度进行相应的完善，对传染病预防与管理中的问题做到有效处理，及时有效上报和记录突发传染病事件以及重大传染病事件。

4）促进基层传染病诊治水平、学术水平提升

基层医院应当在建设传染病学科时，不断加大力度，结合基层医院实际情况，构建一支高学术水平、高技术的传染病诊治队伍。积极主办、参与有关传染病知识的培训和学习，定期组织人员到上级医院进行学习和交流。

3. 基层医疗机构传染病管理制度的疑点

1）对新型传染病的认识和防范措施不足

医务人员在诊疗传染病患者时，缺乏足够的自我保护意识，消毒隔离措施的执行不到位，易导致医务人员成为新型传染病传播中的脆弱群体。

2）发热门诊的设置和管理不符合标准

部分医疗机构虽然设立了预检分诊和发热门诊，但其运作并不规范，如门诊关闭、缺乏值班医护人员、预检分诊系统不完善、防护设施不足或与普通诊室混用。

3）医疗废物处理和消毒措施执行不力

一次性医疗器械的处理不符合规定，或存放在不适合的容器中。医疗废物的储存和处理往往不符合规范，存在环境污染和交叉感染的风险。

4）医疗机构内部布局不合理

供应室、治疗室的设置布局流程不符合规范，导致污染区和无菌区的分隔不明确，增加了交叉污染的风险。一次性注射器和输液材料等感染性废物的处理不当，存在医源性感染和院内交叉感染的隐患。

5）医疗机构功能设置不合理

部分医疗机构在传染病门诊、肠道门诊、肝炎门诊等方面的设置布局不合理，缺乏独立的药房和厕所，不利于传染病的预防和控制。

三、传染病首诊负责制和传染病首诊报告制

（一）传染病首诊负责制

1. 传染病首诊负责制的定义

临床首诊医生为传染病诊断责任人，诊断依据以《现行法定报告管理传染病诊断标准》或卫生行业标准为准；既无国家标准也无行业标准的，以通用教材为准。

首诊医生不能确定是否为传染病或者不能鉴别为某些传染病的，报告科室负责人组织科内讨论，科室讨论仍不能确定的上报院感科、业务副院长，由业务副院长组织院内传染病救治专家组会诊讨论。

本院讨论仍不能确定的，立即报告当地疾控中心，由疾控中心确定是否为传染病及其类别。

2. 传染病首诊负责制的应用

首诊负责原则：该制度强调由首先接诊的科室和医师负责患者的初步诊断、治疗和报告。这适用于所有患者，特别是传染病或疑似传染病患者。

接诊要求：首诊医师应对患者进行详细询问、体格检查和必要的辅助检查。首诊医师需认真书写病历，并按照规定执行相应的报告制度。对于可疑的传染病患者，首诊医师需立即报告并进行隔离。

会诊与转诊：若首诊医师遇到诊治困难或诊断为非本科疾病，需及时请上级医师会诊或与其他科室会诊。确诊为传染病后，应按规定进行隔离和治疗，或及时转诊。

责任与处罚：首诊医师需对患者的检查、诊断、治疗等负责到底，不得以任何原因推诿或延误病人的诊治。若因不执行首诊负责制度而造成不良后果，责任人将承担全部责任，并可能受到严厉处罚。

记录与沟通：首诊医师需做好病例记录，并与患者及家属保持沟通，确保信息的准确传达。

（二）传染病首诊报告制

1. 严把预检分诊入口关

基层医疗机构应根据最新防控要求对预检分诊人员开展培训，提高其疫情防控责任意识，规范开展预检分诊工作，对于体温异常、有流行病学史及相应传染病症状者，严格按照"闭环管理"要求开展临时隔离、上报、转运工作。

2. 按规定开展接诊工作

基层医疗机构一定要按照最新防控要求开展相应接诊工作，主动开展就诊患者健康宣教（如呼吸卫生、佩戴口罩、手卫生、保持社交距离等），可张贴海报、播放宣教视频，加强门（急）诊候诊大厅的免洗手消毒凝胶等卫生设施配备，规范"一米线"候诊距离和口罩佩戴方式，就诊时严格落实

"一人一诊一室"规定。

3. 落实"望闻问切"首诊关

各科首诊医师均应将患者的生命安全放在第一位,首诊医生对接诊的每一名患者,均要详细询问其流行病史,并如实填写在患者纸质病历本或电子病历中,同时首诊医师签名确认。此外,医护人员应增强防护意识,提高防护技能,严格落实基础防控措施,首诊医师在筛查到可疑流行病学史患者时,按规定开展临时隔离、上报、转运工作。

四、疫情报告管理登记和自检自查制度

(一) 从 PDCA 看基层疫情报告管理登记和自查自检制度

(1) 门诊医生要认真填写门诊日志各项内容,住院部各科室要认真填写病人出入院记录。

(2) 实行首诊负责制,首诊医生根据疫情报告时限及时填卡上报,各科室负责人负责本科室的自查管理工作。

(3) 防保科负责传染病疫情报告的督导检查工作。

(4) 防保科根据规范要求每日 1~2 次及时收集各科室传染病报告卡,及时进行网络直报,并负责检查传染病报告落实情况,对发现的问题要及时反馈、责令改正。

(5) 防保科必须对检查情况进行每周一次小结,每月一次总结,每季度汇总一次,年终进行全面检查。

(6) 防保科负责检查各临床科室的传染病疫情报告情况,深入各科室开展督导工作,要求检查和督导有记录、有结果、有汇报。检查和督导每月一次。

(7) 传染病领导小组根据各科的漏报和传染病报告卡,以及网络直报中存在的问题,按传染病疫情管理奖惩制度和责任追究制度进行处置。

1. 从 PDCA 看基层疫情报告管理登记

（1）成立传染病管理领导小组，做好全院传染病的监测管理、疫情报告及检查等领导工作。

（2）严格按《传染病信息报告管理规范》进行传染病报告。

（3）门诊日志要求登记项目准确、完整，对各类传染病予以详细登记。住院部、临床各科室要建立出入院登记簿，对本科所有入院传染病病人进行详细登记，要求登记项目准确、完整、字迹清楚。此为发现、检索传染病的基础资料。

（4）首诊医生在诊疗过程中认真讯问病史并根据传染病诊断标准作出诊断，并在门诊日志和传染病报告登记本上做好记录，同时填写传染病报告卡进行网络直报。

（5）报告病种：共 41 种。

甲类传染病：鼠疫、霍乱，共 2 种。

乙类传染病：传染病性非典型肺炎、艾滋病、病毒性肝炎、脊髓灰质炎、人感染高致病性禽流感、人感染 H7N9 禽流感、麻疹、流行性出血热、狂犬病、流行性乙型脑炎、登革热、炭疽、细菌性和阿米巴性痢疾、肺结核、伤寒和副伤寒、流行性脑脊髓膜炎、百日咳、白喉、新生儿破伤风、猩红热、布鲁氏菌病、淋病、梅毒、钩端螺旋体病、血吸虫病、疟疾、猴痘、新型冠状病毒性肺炎，共 28 种。

丙类传染病：流行性和地方性斑疹伤寒、黑热病、丝虫病、包虫病、麻风病、流行性感冒（包括甲型 H1N1 流感）、流行性腮腺炎、风疹、急性出血性结膜炎，以及除霍乱、痢疾、伤寒和副伤寒以外的感染性腹泻病、手足口病，共 11 种。

（6）其他法定管理以及重点监测传染病：非淋菌性尿道炎、尖锐湿疣、生殖器疱疹、软下疳、性病性淋巴肉芽肿、不明原因肺炎、人感染猪链球菌、水痘、其他传染性疾病。

（7）填写的传染病报告卡字迹清楚、项目齐全，报告时间精确记录到分钟，14 岁以下儿童应填写家长姓名，学生填写学校班级。

（8）同一个病人同时发生两种传染病时，须分别填写两张传染病报告卡。

（9）对报告病人诊断变更、病人死亡或填卡错误时，应及时进行订正报告，卡片类别选择订正项，并注明原报告病名。发现漏报的传染病，应及时补报。

（10）放射科发现传染病病例时由该科医师填卡报告，同时做好登记。

（11）检验人员发现传染病阳性病例时立即电话通知开单医生进行报告，并做好相关记录。

（12）由防保科/公共卫生科负责全院传染病信息的收集、审核、上报、订正和查重工作，并定期进行疫情数据的备份及资料的存档。

（13）报告时限：甲类及乙类传染病中非典型肺炎、人感染高致病性禽流感、肺炭疽、脊髓灰质炎病人必须立即电话报医院总值班和预防保健科，于2小时内填写传染病报告卡进行网络直报。发现其他乙、丙类传染病人、疑似病人或其他法定传染病病人，应在24小时内填写传染病报告卡进行网络直报。

（14）特殊传染病的报告：艾滋病初筛实验室发现HIV抗体检测初筛阳性结果，初筛实验室应保留血样，由县疾病预防控制中心送上级疾病预防控制中心进行确诊实验，如为确诊阳性的，由县疾病预防控制中心反馈后再进行网络直报。

（15）疫情管理人员要按规定做好疫情的收集报告工作，每天或每周一次传染病漏报自查，做好门诊日志、传染病登记册、自查统计、奖惩情况等资料收集并存档。传染病报告卡、传染病登记本保存3年。

（16）应充分利用医院HIS系统，根据相关信息及时生成完整的门诊、住院工作日志，核对腹泻门诊病人登记簿、发热门诊病人登记簿，传染病登记表，并做到统计及时、完整，以备检索、查验。

2. 从PDCA看基层疫情报告自查自检制度

（1）门诊医生要认真填写门诊日志，住院部各科室要认真填写病人出入院登记。

（2）各科室必须建立传染病报告登记本，根据疫情报告时限及时填卡上报，各科室主任负责本科室的自查管理工作。

（3）预防保健科负责传染病疫情报告的督导检查工作。

（4）预防保健科必须根据规范要求每日1~2次及时深入科室收集传染病报告卡，及时进行网络直报，并负责检查传染病报告，落实情况，对发现的问题要及时反馈、责令改正。

（5）预防保健科必须对检查情况进行每周一次小结，每月一次总结，每季度汇总一次，年终进行全面检查。对发现漏报者必须上报院部，根据规定给予处罚。

（6）预防保健科负责检查各临床科室的传染病疫情报告情况，要深入各科室开展督导工作，要求检查和督导有记录、有结果、有汇报。检查和督导每月一次。

（二）基层医疗机构常见的疫情报告管理登记和自查自检制度、流程、预案

1. 基层医疗机构常见的疫情报告管理登记制度、流程、预案

传染病疫情报告的登记制度：

（1）认真如实记载门诊日志：门诊日志为发现、检索传染病的基础资料。14岁以下传染病病人或疑似传染病病人必须记载家长姓名、学校、年级及班级。

（2）相关科室发现传染病阳性结果：当检验科发现传染病的阳性结果时，要询问并登记病人的详细住址和电话号码，同时电话报告预防保健科和临床首诊医师。

（3）接到传染病报告卡：临床首诊医生在接到检验科的报告后，应及时填写传染病报告卡，报告预防保健科。

（4）传染病疫情报告：传染病疫情报告实行首诊负责制，任何责任疫情报告人在首次诊断传染病病人或疑似传染病病人后，应立即填写新的传染病

报告卡，卡上标记的星号必填，同时报告预防保健科。对于疑似传染病病人，应在短期内填写传染病订正卡，并上报预防保健科。

（5）网络直报：预防保健科根据传染病报告要求，立即进行网络直报或卡报辖区疾控中心，并认真填写传染病总登记簿，保存传染病报告卡3年。

（6）报告时限：甲类和乙类的传染病在2小时内，乙类传染病在6小时内，丙类传染病在12小时内。

（7）突发公共卫生事件：于2小时内向预防保健科、卫生健康局报告。

（8）住院部传染病人：住院部发现传染病病人或疑似传染病病人，应及时填写传染病报告卡，并电话报告预防保健科，同时转传染病定点医院。

（9）发现传染病及时上报：日常诊治过程中发现传染病暴发苗头，应立即电话报告预防保健科，医院感染管理科核实后及时向当地疾病中心报告。

图3-1为疫情报告管理登记流程。

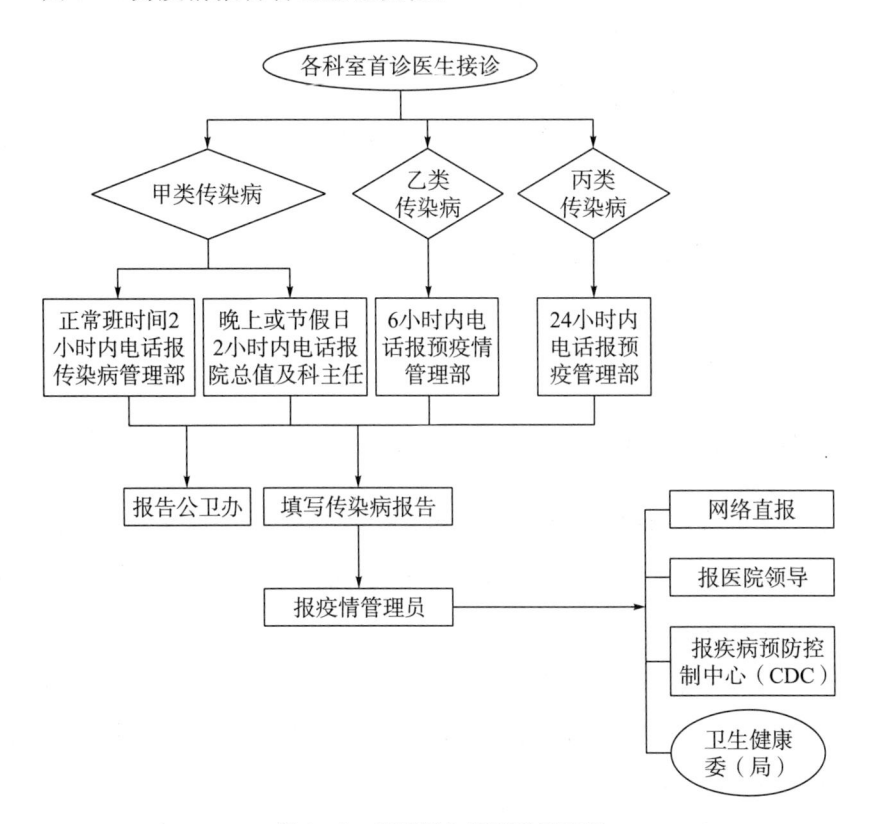

图3-1 疫情报告管理登记流程

2. 基层医疗机构常见的自查自检流程（见图3-2）

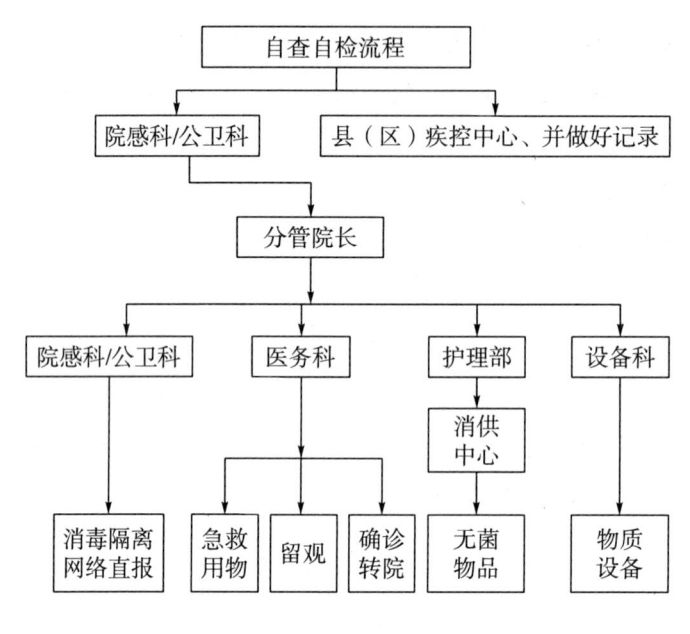

```
                    自查自检流程
                   /            \
        院感科/公卫科          县（区）疾控中心、并做好记录
                \
                 分管院长
          /        |        |        \
  院感科/公卫科   医务科    护理部    设备科
                             |
                           消供中心
        |         |    |    |        |         |
   消毒隔离    急救  留观 确诊   无菌物品    物质设备
   网络直报    用物      转院
```

图3-2　自查自检流程

五、奖惩等各项规章制度

（一）传染病管理的人治与法治

1. 传染病管理的人治

（1）国家支持和鼓励单位和个人参与传染病防治工作。各级人民政府应当完善有关制度，方便单位和个人参与传染病的宣传教育、疫情报告、志愿服务和捐赠活动。

居民委员会组织村民积极参与社区、农村的传染病预防与控制活动。

（2）国家开展预防传染病的健康教育。新闻媒体应当无偿开展传染病防治和公共卫生教育的公益宣传。

各级各类学校应当对学生进行健康知识和传染病预防知识的教育。

医学院校应当加强预防医学教育和科学研究，对在校学生以及其他与传染病防治相关人员进行预防医学教育培训，为传染病防治工作提供技术支持。

疾病预防控制机构、医疗机构应当定期对其工作人员进行传染病防治知识、技能的培训。

（3）对在传染病防治工作中做出显著成绩和贡献的单位和个人，给予表彰和奖励。

对因参与传染病防治工作致病、致残、死亡的人员，按照有关规定给予补助、抚恤。

（4）在中华人民共和国领域内的一切单位和个人，必须接受疾病预防控制机构、医疗机构有关传染病调查、检验、采集样本、隔离治疗等预防、控制措施，如实提供有关情况。疾病预防控制机构、医疗机构不得泄露涉及个人隐私的有关信息、资料。

卫生行政部门以及其他有关部门疾病预防控制机构、医疗机构因违法实施行政管理或者预防、控制措施、侵犯单位和个人合法权益的，有关单位和个人可以依法申请行政复议或者提起诉讼。

2. 传染病管理的法治

1)《中华人民共和国传染病防治法》

《中华人民共和国传染病防治法》是我国针对传染病防治工作制定的基本法律。该法于 2004 年 12 月 1 日起施行，共分为九章八十条，包括总则、传染病的预防、疫情报告、通报和公布、疫情控制、医疗救治、监督管理、保障措施、法律责任、附则等方面的内容。该法对于保护公众的健康起到了重要作用。

2)《突发公共卫生事件应急条例》

《突发公共卫生事件应急条例》于 2003 年 5 月 9 日起施行，共分为六章五十四条，包括总则、预防与应急准备、报告与信息发布、应急处理、法律责任、附则等方面的内容。该条例明确了突发公共卫生事件的分类、突发公共卫生事件的应急响应等重要内容，对于加强突发公共卫生事件的应急管理和防控具有重要意义。

3)《中华人民共和国疫苗管理法》

《中华人民共和国疫苗管理法》已由中华人民共和国第十三届全国人民代表大会常务委员会第十一次会议于 2019 年 6 月 29 日通过，自 2019 年 12 月 1 日起施行，共分为十一章八十五条，包括总则、疫苗研制和注册、疫苗生产和批签发、疫苗流通、预防接种、异常反应监测和处理、疫苗上市后管理、保障措施、监督管理、法律责任、附则等方面的内容。该条例规定了疫苗的生产、流通、接种等管理要求，加强了对疫苗的监督和管理，保障了公众的健康和安全。

4)《突发公共卫生事件应对处置工作指南》

《突发公共卫生事件应对处置工作指南》是卫生健康部制定的针对突发公共卫生事件的具体操作指南。该指南包括突发公共卫生事件的应急响应、病例报告与监测、流行病学调查、传染源控制、病例管理、医疗救治等方面的内容。该指南对于突发公共卫生事件的处置提供了详细的操作指导，为相关部门和人员提供了重要的参考。

5)《传染病防治知识普及教育指导手册》

《传染病防治知识普及教育指导手册》是卫生健康部制定的针对公众的传染病防治知识普及教育工作的指导手册。该手册包括传染病的基本知识、传染病的预防与控制、传染病的应急处理等方面的内容。该手册提供了传染病防治知识的普及教育工作的操作指南，为公众提供了重要的参考。

以上是关于传染病相关法律法规的详细介绍。这些法律法规为传染病的预防、监测、报告、隔离、治疗和国际合作等方面提供了重要的法律依据和操作指南，对于保护公众的健康和安全起到了重要的作用。同时，这些法律法规也为相关部门和人员的工作提供了明确的要求和指导，推动了传染病防治工作的开展。

（二）论疫情下的以罚代管的传染病管理

1. 疫情下的以罚代管的传染病管理

《中华人民共和国传染病防治法》明确了对违法医疗卫生机构及人员责任追究的规定，各级卫生行政部门要转变过去单纯注重罚款的处罚模式，加大对责任人员责任追究的处罚力度。卫生监督机构要加强与纪检监察机关的配合，将卫生行政执法与行政监察工作有机衔接起来。对于违法行为需要依法追究党纪、政纪的人员，卫生监督机构要及时向纪检监察部门报告并做好案件移送工作。

同时要充分发挥刑法在惩治传染病犯罪中的作用，要切实加强与各级公安、司法机关的工作联系，依法及时移送涉嫌犯罪的案件，不得以罚代刑。

2. 疫情下的以罚代管的传染病管理应用

案由一：未按照规定承担传染病预防、防控工作、医院感染预防控制任务和责任区域内的传染病预防工作

1) 适用依据

违反条款：《中华人民共和国传染病防治法》第二十一条第一款、第二款

处罚条款：《中华人民共和国传染病防治法》第六十九条第（一）项

2) 处罚内容

医疗机构违反本法规定，有下列情形的，由县级以上人民政府卫生行政部门责令改正，通报批评，给予警告；造成传染病传播、流行或者其他严重后果的，对负有责任的主管人员和其他直接责任人，依法给予降级、撤职、开除的处分，并可以依法吊销有关责任人员的执业证书；构成犯罪的，依法追究刑事责任：未按规定承担本单位的传染病防治、控制工作、医院感染预防控制任务和责任区域内的传染病预防工作的。

3）裁量基准

情形	情节	裁量幅度
一般情形	医疗机构未按照管理制度、操作规范等规定，防止本单位的医源性感染和医院感染	对机构给予警告
	医疗机构未按规定承担单位的传染病预防，控制以及责任区域的传染病预防工作	
情节严重	造成传染病传播、流行	对机构给予警告；依法吊销有关责任人员的执业证书
	造成人身伤害或发生致人死亡的	
	短期内造成不明原因疾病快速传播且涉及地域广，人口多	
	影响地区经济发展，造成经济损失，造成社会危害的	
	造成其他严重后果	

4）说明

（1）本案由所指的机构为医疗机构。

（2）关于其他严重后果的说明。本案由所指的其他严重后果包括但不限于：突然发生，造成或者可能造成社会公众健康严重损害的重大传染病疫情、群体性不明原因疾病以及其他严重影响公众健康的灾害。

案由二：未按照规定报告传染病疫情，或者隐瞒、谎报、缓报传染病疫情

1）适用依据

违反条款：《中华人民共和国传染病防治法》第三十条第一款、第三十七条

处罚条款：《中华人民共和国传染病防治法》第六十九条第（二）项

2）处罚内容

医疗机构违反本法规定，有下列情形的，由县级以上人民政府卫生行政部门责令改正，通报批评，给予警告；造成传染病传播、流行或者其他严重后果的，对负有责任的主管人员和其他直接责任人员，依法给予降级、撤职、开除的处分，并可以依法吊销有关责任人员的执业证书；构成犯罪的，依法追究刑事责任：未按照规定报告传染病疫情，或者隐瞒、谎报、缓报传染病疫情的。

3）裁量基准

情形	情节	裁量幅度
一般情形	医疗机构未按照规定报告传染病疫情，或者隐瞒、谎报、缓报传染病疫情	对机构给予警告
情节严重	造成传染病传播、流行	对机构给予警告；依法吊销有关责任人员的执业证书
	造成人身伤害或发生致人死亡的	
	短期内造成不明原因疾病快速传播且涉及地域广，人口多	
	影响地区经济发展，造成经济损失，造成社会危害的	
	造成其他严重后果	

4）说明

（1）本案由所指的机构为医疗机构。

（2）关于其他严重后果的说明。本案由所指的其他严重后果包括但不限于：突然发生，造成或者可能造成社会公众健康严重损害的重大传染病疫情、群体性不明原因疾病以及其他严重影响公众健康的灾害。

（3）报告时限应按照《实发公共卫生事件与传染病疫情监测信息报告管理办法》及其修正案中有关突发公共卫生事件规定的报告时限进行上报。

案由三：未按照规定对传染病病人（疑似传染病病人）提供医疗救护（现场救援、接诊、转诊，或者拒绝接受转诊）

1）适用依据

违反条款：《中华人民共和国传染病防治法》第五十二条第一款、第二款

处罚条款：《中华人民共和国传染病防治法》第六十九条第（三）项

2）处罚内容

医疗机构违反本法规定，有下列情形的，由县级以上人民政府卫生行政部门责令改正，通报批评，给予警告；造成传染病传播、流行或者其他严重后果的，对负有责任的主管人员和其他直接责任人员，依法给予降级、撤职、开除的处分，并可以依法吊销有关责任人员的执业证书；构成犯罪的，依法追究刑事责任：发现传染病疫情时，未按照规定对传染病病人、疑似传

染病病人提供医疗救护，现场救援、接诊、转诊的，或者拒绝接受转诊的。

3）裁量基准

情形	情节	裁量幅度
一般情形	医疗机构未对传染病病人或者疑似传染病病人提供医疗救护现场救援和接诊、转诊的	对机构给予警告
	医疗机构拒绝接受转诊的传染病病人或者疑似传染病病人	
情节严重	造成传染病传播、流行	对机构给予警告；依法吊销有关责任人员的执业证书
	造成人身伤害或发生致人死亡的	
	短期内造成不明原因疾病快速传播且涉及地域广，人口多	
	影响地区经济发展，造成经济损失，造成社会危害的	
	造成其他严重后果	

4）说明

（1）本案由所指的机构为医疗机构。

（2）关于其他严重后果的说明。本案由所指的其他严重后果包括但不限于：突然发生，造成或者可能造成社会公众健康严重损害的重大传染病疫情、群体性不明原因疾病以及其他严重影响公众健康的灾害。

案由四：未按照规定对本单位被传染病病原体污染的场所、物品以及医疗废物实施消毒或者无害化处置

1）适用依据

违反条款：《中华人民共和国传染病防治法》第三十九条第四款

处罚条款：《中华人民共和国传染病防治法》第六十九条第（四）项

2）处罚内容

医疗机构违反本法规定，有下列情形的，由县级以上人民政府卫生行政部门责令改正，通报批评，给予警告；造成传染病传播、流行或者其他严重后果的，对负有责任的主管人员和其他直接责任人员，依法给予降级、撤职、开除的处分，并可以依法吊销有关责任人员的执业证书；构成犯罪的，依法追究刑事责任：未按照规定对本单位内被传染病病原体污染的场所、物品以及医疗废物实施消毒或者无害化处置的。

3) 裁量基准

情形	情节	裁量幅度
一般情形	未按照规定对本单位被传染病病原体污染的场所、物品以及医疗废物实施消毒或者无害化处置	对机构给予警告
情节严重	造成传染病传播、流行	对机构给予警告；依法吊销有关责任人员的执业证书
	造成人身伤害或发生致人死亡的	
	短期内造成不明原因疾病快速传播且涉及地域广，人口多	
	影响地区经济发展，造成经济损失，造成社会危害的	
	造成其他严重后果	

4) 说明

（1）本案所指的机构为医疗机构。

（2）关于其他严重后果的说明。本案由所指的其他严重后果包括但不限于：突然发生，造成或者可能造成社会公众健康严重损害的重大传染病疫情、群体性不明原因疾病以及其他严重影响公众健康的灾害。

（3）本案由涉及的相关规定包括但不限于《医疗机构消毒技术规范》（WS/T 2012）、《医院消毒卫生标准》（GB 15982—2012）。

案由五：未按照规定对医疗器械进行消毒（按照规定一次使用的医疗器具未予销毁，再次使用）

1) 适用依据

违反条款：《中华人民共和国传染病防治法》第五十一条第二款

处罚条款：《中华人民共和国传染病防治法》第六十九条第（五）项

2) 处罚内容

医疗机构违反本法规定，有下列情形的，由县级以上人民政府卫生行政部门责令改正，通报批评，给予警告；造成传染病传播、流行或者其他严重后果的，对负有责任的主管人员和其他直接责任人员，依法给予降级、撤职、开除的处分，并可以依法吊销有关责任人员的执业证书；构成犯罪的，依法追究刑事责任；未按照规定对医疗器械进行消毒，或者对按照规定一次使用的医疗器具未予销毁，再次使用的。

3) 裁量基准

情形	情节	裁量幅度
一般情形	未按照规定对医疗器械进行消毒	对机构给予警告
	对按照规定一次使用的医疗器具未予销毁，再次使用	
情节严重	造成传染病传播、流行	对机构给予警告；依法吊销有关责任人员的执业证书
	造成人身伤害或发生致人死亡的	
	短期内造成不明原因疾病快速传播且涉及地域广，人口多	
	影响地区经济发展，造成经济损失，造成社会危害的	
	造成其他严重后果	

4) 说明

（1）本案所指的机构为医疗机构。

（2）关于其他严重后果的说明。本案由所指的其他严重后果包括但不限于：突然发生，造成或者可能造成社会公众健康严重损害的重大传染病疫情、群体性不明原因疾病以及其他严重影响公众健康的灾害。

（3）本案由涉及的相关规定包括但不限于《医疗机构消毒技术规范》（WS/T 2012）、《医院消毒卫生标准》（GB 15982—2012）、《血液透析器复用操作规范》及《内镜清洗消毒技术操作规范》（2004年版）。

案由六：未按照规定保管医学记录资料

1) 适用依据

违反条款：《中华人民共和国传染病防治法》第五十二条第一款

处罚条款：《中华人民共和国传染病防治法》第六十九条第（六）项

2) 处罚内容

医疗机构违反本法规定，有下列情形的，由县级以上人民政府卫生行政部门责令改正，通报批评，给予警告；造成传染病传播、流行或者其他严重后果的，对负有责任的主管人员和其他直接责任人员，依法给予降级、撤职、开除的处分，并可以依法吊销有关责任人员的执业证书；构成犯罪的，依法追究刑事责任；在医疗救治过程中未按照规定保管医学记录资料的。

3）裁量基准

情形	情节	裁量幅度
一般情形	在医疗救治过程中未对传染病病人或疑似传染病病人医学记录资料进行保管	对机构给予警告
情节严重	造成传染病传播、流行	对机构给予警告；依法吊销有关责任人员的执业证书
	造成人身伤害或发生致人死亡的	
	短期内造成不明原因疾病快速传播且涉及地域广，人口多	
	影响地区经济发展，造成经济损失，造成社会危害的	
	造成其他严重后果	

4）说明

（1）本案所指的机构为医疗机构。

（2）关于其他严重后果的说明。本案由所指的其他严重后果包括但不限于：突然发生，造成或者可能造成社会公众健康严重损害的重大传染病疫情、群体性不明原因疾病以及其他严重影响公众健康的灾害。

（3）本案由涉及的相关规定包括但不限于《病历书写基本规范》《医疗机构病历管理规定（2013年版）》。

案由七：故意泄露传染病病人、病原携带者、疑似传染病病人、密切接触者涉及个人隐私的有关信息、资料

1）适用依据

违反条款：《中华人民共和国传染病防治法》第十二条第一款

处罚条款：《中华人民共和国传染病防治法》第六十九条第（七）项

2）处罚内容

医疗机构违反本法规定，有下列情形的，由县级以上人民政府卫生行政部门责令改正，通报批评，给予警告；造成传染病传播、流行或者其他严重后果的，对负有责任的主管人员和其他直接责任人员，依法给予降级撤职、开除的处分，并可以依法吊销有关责任人员的执业证书，构成犯罪的，依法追究刑事责任：故意泄露传染病病人、病原携带者、疑似传染病病人、密切接触者涉及个人隐私的有关信息、资料的。

3）裁量基准

情形	情节	裁量幅度
一般情形	故意泄露传染病病人、病原携带者、疑似传染病病人、密切接触者涉及个人隐私的有关信息、资料的	对机构给予警告
情节严重	造成传染病传播、流行	依法吊销有关责任人员的执业证书
	造成人身伤害或发生致人死亡的	
	对当事人造成负面影响，社会影响恶劣	
	造成其他严重后果	

4）说明

（1）本案所指的机构为医疗机构。

（2）关于其他严重后果的说明。本案由所指的其他严重后果包括但不限于：突然发生，造成或者可能造成社会公众健康严重损害的重大传染病疫情、群体性不明原因疾病以及其他严重影响公众健康的灾害。

（3）本案由所指的个人隐私包括但不限于：个人的婚恋、个人的身心健康、疾病等隐私，个人财产，通信，日记等。

（三）传染病管理中的制度建设和文化建设

1. 传染病管理中的制度建设

1）制度建设的重要性

制度建设是传染病管理的基石，它涵盖了法律法规、应急预案、监测报告、预防控制、医疗救治等多个方面。完善的制度建设能够确保传染病防控工作的科学性、规范性和有效性，降低疫情发生的风险，保障人民的生命安全和身体健康。

2）核心制度内容

（1）法律法规：制定和完善传染病防治法律法规，明确各级政府和部门的职责，规范防控行为，强化法律责任。

（2）应急预案：建立健全传染病应急预案体系，包括疫情报告、应急响应、物资储备、人员调配等方面的规定，确保疫情发生时能够迅速、有效地应对。

（3）监测报告：加强传染病监测网络建设，完善监测报告制度，提高疫情信息的时效性和准确性，为决策提供科学依据。

（4）预防控制：实施科学有效的预防控制措施，包括疫苗接种、健康教育、环境整治、重点场所和重点人群的防控等，减少疫情的发生和传播。

（5）医疗救治：加强医疗救治体系建设，提高医疗机构对传染病的诊断、治疗和护理能力，保障患者的生命安全。

3）制度执行与监督

（1）加强制度宣传和培训，提高各级政府和部门以及公众的传染病防控意识和能力。

（2）建立制度执行情况的监督检查机制，定期对各级政府和部门的制度执行情况进行检查和评估，发现问题及时整改。

（3）强化制度执行的监督和问责机制，对违反制度规定的行为进行严肃处理，确保制度的有效执行。

传染病管理中的制度建设是一项长期而艰巨的任务。只有不断完善和更新制度内容，加强制度执行与监督，才能确保传染病防控工作的科学、规范和有效。同时，我们也需要认识到制度建设不是孤立的，它需要与医疗技术进步、社会经济发展等多方面因素相结合，形成一个综合的防控体系。

在未来的工作中，我们应继续加强传染病管理的制度建设，不断提高防控能力，为人民创造一个健康、安全的生活环境。同时，我们也应积极参与国际合作，共同应对全球传染病挑战，维护人类健康与福祉。

2. 传染病管理中的文化建设

1）传染病管理的特殊性

传染病管理涉及公共卫生安全、社会稳定、经济发展等多个方面，具有高度的敏感性、复杂性和长期性。因此，在传染病管理中，除了依赖科学的防控措施和严格的法律法规外，还需要通过文化建设来提升公众的健康意识、增强社会凝聚力和形成全社会共同参与的防控氛围。

2）文化建设在传染病管理中的作用

（1）提升公众健康意识：通过文化建设，可以普及传染病防治知识，提高公众对传染病的认知度和自我防护能力，从而有效减少传染病的传播。

（2）增强社会凝聚力：在传染病防控过程中，文化建设能够激发社会责任感和集体荣誉感，形成全社会共同参与、共同应对的良好局面。

（3）构建健康社会环境：通过文化建设，可以营造健康、和谐的社会环境，减少社会恐慌和不安定因素，为传染病的防控创造有利条件。

3）传染病管理中的文化建设管理制度

（1）宣传教育制度：建立定期的传染病防治知识宣传教育机制，通过媒体、学校、社区等渠道普及传染病防治知识，提高公众的健康意识。

（2）社会参与制度：鼓励和支持社会各界参与传染病防控工作，建立志愿者队伍、社区防控小组等组织形式，形成全社会共同参与的良好氛围。

（3）法律法规宣传制度：加强传染病防治法律法规的宣传教育，提高公众的法治意识和依法防控的自觉性。

（4）健康文化活动制度：组织开展形式多样的健康文化活动，如健康讲座、知识竞赛、文艺演出等，提高公众对健康的关注度和参与度。

（5）信息公开与透明制度：及时公开传染病疫情信息，保障公众的知情权，减少社会恐慌和误解。

（6）奖惩激励制度：对在传染病防控工作中表现突出的个人和集体给予表彰和奖励，对违反防控规定的行为进行批评和处罚。

传染病管理中的文化建设是一项长期而艰巨的任务。通过建立健全文化建设管理制度，我们可以提高公众的健康意识、增强社会凝聚力和构建健康社会环境，为有效应对传染病挑战提供有力保障。同时，也需要不断总结经验教训，不断完善和优化管理制度，以适应不断变化的传染病防控形势。

第四章 传染病管理中的人员培训和应急响应

第一节 概 述

一、从事传染病工作人员的培训

（一）培训的意义和范围

通过培训能强化医务人员对传染病基础知识的认识和了解，掌握不同传染病的临床特征表现，提高对病例鉴别诊断的能力和临床处理方法；了解重点传染病的全球流行趋势，对患者流行病学史的探查更敏锐，及时发现危害面较广的传染病例；从事传染病诊治的医务人员本身也处在一个相对暴露和传播高风险的环境，通过对其进行安全和传染病防控相关知识的培训，加深医务人员的风险识别和防控意识，提高对传染病的防控技能水平，包括个人防护和对周边环境的风险识别，能对环境消毒提供建设性意见；专项培训能帮助基层单位建立科学规范的传染病诊治工作体系，包括管理模式、工作流程和相关制度等，能进一步提高传染病诊治的质量和工作效率。

（二）培训的组织和管理

1. 设定培训目标

在组织传染病培训前，首先要明确本次培训的目的，设定具体、明确的培训目标，确保培训有效且有针对性，比如提高医务人员对传染病的认识和诊断能力、掌握传染病的防控知识等。

2. 规划培训内容

根据设定的培训目标，规划与之对应的培训内容，比如传染病病毒的分布和流行趋势，传染病防治工作所涉及的相关法律法规，传染病的诊断标准、诊疗指南及防控方案，传染病的种类、病原学特征及特殊临床表现等。

3. 组织培训人员

培训人员是培训是否成功，能否达到预期效果的关键。培训前应明确参加培训的对象，如新进员工、进修生、实习生或全体医务人员等，并根据培训对象的不同选择不同的切入点和培训类型。

4. 选择培训方式

根据参加机构、培训人员、培训目标等实际情况，可选择不同的培训方式，如线上培训、线下讲座培训、实操培训、应急演练、混合方式培训等。培训要因地制宜，以达到最好的培训效果。

5. 培训方案形成与下发

根据已确定的培训目标、内容、人员、方式等完成培训方案的撰写，确定培训时间和地点，通知和动员相关人员参加。

6. 培训现场管理

培训应建立考勤考核制度，确保参加人员能够按时参加培训。要确保培训设施设备正常运行,保障培训顺利完成。

7. 培训效果评价

通过理论考核或实操考试等方式对参训人员进行考核,评价培训效果。收集参训人员的意见和建议,在下一次培训中进行整改和加强。

(三)培训师资遴选和考核

完善医院内部培训体系,组建一支专业知识扎实、授课能力强、教学经验丰富的师资队伍,建立培训师资培养考核体系,从讲师形象、课程内容、授课表现、学员收获等方面进行考核,考核合格后方能进入培训师资队伍,进行院内培训。

二、应急培训和新的传染病应对

(一)培训目标

提高基层医务人员对传染病的认识和了解,加强对传染病暴发处置应急预案和处置流程的了解,提高突发传染病疫情的应急能力和传染病防治水平。

(二)培训内容

培训内容包括传染病基础知识、传染病防治相关法律法规、传染病诊断标准、诊疗指南及防控方案等。可在培训前对目标参训人员进行培训需求调查,根据需求安排培训内容。

(三)培训形式

1. 理论教学

通过专家讲座、学术论坛等方式,对传染病基础知识和相关诊治指南等理论知识进行讲解学习。

2. 实践操作

通过现场实践教学和模拟训练，进行传染病应急处置流程和方法演练，提高传染病的识别能力以及突发应急处置能力。

3. 案例分析

通过对既往或其他地区案例进行分析，组织参训人员进行讨论学习，增强突发传染病的辨别能力。

（四）培训考核

通过理论测试、实践操作、案例分析等方式对参训人员进行考核，评估培训效果。对现场参训人员进行满意度调查，为之后改进培训方案奠定基础。

三、培训成果的评估和反馈

（一）培训考核试卷及操作演练模板

1. 培训考核试卷

根据每次培训的具体内容出相关知识的考核试卷，试卷题目和分值分配应合理。内容需能体现参训人员对培训知识的掌握和应用程度。

2. 操作演练模板

×××应急演练方案

1. 演练目的
明确本次演练的目标和期望达到的效果。

2. 组织机构

设置领导小组、分工和职责。

3. 演练方式

根据实际情况确定演练方式。

4. 演练时间及地点

明确演练的详细时间和地点。

5. 实施步骤和流程

包括具体的实施细则、步骤和全部的流程安排、后勤保障的安排，以及出现突发状况的解决方案。

最终应形成具体的演练脚本，分发和安排到个人，让参加的每个成员都熟知本次应急演练的方案和演练脚本。

具体演练方案应根据实际情况进行调整。

（二）培训成果的评价表和反馈总结模板

×××培训效果表

姓名： 单位： 科室： 职称：

评价项目	评价标准	评价结论
培训内容	您对本次培训内容的掌握程度	□完全掌握 □大部分掌握 □小部分掌握 □完全未掌握
	本次培训内容对您目前工作的帮助程度	□帮助很大 □帮助较大 □帮助一般 □没有帮助
	本次培训内容和您预期的符合程度	□很符合 □基本符合 □一般符合 □不符合
培训老师	语言表达流畅、讲解清晰易懂	□很好 □良好 □一般 □差
	讲课内容知识体系完整、知识面广、信息量大	□很好 □良好 □一般 □差
	课程中互动性强、形式多样灵活、吸引人	□很好 □良好 □一般 □差
	课程设计系统性强、重点明确	□很好 □良好 □一般 □差
	内容设计合理、联系实际、实用性强	□很好 □良好 □一般 □差

续表

您对本次培训还有哪些建议和想法?	
您希望以后还安排哪些方面的培训？（包括培训形式）	

第二节　从事传染病工作人员的培训

一、培训内容

传染病培训工作的主要内容包括传染病方面关键的知识点和实际操作技能。

参训人员需要全面了解国家关于传染病防治的法律法规，包括传染病的分类、报告流程、控制措施等法律规定，确保在实际工作中依法行事。

传染病的诊断标准是培训的重点，要求医务人员掌握如何根据病人的临床表现和实验室检测结果，准确判断传染病类型。诊疗指南和防控方案的培训为医务人员提供了标准化的操作流程和治疗建议，帮助他们处治各类传染病。

（一）传染病防治工作相关法律法规

三部法律：《中华人民共和国传染病防治法》《中华人民共和国传染病防治法实施办法》《中华人民共和国国境卫生检疫法》。

五大法规：《突发公共卫生事件应急条例》《病原微生物实验室生物安全

管理条例》《疫苗流通和预防接种管理条例》《血液制品管理条例》《医疗废物管理条例》。

此外还需要了解几个重要的管理办法：《突发公共卫生事件与传染病疫情监测信息报告管理办法》《医疗机构传染病预检分诊管理办法》《医院感染管理办法》《消毒管理办法》《预防用生物制品生产供应管理办法》《医疗卫生机构医疗废物管理办法》《传染病防治卫生监督工作规范》。

下面重点介绍《中华人民共和国传染病防治法》。

《中华人民共和国传染病防治法》是为了预防、控制和消除传染病的发生与流行，保障人体健康和公共卫生而制定的国家法律法规。它由中华人民共和国第七届全国人民代表大会常务委员会第六次会议于1989年2月21日通过，中华人民共和国主席令（第15号）公布，自1989年9月1日起施行，目前已经通过两次修订。2020年10月2日，国家卫健委发布《中华人民共和国传染病防治法》修订征求意见稿，明确提出甲、乙、丙三类传染病的特征。其中，乙类传染病新增人感染H7N9禽流感和新型冠状病毒两种。2023年9月20日，乙类传染病新增猴痘。

《中华人民共和国传染病防治法》规定了各级人民政府在传染病防治工作中的领导责任，要求县级以上人民政府制定并实施传染病防治规划，建立疾病预防控制、医疗救治和监督管理体系，支持和鼓励单位及个人参与传染病防治工作，并提供表彰和奖励；同时，还强调了对传染病的报告、通报和公布制度，以及对医疗机构和疾病预防控制机构的具体要求。

（二）传染病诊断标准

卫生健康标准网网址：（具体诊断标准可以从此网址查阅）http://wsbz.nhc.gov.cn/wsbzw/BzcxAction.do?dispatch=standardLibrary.

具体诊断标准号、标准名称见表4.1。

表4.1 传染病具体诊断标准号及标准名称

标准号	标准名称	发布时间	实施时间
WS 283—2020	炭疽诊断（代替 WS 283—2008）	2020—04—21	2020—11—01
WS 268—2019	淋病诊断（代替 WS 268—2007）	2019—01—02	2019—07—01
WS 269—2019	布鲁氏菌病诊断（代替 WS 269—2007）	2019—01—02	2019—07—01
WS 293—2019	艾滋病和艾滋病病毒感染诊断（代替 WS 293—2008）	2019—01—02	2019—07—01
WS 295—2019	流行性脑脊髓膜炎诊断（代替 WS 294—2008）	2019—01—02	2019—07—01
WS 273—2018	梅毒诊断	2018—03—06	2018—08—01
WS 588—2018	手足口病诊断	2018—03—06	2018—08—01
WS 589—2018	病原微生物实验室生物安全标识	2018—03—06	2018—08—01
WS/T 590—2018	基孔肯雅热诊断	2018—03—06	2018—08—01
WS213—2018	丙型肝炎诊断	2018—03—06	2018—08—01
WS216—2018	登革热诊断	2018—03—06	2018—08—01
WS 288—2017	肺结核诊断	2017—11—09	2018—05—01
WS196—2017	结核病分类	2017—11—09	2018—05—01
WS/T 562—2017	克—雅病诊断	2017—07—24	2018—02—01
WS/T191—2017	软下疳诊断	2017—07—24	2018—02—01
WS296—2017	麻疹诊断	2017—07—24	2018—02—01
WST236—2017	生殖器疱疹诊断	2017—07—24	2018—02—01
WS/T235—2016	尖锐湿疣诊断	2016—11—29	2017—06—01
WS/T237—2016	性病性淋巴肉芽肿诊断	2016—11—29	2017—06—01
WS/T513—2016	生殖道沙眼衣原体感染诊断	2016—11—29	2017—06—01
WS 294—2016	脊髓灰质炎诊断	2016—04—26	2016—10—20
WS315—2010	人间传染的病原微生物菌（毒）种保藏机构设	2010—04—13	2010—11—01
WS214—2008	流行性乙型脑炎诊断标准	2008—12—11	2009—06—15
WS295—2008	流行性脑脊髓膜炎诊断标准	2008—12—11	2009—06—15
WS297—2008	风疹诊断标准	2008—12—11	2009—06—15
WS298—2008	甲型病毒性肝炎诊断标准	2008—12—11	2009—06—15
WS299—2008	乙型病毒性肝炎诊断标准	2008—12—11	2009—06—15

续表

标准号	标准名称	发布时间	实施时间
WS300—2008	丁型病毒性肝炎诊断标准	2008—12—11	2009—06—15
WS301—2008	戊型病毒性肝炎诊断标准	2008—12—11	2009—06—15
WS 278—2008	流行性出血热诊断标准	2008—02—28	2008—09—01
WS 279—2008	鼠疫诊断标准	2008—02—28	2008—09—01
WS 280—2008	伤寒和副伤寒诊断标准	2008—02—28	2008—09—01
WS 281—2008	狂犬病诊断标准	2008—02—28	2008—09—01
WS 282—2008	猩红热诊断标准	2008—02—28	2008—09—01
WS 284—2008	人感染高致病性禽流感诊断标准	2008—02—28	2008—09—01
WS 285—2008	流行性感冒诊断标准	2008—02—28	2008—09—01
WS 286—2008	传染性非典型肺炎诊断标准	2008—02—28	2008—09—01
WS 287—2008	细菌性痢疾和阿米巴痢疾诊断标准	2008—02—28	2008—09—01
WS215—2008	流行性和地方性斑疹伤寒诊断标准	2008—02—28	2008—09—01
WS217—2008	急性出血性结膜炎诊断标准	2008—02—28	2008—09—01
WS 289—2008	霍乱诊断标准	2008—01—16	2008—08—01
WS 290—2008	钩端螺旋体病诊断标准	2008—01—16	2008—08—01
WS 269—2007	布鲁氏菌病诊断标准	2007—04—17	2007—10—15
WS 270—2007	流行性腮腺炎诊断标准	2007—04—17	2007—10—15
WS 271—2007	感染性腹泻诊断标准	2007—04—17	2007—10—15
WS 272—2007	新生儿破伤风诊断标准	2007—04—17	2007—10—15
WS 274—2007	百日咳诊断标准	2007—04—17	2007—10—15
WS 275—2007	白喉诊断标准	2007—04—17	2007—10—15
WS268—2007	淋病诊断标准	2003—06—27	2004—01—01
WS233—2017	病原微生物实验室生物安全通用准则	2002—12—03	2003—08—01
WS195—2001	军团病诊断标准及处理原则	2001—07—20	2002—01—01
GB 16882—1997	动物鼠疫监测标准	1997—06—16	1998—01—01
GB 15978—1995	人间鼠疫疫区处理标准及原则	1995—12—15	1996—07—01

（三）诊疗指南及防控方案

《传染病诊疗指南》系统介绍了各种传染病、寄生虫病的病因、病理、流行病学、临床表现、诊断、治疗和预防。全书分为四篇，包括常见症候的鉴别诊断、常见疾病诊疗、诊断技术、医院内感染。附录收入了抗菌药物的选择与应用、肾上腺皮质激素在感染性疾病中的应用、常见传染病的消毒方法、急性传染病的潜伏期和隔离期。《传染病诊疗指南》内容新而实用，编排规范，查阅方便，是临床医师理想的工具书。

传染病防控方案的制定：根据传染病发生（或者暴发）情况，各单位都要根据具体情况制定相应的传染病防控工作方案。下面是某医院传染病防控工作实施方案的案例。

为进一步做好传染病防治工作，预防重大疫情的发生、切实保护广大人民群众的身体健康，维护正常的社会生产和生活秩序，依据《中华人民共和国传染病防治法》《突发公共卫生事件应急条例》，结合我院实际，制定本方案。

（1）目标与原则：按照预防为主、防治并重的原则进一步规范工作程序，提高应急处置能力，预防和控制以呼吸道传染病为主的传染病在我市发生和流行，做到早发现、早报告、早隔离、早治疗。

（2）提高认识，加强领导：做好传染病防治工作，是保护群众健康、维护社会稳定的大事，要高度重视，切实加强领导。要保持高度警惕，不能有麻痹思想；要进一步明确职责，落实责任，切实落实各项防治措施，及时发现和预防控制传染病疫情。

（3）加强主动监测，做好传染病规范报告：各科室要加强疫情监测和报告，认真做好门诊登记，坚持发热病人分诊制度，切实加强医院对流行性感冒、流脑、麻疹、传染性非典型肺炎、人感染高致病性禽流感以及不明原因肺炎等呼吸道传染病的监测工作，发现问题及时报告；严格控制院内感染，加强院内医疗废弃物的处理，减少传染源，加强对重点领域呼吸道传染病的监测和监控，努力做到早发现、早报告、早隔离、早治疗；要针对不同疾病做好免疫接种工作,并切实做好应急疫苗、预防性药物检测试剂、疫点消毒药械及防护用品的储备工作,严格控制疫情扩散。

(4)加强传染病防治知识的宣传教育:要充分利用各种宣传途径的宣传方式积极开展传染病防治知识的宣传教育活动;要深入基层并结合诊疗活动开展健康教育,广泛宣传呼吸道疾病的防治知识,切实提高人民群众的防病意识。

(5)督导检查:要按本方案要求,制订好传染病防治工作计划和成立应急救援防治小分队,加大对科室的督导力度,对因失职、工作不力等造成后果的将严肃追究相关领导和责任人的责任。

二、培训人员

(一)培训人员范围

传染病防治的培训工作是提高公共卫生安全水平的关键环节,培训人员范围应当广泛覆盖各级各类医疗卫生机构的工作人员,确保传染病防治知识的普及和技能的提升。具体来说,培训人员范围包括但不限于以下几类。

(1)医疗卫生机构的医务人员:包括医生、护士、医技人员等,他们是传染病防治工作的前线工作者,需要掌握最新的诊疗知识和防控技能。

(2)公共卫生工作者:包括疾病预防控制中心、卫生监督所等机构的工作人员,他们负责传染病的监测、预防、控制和研究工作。

(3)医疗管理人员:医疗卫生机构的管理人员,如医院院长、科室主任等,他们需要了解传染病防治的相关法律法规和政策,以便更好地组织和实施防治措施。

(4)新入院的医务人员:对于新入职的医生、护士等医疗卫生人员,在正式上岗前必须接受传染病相关知识的培训,通过考核后才能上岗。

(5)进修生和实习生:在医疗卫生机构进行进修学习和实习的学生,他们作为未来的医疗卫生工作者,需要通过培训掌握传染病防治的基本知识和技能。

（6）基层医疗卫生人员：社区卫生服务中心、乡镇卫生院等基层医疗卫生机构的工作人员，他们在基层一线开展传染病防治工作，是防控工作的重要力量。

（7）教育工作者：特别是医学院校的教师和学生，他们需要了解传染病的基本知识和防控策略，以便在未来的工作中能够更好地应用。

通过针对上述人员的系统培训，可以有效提升整个医疗卫生系统的传染病防治能力，为防控传染病疫情提供坚实的人力资源保障。

（二）各类人员选择的意义

在传染病防治培训中，需要涵盖各类人员，这有助于提升公共卫生体系的应急响应和疫情处理能力。医务人员通过培训掌握最新诊疗与防控技能，减少误诊；管理人员增强法律意识，确保合规操作；新入职人员和学生通过培训快速适应角色；基层人员提高防控意识，构建坚实的基层网络。同时，培训还培养未来医疗卫生人才，促进跨学科合作，并增强社会责任感，共同为社会健康安全贡献力量。

三、培训形式

（一）理论培训

理论培训是传染病防治培训中的基础环节，其主要内容包括对传染病的基本知识、流行病学原理、病原学特性、临床特征、诊断方法和治疗原则的系统讲解。在这一环节中，主要讲述各类传染病的传播途径、易感人群、感染后的症状与体征，以及如何根据这些信息进行有效的病例识别和疫情监测。此外，理论培训还会涉及传染病防控策略，包括预防措施、隔离技术、消毒方法和疫苗接种等，旨在提高医务人员的防控意识和实际操作能力。通过案例分析和互动讨论，参训人员能够更好地理解和掌握理论知识，并将其应用于实际工作中，以提高传染病防治的能力。

1. 传染病的基本知识

传染病是由各种病原体引起的能在人与人、动物与动物或人与动物之间相互传播的一类疾病。病原体中大部分是微生物，小部分为寄生虫，寄生虫引起的传染病又称寄生虫病。对于有些传染病，疾控中心必须及时掌握其发病情况，及时采取对策，发现后应按规定时间及时向当地疾控中心报告，称为法定传染病。中国的法定传染病有甲、乙、丙3类，共41种。

传染病是经过各种途径传染给另一个人或物种的感染病。通常这种疾病可借由直接接触已感染的个体、感染者的体液及排泄物、感染者所污染到的物体，可以通过空气传播、水源传播、食物传播、接触传播、土壤传播、垂直传播（母婴传播）、体液传播、粪口传播等。

2. 传染病的临床特征

一般情况下，传染病有4个基本特征和1个临床特征。基本特征分别为有病原体、有传染性、有流行病学特征和有感染后免疫，临床特征表现呈多样化。

（1）有病原体：每一种传染病都有特异性的病原体，包括各种致病微生物和寄生虫，如白喉由白喉棒状杆菌所引起。

（2）有传染性：传染病与其他疾病的主要区别是有传染性，传染病的病原体可以通过飞沫传播、直接接触传播等某种途径感染他人，并存在传染期。传染期可以作为传染病隔离时间的重要依据。

（3）有流行病学特征：传染病的流行过程需要有传染源、传播途径和人群易感性三个基本条件，流行过程在自然因素和社会因素的影响下表现出各种特征称为流行病学特征。按流行过程的强度和广度可分为四种，即散发、暴发、流行和大流行，在社会和自然因素的影响下，可表现出各种流行病学特征。

（4）有感染后免疫：人体在感染某种病原体后，都可以产生针对该病原体及其产物的特异性免疫，即主动免疫，有免疫力的人群，近期一般不会再次感染相同的疾病。

(5) 临床特征：按照传染病发生发展，可以分为潜伏期、前驱期、发病期和恢复期。临床表现一般有发热、皮疹和中毒症状。传染病根据病程长短可以分为急性、亚急性和慢性，根据病情可以分为轻型、普通型和重型。

3. 传染病的诊断方法

(1) 临床特点，包括详细询问病史及进行体格检查，并综合分析潜伏期的长短、起病的缓急、发热特点、皮疹特点、中毒症状、特殊症状及体征，可作出初步诊断。

(2) 流行病学资料，包括发病地区、发病季节、既往传染病情况、接触史、预防接种史，还包括年龄、籍贯、职业、流行地区的旅居史等，结合临床资料归纳分析，有助于临床诊断。

(3) 实验室检查，例如三大常规检查，即血、尿、便常规；病原学检查，一些病原体可在镜下查到，可及时准确确定诊断，并可依不同疾病、不同样本进行培养与分离鉴定；血清学检查，可用于已知抗原检查未知抗体，也可用已知的抗体检查未知抗原；分子生物学检测，利用同位素磷－32或生物素标记的分子探针可以检测出特异性的病毒核酸；此外还有诊断性穿刺、乙状结肠镜检查、活体组织检查、生物化学检查、X线检查、超声检查、CT检查等。

4. 传染病的治疗原则

传染病的治疗原则是治疗与预防相结合，以及病原治疗与支持、对症治疗相结合。

(1) 治疗与预防相结合：一经确诊就应早期彻底治疗，有利于防止病情转为慢性，有助于消灭病原体，控制传染病的流行，且治疗本身也是控制传染源的重要预防措施之一。在治疗患者的同时，必须做好隔离、消毒、疫情报告、接触者的检疫与流行病学的调查。

(2) 病原治疗与支持、对症治疗相结合：消灭病原体、中和毒素是治疗传染病的有效措施，支持与对症治疗是为了增强病原治疗提高治愈率，促使病人早日恢复的重要措施，也是实施病原治疗的基础，两者不可偏废。

(二) 实操培训

实操培训是传染病防治培训中的关键组成部分，它着重于提升医务人员的实际操作技能和应对突发疫情的能力。在实操培训中，参训人员将通过模拟实际工作场景，学习如何正确使用个人防护装备，包括穿戴和脱卸防护服、口罩、护目镜等，以确保在接触传染病患者时的个人安全。

此外，实操培训还包括病患标本的采集技巧、临床样本的处理流程、消毒剂的正确配比和使用，以及疫点消毒和隔离区域的设置与管理。同时，培训还将模拟疫情报告流程，教授如何在发现疑似或确诊病例时迅速、准确地进行信息上报和沟通协调。

实操培训强调团队合作和多部门协作，通过角色扮演和现场演练，提高医务人员在疫情发生时的快速反应和有效处置能力。通过这种互动式、情景模拟的培训方式，医务人员能够在模拟实战环境中磨炼技能、检验预案，并从中发现潜在问题，进而优化防控措施和提高整体应对效率。

知识补充：医用一次性防护服穿脱方法

1. 穿医用一次性防护服

连体或分体医用一次性防护服，应遵循先穿裤，再穿衣，然后戴帽，最后拉上拉锁的流程。

2. 脱医用一次性防护服

（1）脱分体医用一次性防护服时应先将拉链拉开（图4-1）；向上提拉帽子，使帽子脱离头部（图4-2）；脱袖子、上衣，将污染面向里放入医疗废物袋（图4-3）；脱裤，由上向下边脱边卷，污染面向里，脱下后置于医疗废物袋（图4-4，图4-5）。

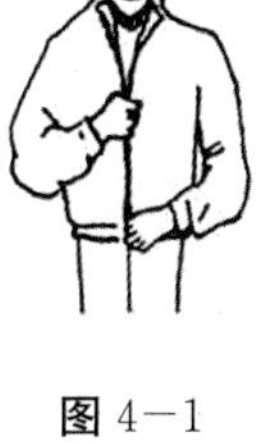

图4-1 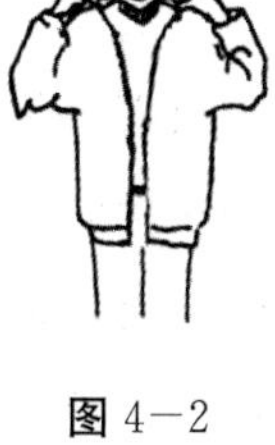　　　　图4-2　　　　图4-3

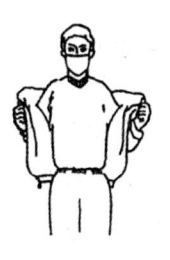

图 4-4　　　　　　图 4-5

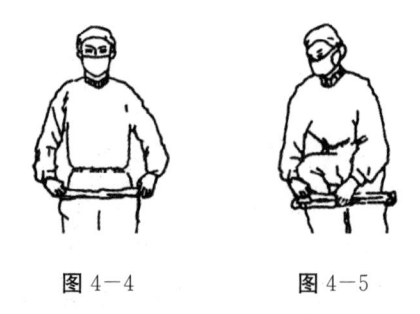

（2）脱连体医用一次性防护服时，先将拉链拉到底（图 4-6）；向上提拉帽子，使帽子脱离头部，脱袖子（图 4-7，图 4-8）；由上向下边脱边卷（图 4-9），污染面向里直至全部脱下后放入医疗废物袋内（图 4-10）。

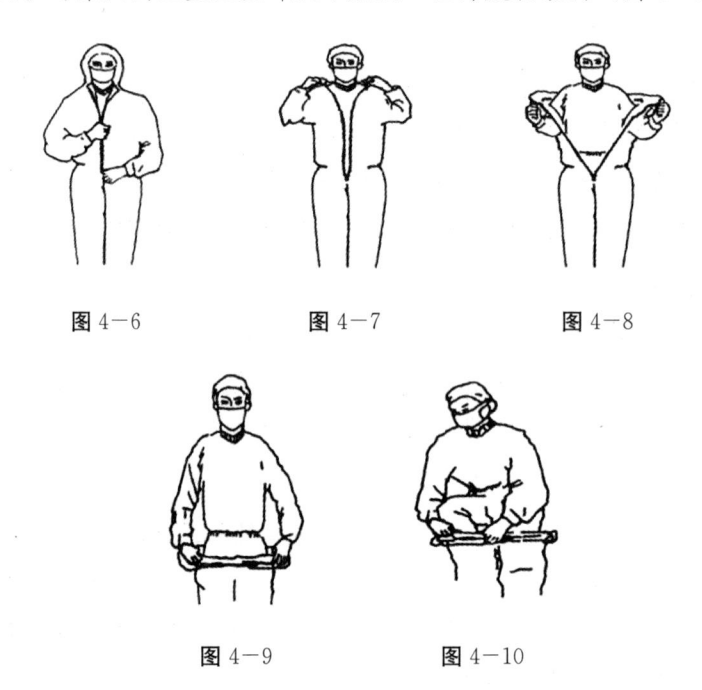

图 4-6　　　　　　图 4-7　　　　　　图 4-8

图 4-9　　　　　　图 4-10

（三）注意事项

（1）隔离衣和医用一次性防护服只限在规定区域内穿脱。

（2）穿前应检查隔离衣和医用一次性防护服有无破损，穿时勿使衣袖触及面部及衣领。发现有渗漏或破损应及时更换，脱时应避免污染。

（3）隔离衣每天更换、清洗与消毒，遇污染随时更换。

第四章 / 传染病管理中的人员培训和应急响应

附：相关培训理论考核试卷

附1 传染病理论知识培训考核试题及答案

一、单项选择题（每题2分，共30分）

1. 各科室主任每年至少（B）次组织本科室医生定期学习传染病管理相关知识。
   - A. 一
   - B. 两
   - C. 三
   - D. 四

2. 死亡病例报告一般要求即发生即填卡报告，最迟须在患者死亡后（C）天内完成 签发登记死亡医学证明。
   - A. 5
   - B. 10
   - C. 15
   - D. 20

3. 预防保健科每（B）要打印当月死亡病例网络直报电子文档保存。
   - A. 天
   - B. 月
   - C. 季度
   - D. 年

4. 预防保健科每天对死亡病例是否签发登记死亡医学证明进行查漏。凡发现漏报一例扣责任医生（D）元。
   - A. 50
   - B. 100
   - C. 150
   - D. 200

5. 传染病登记报告制度，如果是（D）岁以下儿童或学生还要填写家长姓名。
   - A. 8
   - B. 10
   - C. 12
   - D. 14

6. 预防保健科疫情管理人员每周（A）次到传染病上报相关科室抽查传染病登记情况。
   - A. 一
   - B. 二
   - C. 三
   - D. 四

7. 对网络直报工作马虎，造成错报（A）例乙类或丙类传染病按漏报处理，对网报人员给予扣罚200元并通报全院。

A. 1 B. 2
C. 3 D. 4

8. 发现一例漏取检的腹泻标本按漏报（B）类传染病处理。

   A. 甲 B. 乙
   C. 丙 D. 丁

9. 漏报（A）例慢性非传染性疾病病例按漏报乙类传染病处理。

   A. 1 B. 2
   C. 3 D. 4

10. 疫情管理人员每（A）收集传染病上报系统的传染病报告卡并进行审核。

    A. 每天 B. 每月
    C. 每季度 D. 每年

11. 疫情管理人员未经许可，不得转让或泄露信息报告系统操作账号和密码，密码要（A）个月更换一次。

    A. 一 B. 二
    C. 三 D. 四

12. 责任报告人发现甲类传染病和乙类传染病中的肺炭疽、传染性非典型肺炎、脊髓灰质炎、高致病性禽流感的病人、疑似病人或病原携带者时，应于（B）小时内填卡报告。

    A. 1 B. 2
    C. 3 D. 4

13. 发现其他传染病和不明原因疾病暴发时，也应及时报告。对其他乙、丙类传染病病人、疑似病人和病原携带者在诊断后，应于（D）小时内填卡上报。

    A. 6 B. 8
    C. 12 D. 24

14. 发病超过（A）个月以上才能诊断为"慢性乙肝"。

    A. 6 B. 8
    C. 12 D. 24

15. 艾滋病最常见的机会性感染是（ B ）

　　A. 口腔念珠菌病　　　　　B. 卡氏肺孢子虫肺炎

　　C. 外阴部疱疹病毒感染　　D. 疱疹性直肠炎

　　E. 巨细胞病毒性视网膜炎

二、多项选择题（每题 3 分，共 30 分）

1. 以下哪些属于协助疾控中心做流行病学调查的内容？（ ABC ）

　　A. 患者发病情况

　　B. 临床病症、门、住院病例、实验室检查结果

　　C. 接触人员情况调查

2. 根据疾控中心的指导，落实疫情控制措施有哪些？（ ABCDEF ）

　　A. 对患者实施有效隔离，全力救治患者，加强疫情监测与报告

　　B. 加强医务人员防病和自我保护能力

　　C. 严格按照传染病防治标准，严防疫情扩散

　　D. 严格把关出院标准

　　E. 做好终末消毒

　　F. 加强健康教育，提高防病治病能力

3. 接到疾控中心的调查通知，做好哪些疫情调查的准备工作？（ ABC ）

　　A. 上级主管领导通知内容

　　B. 协调相关科室配合

　　C. 收集、整理相关的材料等

4. 甲类及按甲类管理的乙类传染病有（ ABCDE ）

　　A. 鼠疫

　　B. 霍乱

　　C. SARS

　　D. 肺炭疽

　　E. 人感染高致病性禽流感

5. 以下属于甲类传染病的有（ AB ）

　　A. 鼠疫

B. 霍乱

C. 登革热

D. 白喉

6. 以下哪些属于丙类传染病（ABCDE）

   A. 流行性感冒

   B. 流行性腮腺炎

   C. 风疹

   D. 急性出血性结膜炎

   E. 麻风病

7. 隐性感染同潜伏性感染的共同特征是（ABC）

   A. 病原体仅限于人体内某一局部

   B. 可不出现临床症状

   C. 能经病原学和免疫学检测发现

   D. 不断将病原体排出体外

   E. 是主要的传染源

8. HBeAg（+）的正确概念是（AB）

   A. 病毒复制活跃的指标

   B. 传染性大的指标

   C. 病情严重的标志

   D. 相应的抗体属保护性抗体

   E. 是病毒外壳的成分之一

9. 艾滋病最重要的传染源是（AC）

   A. 隐性感染者

   B. 潜伏性感染者

   C. 无症状病毒携带者

   D. 急性感染期病人

   E. 艾滋病期病人

三、判断题（每题 3 分，共 15 分）

1. 责任医生须在患者死亡后 15 天内完成签发登记死亡医学证明，否则

每次扣当事人当月绩效工资 50 元。（对）

2. 对已报告的传染病报告卡当诊断变更、死亡或误报时要及时做出订正报告，并重新填写传染病报告卡，重填报告卡与原报告卡不用装订在一起存放。（错）

3. 所有死亡病例必须由责任医生填写死亡病例登记本及签发登记死亡医学证明。（对）

4. 发现疑似的突发公共卫生事件疫情时，应立即用通知疫情管理人员，疫情管理人员要立即报告院长，同时向阳春市疾控中心进行报告。（对）

5. 传染病报告卡应按编号装订，《传染病报告卡》及传染病报告记录应按有关规定保存，保存期限三年。（对）

四、名词解释（每题 3 分，共 15 分）

1. 传染性　2. 传染源　3. 传播途径　4. 潜伏期　5. 里急后重

五、简答题（每题 5 分，共 10 分）

1. 传染病的特征有哪些？
2. 简述保护易感人群提高人群免疫力的措施。

附 2 《传染病学》实操考试题及答案

一、A1 型选择题（最佳选择题）：题干为一短句，每题有 A、B、C、D、E 五个备选答案，请从中选择一个最佳答案。（每题 2 分，共 30 分）

1. 我国预防血吸虫病的重点措施是（C）

　　A. 灭螺　　　　　　　　B. 普治

　　C. 灭螺和普治　　　　　D. 粪便和水源管理

　　E. 保护易感人群

2. 自疟疾非流行区到海南旅游，预防措施可采取（A）

　　A. 乙胺嘧啶 25mg，每周 1 次　B. 氯喹 0.3g，每周 1 次

　　C. 哌喹 0.6g，2～4 周 1 次　　D. 甲氟喹 0.25g，每周 1 次

　　E. 磺胺多辛 0.5g，每周 1 次

3. 确诊疟疾最简便而迅速的方法是（A）

　　A. 血涂片　　　　　　　B. 血培养

C. 骨髓培养 D. 骨髓涂片

E. 酶联免疫吸附试验

4. 根据《中华人民共和国传染病防治法》，城镇和农村要求于发现霍乱后多少时间内上报（B）

   A. 3小时和6小时 B. 6小时和12小时

   C. 12小时和24小时 D. 24小时和48小时

   E. 48小时和72小时

5. 下列水痘病人的治疗措施错误的是（D）

   A. 加强皮肤护理 B. 预防继发细菌感染

   C. 对症治疗 D. 皮疹广泛时加用激素

   E. 疱疹破溃处可涂2%龙胆紫及抗生素软膏

6. 我国预防血吸虫病的重点措施是（C）

   A. 灭螺 B. 普治

   C. 灭螺和普治 D. 粪便和水源管理

   E. 保护易感人群

7. 钩端螺旋体病的治疗药物宜首选（A）

   A. 青霉素 B. 链霉素

   C. 四环素 D. 庆大霉素

   E. 糖皮质激素

8. 间日疟、三日疟与一般恶性疟常用的治疗方案是（B）

   A. 氯喹＋乙胺嘧啶 B. 氯喹＋伯氨喹

   C. 奎宁＋乙胺嘧啶 D. 奎宁＋伯氨喹

   E. 青蒿素＋伯氨喹

9. 严重毒血症时应用肾上腺皮质激素，这一治疗属于（D）

   A. 病原治疗 B. 特效治疗

   C. 支持治疗 D. 对症治疗

   E. 康复治疗

10. 对艾滋病人和艾滋病病毒感染者应采取的隔离措施是（E）

    A. 接触隔离 B. 呼吸道隔离

C. 肠道隔离　　　　　　D. 虫媒隔离

E. 血液、体液隔离

11. 预防乙肝最主要的措施是（A）

    A. 接种乙肝疫苗　　　　B. 隔离治疗病人

    C. 消灭苍蝇蟑螂　　　　D. 加强医院内消毒和献血员筛检

    E. 接种丙种球蛋白

12. 下列不属于传染病流行病学资料内容的是（E）

    A. 年龄、性别　　　　　B. 卫生习惯

    C. 预防接种史　　　　　D. 发病季节

    E. 热型

13. 典型急性菌痢病人大便呈（D）

    A. 米泔水样便　　　　　B. 柏油样便

    C. 灰陶土样便　　　　　D. 少量脓血便

    E. 果酱样腥臭便

14. 关于抗菌药物的应用原则，下列说法错误的是（C）

    A. 发热原因不明不能使用抗菌药物

    B. 病毒性疾病不宜用抗菌药物

    C. 提倡预防性应用抗菌药物

    D. 尽量避免在皮肤、黏膜等局部应用抗菌药物

    E. 应选用适当的给药方案、剂量和疗程

15. 关于使用抗生素的注意事项，下列说法错误的是（E）

    A. 严格掌握抗生素的适应证

    B. 有条件时用药前应做细菌培养和药物敏感试验

    C. 用药要适当，疗程要充分

    D. 密切注意药物的副作用和毒性反应

    E. 发热性传染病应及早使用抗生素治疗

二、A2 型选择题（病例最佳选择题）：题干为一病例，每题有 A、B、C、D、E 五个备选答案，请从中选择一个最佳答案。（每题 2 分，共 30 题）

1. 某小学发现一例流脑患者，经对该校师生检查发现，有 19 人咽拭子

培养发现有脑膜炎双球菌生长，这19位师生属于（ B ）

A. 病人 B. 病原携带状态

C. 隐性感染 D. 潜伏性感染

E. 显形感染

2. 李某被诊断为慢性无症状乙型肝炎病毒携带者，对其采取的下列保健措施中错误的是（ A ）

A. 全休半年

B. 加强锻炼，提高机体免疫功能，忌饮酒

C. 适当隔离

D. 避免频繁暴露于肝炎病毒

E. 加强随访

3. 患者在一次体检中，发现血中乙型肝炎表面抗原阳性已半年，但无其他任何不适感觉，其他各项体检及化验均正常。该患者属于（ D ）

A. 显性感染 B. 潜伏性感染

C. 隐性感染 D. 病原携带状态

E. 病原体被清除

4. 20岁患者，因高烧伴呕吐2天入院。查：神清，面潮红，结膜充血，胸前有散在性出血点，颈软，周围血 WBC11.0×10^9/L，N 0.75，有异型淋巴细胞，尿蛋白++，发病前2周曾到某地参加水利建设。对该思考最可能的诊断是（ C ）

A. 钩体病 B. 流行性脑脊髓膜炎

C. 肾综合征出血热 D. 败血症

E. 伤寒

5. 某伤寒患者经氯霉素治疗后体温正常，一周后体温再次升高，血培养阳性。这种情况属于（ A ）

A. 复发 B. 再燃

C. 重复感染 D. 混合感染

E. 再感染

6. 苏某在护理病人时，手被乙肝病人血液感染的针刺破，此时应采取的保护性措施是（E）

   A. 局部涂酒精消毒　　　　　　B. 立即肌注丙种球蛋白

   C. 注射乙肝疫苗　　　　　　　D. 反复用肥皂及清水洗手

   E. 立即注射乙肝免疫球蛋白并全程注射乙肝疫苗

7. 男，25岁，3周前自非洲援外归国，高热1周，伴畏寒、寒战，疑为疟疾，氯喹治疗3天，病情无好转。下列哪项处理较合适（B）

   A. 加大氯喹剂量　　　　　　　B. 联合应用伯氨喹

   C. 乙胺嘧啶　　　　　　　　　D. 青蒿素

   E. 氯喹＋乙胺嘧啶

8. 关于HBV感染者的管理，下列说法错误的是（A）

   A. 急性乙型肝炎者隔离至起病后3周

   B. 慢性乙型肝炎者隔离至HBsAg转阴

   C. HBsAg携带者应进一步检HBeAg，如阳性按慢性肝炎处理

   D. 单纯HBsAg阳性者不得献血

   E. 单纯HBsAg阳性者不得从事饮食、托幼工作

9. 患儿4岁，发热、抽搐、呕吐。体温40℃，血压30/20mmHg；面色苍白，四肢冷，颈软；心肺正常；血象：白细胞21000个/立方毫米，中性粒细胞90％，淋巴细胞10％，脑脊液压力140mmHg，蛋白30毫克，白细胞8个/立方毫米。诊断应考虑是（B）

   A. 流行性乙型脑炎　　　　　　B. 流行性脑脊髓膜炎

   C. 中毒性痢疾　　　　　　　　D. 流行性感冒

   E. 脑性疟疾

10. 一水痘患儿，对其皮疹的处理措施不正确的是（B）

    A. 可用0.25％冰片炉甘石洗剂涂擦止痒

    B. 设法分散幼儿注意力，减少应瘙痒引起的烦躁不安

    C. 适当口服抗组织胺药物止痒

    D. 避免患儿抓破皮疹

    E. 口服抗生素预防继发感染

11. 6岁患儿，突然寒战、高热、面色青灰，四肢冷，人事不省，抽搐而就诊。应首先采取的诊断措施是（C）

   A. 腰穿　　　　　　　　　B. 血培养

   C. 灌肠直肠拭子送验　　　D. 查尿常规

   E. 查血常规

12. 患者，女，20岁，民工，急起腹泻、呕吐6小时，共吐泻30余次，开始为黄色稀便，后转为清水样便，就诊时大便已无法计数，呈米泔水样。体查：体温36.5℃，脉搏110次/分，血压9.1/6.1kPa（68/46mmHg）。大便常规：米泔水样，RBC 0~2个/HP，WBC 0~3个/HP。大便悬滴可见穿梭状快速运动的细菌。最可能的诊断是（C）

   A. 中毒性痢疾　　　　　　B. 细菌性食物中毒

   C. 霍乱　　　　　　　　　D. 病毒性肝炎

   E. 化学性食物中毒

13. 5岁患儿，畏寒、发热、剧烈头痛、喷射性呕吐2天。体查：间有躁动不安，全身有散在性出血点。血压正常，对光反应好，瞳孔等大，颈硬，克、布氏征（＋），病理征（－）；诊断为流脑，应属于的类型是（D）

   A. 普通型　　　　　　　　B. 轻型

   C. 暴发型休克　　　　　　D. 暴发型脑膜脑炎型

   E. 暴发型混合型

14. 某幼儿园发现一例麻疹患儿，对该幼儿园易感儿于5天内肌注以下何种制剂为最佳（B）

   A. 母亲全血　　　　　　　B. 丙种球蛋白

   C. 母血浆　　　　　　　　D. 胎盘球蛋白

   E. 麻疹疫苗

15. 6个月患儿，高热3天，体温40℃，血培养伤寒杆菌（＋），肥达反应"H""O"均（－）。应考虑（D）

   A. 伤寒携带者　　　　　　B. 逍遥型伤寒

C. 普通型伤寒 D. 菌血症

E. 非伤寒感染

三、X 型选择题（多项选择题）：题干为一短句，每题有五个备选答案，请从中选择 2 个或 2 个以上正确答案，多选、少选、错选均不得分。（每题 3 分，共 15 分）

1. HBeAg（+）的正确概念是（AB）

   A. 病毒复制活跃的指标 B. 传染性大的指标

   C. 病情严重的标志 D. 相应的抗体属保护性抗体

   E. 是病毒外壳的成分之一

2. 隐性感染同潜伏性感染的共同特征是（ABC）

   A. 病原体仅限于人体内某一局部

   B. 可不出现临床症状

   C. 能经病原学和免疫学检测发现

   D. 不断将病原体排出体外

   E. 是主要的传染源

3. 艾滋病最重要的传染源是（AC）

   A. 隐性感染者 B. 潜伏性感染者

   C. 无症状病毒携带者 D. 急性感染期病人

   E. 艾滋病期病人

4. 治疗乙脑应把住的三关是（ABD）

   A. 高热 B. 惊厥

   C. 循环衰竭 D. 呼吸衰竭

   E. 昏迷

5. 某患者疑诊肾综合征出血热，血象检查会出现哪些改变（ABCDE）

   A. 白细胞总数增高 B. 中性粒细胞增高

   C. 淋巴细胞增高 D. 出现异常淋巴细胞

   E. 血小板减少

四、名词解释（共 15 题，每题 3 分）

1. 个人防护装备：指在从事特定工作或面对潜在健康风险时，为保护个人免受伤害或感染而穿戴的一系列装备，如口罩、手套、护目镜、防护服等。

2. 消毒：指使用物理或化学方法消除或杀灭病原微生物的过程，旨在减少传染病的传播风险。消毒通常涉及对表面、设备、空气等进行处理。

3. 隔离：在传染病防控中，隔离是指将感染者或疑似感染者与其他人分开，以防止病原体的传播。隔离可以是严格的单人隔离，也可以是将所有感染者集中在一起的区域隔离。

4. 流行病学调查：指对传染病的分布、传播途径、影响因素等进行系统研究的过程，目的是识别和控制疫情，防止疾病的进一步扩散。

5. 接触者追踪：是传染病防控中的一项关键措施，涉及识别、追踪和评估与感染者有过密切接触的所有个体，以便及时采取隔离、观察或治疗等措施，防止疾病的进一步传播。

五、简答题（共 2 题，每题 5 分）

1. 简述在传染病疫情期间，医务人员应如何正确穿戴个人防护装备（PPE）以确保自身安全。

答：在传染病疫情期间，医务人员穿戴个人防护装备的步骤通常包括：首先进行手卫生，然后依次穿戴口罩、防护服、护目镜或防护面罩、手套，并确保所有装备穿戴得当，无破损且密封性好。穿戴过程中应避免接触装备的外表面，穿戴后应进行适当的调整以确保舒适度和功能性。在脱卸装备时，同样需要执行手卫生，并按照相反的顺序谨慎脱卸，避免接触装备的前面，以防交叉污染。

2. 简述在发现疑似传染病患者时，医务人员应采取哪些初步应对措施。

答：在发现疑似传染病患者时，医务人员首先应进行初步的病情评估，包括询问病史、旅行史和接触史等。随后应立即通知感染控制团队，并启动应急预案。同时，应将疑似患者隔离在指定区域，减少与其他患者的接触。医务人员还需采取适当的感染控制措施，如佩戴个人防护装备，对患者进行必要的治疗和监测，同时对患者所在区域进行消毒处理。此外，应及时记录患者信息，并准备进行进一步的实验室检测和专家会诊。

第三节 应急培训和新发传染病应对

一、培训目标

（一）培训的具体目标

应急培训和新的传染病应对的培训目标主要是全面提升基层医务人员在面对突发传染病疫情时的应急响应能力和处理技巧，确保他们能够有效地进行疫情识别、评估、控制和救治工作。具体培训目标主要有以下几个方面。

（1）增强疫情识别与评估能力：使医务人员能够迅速识别传染病的早期症状和流行病学特征，准确评估疫情的严重性和传播风险，为及时采取防控措施打下坚实基础。

（2）提升防控措施的执行效率：通过培训，医务人员应掌握如何根据疫情特点和防控指南，快速制定并执行有效的隔离、消毒、防护等措施，以阻断病毒传播链。

（3）强化临床救治技能：提高医务人员对传染病患者进行临床救治的能力，包括病例管理、并发症预防、病情监测和支持治疗等，以降低病死率和提高康复率。

（4）培养团队协作精神：培训应促进跨专业团队之间的沟通与协作，使医务人员能够在多学科团队中发挥作用，共同应对复杂的疫情挑战。

（5）提高信息报告和沟通能力：确保医务人员能够准确、及时地向上级卫生部门报告疫情信息，并与患者及其家属进行有效沟通，提供必要的心理支持和健康教育。

通过实现这些目标，培训将有助于构建一个反应迅速、技术娴熟、协作高效的基层医疗卫生队伍，为有效应对新出现的传染病疫情提供坚实的人力资源保障。

（二）培训计划实例

为加强基层医务人员应对传染病疫情的应急能力，培训计划应综合考虑理论知识与实践技能的提升，确保医务人员在实际工作中能够高效、有序地进行疫情应对。以下是一个具体的培训计划实例（拟计划培训36学时）。

学时	讲课内容题目
1~2	传染病防治法与相关法规概述
3~4	传染病流行病学基础
5~6	传染病诊断标准与分类
7~8	传染病临床特征与鉴别诊断
9~10	传染病治疗原则与药物应用
11~12	传染病防控策略与措施
13~14	传染病疫情报告与信息管理
15~16	传染病应急响应与预案制定
17~18	个人防护装备的正确使用
19~20	传染病样本采集与实验室安全
21~22	传染病隔离技术与消毒方法
23~24	传染病健康教育与公众沟通
25~26	传染病疫情监测与评估
27~28	传染病疫苗接种与预防措施
29~30	传染病疫情心理干预与支持
31~32	传染病防控中的伦理与法律问题
33~34	传染病防控中的跨部门合作
35~36	综合实操演练与案例分析

附：传染病护理及医院感染管理专科培训需求调查表

尊敬的女士先生：

您好！

非常感谢您在百忙之中配合本次调查！为加强突发事件紧急医学救援工

作，有效减轻各类突发事件对人民群众身心健康和生命安全的危害，保障社会和谐稳定与经济平稳发展，进一步发展护理队伍，改进护理服务，完善护士专科化培养体系，现对已培养的市级传染病护理、医院感染管理专科护士使用以及未来2年的培训需求进行调研。您的填写对我们有很大的意义，非常感谢您的支持。

1. 您的单位全称：

   _____

2. 您所在医院等级：

   A. 三级医院（综合）

   B. 三级医院（专科）

   C. 二级医院

   D. 基层医院

   E. 护理院

   F. 养老机构

   G. 其他

3. 您所在医院性质：

   A. 公立医院

   B. 民营医院

   C. 股份制

   D. 其他

4. 目前医院实际开放床位：

   A. <500

   B. 500~999

   C. 1000~1499

   D. >1500

5. 您所在医院共有护理人员总数：

   _____

6. 您单位护理人员学历分布情况：

   A. 研究生：_____名   B. 本科：_____名

C. 大　专：_____名　　D. 中专：_____名

7. 您单位护理人员在职培训的师资来源：

   A. 本院副高及以上护士

   B. 外请专家

   C. 省级专科护士

   D. 市级专科护士

   E. 护理管理者

   F. 其他

8. 您单位现有各级专科护士数量_____，其中

   国家级专科护士数量_____，

   省级专科护士数量_____，

   市级专科护士数量_____，

   院级专科护士数量_____。

9. 医院为专科护士发展提供什么样的平台：

   A. 专科护理门诊

   B. 院级专科小组

   C. 参与护理会诊

   D. 参与本科室外护理查房或疑难病例讨论

   E. 参与义诊等活动

   F. 给更多的机会参与学术会议

   G. 其他

10. 您单位是否设有传染科（或感染性疾病科）：

    A. 有

    B. 无

11. 传染科（或感染性疾病科）床位总数：

    _____

12. 传染科（或感染性疾病科）床护比：

    _____

13. 您单位传染科（或感染性疾病科）护理人员学历分布情况：

    A. 研究生_____名 B. 本科_____名 C. 大专_____名

    D. 中专_____名

14. 您单位传染科（或感染性疾病科）护理人员分布情况：

    A. 肝病科_____名

    B. 感染科（杂病，如收治水痘、甲流的病区）_____名

    C. 艾滋病区_____名

    D. 结核病区_____名

    E. 其他_____名

15. 您单位现有传染病护理市级专科护士数量_____，其中

    国家级传染病护理专科护士_____名，

    市级传染病护理专科护士_____名。

16. 您单位取得市级传染病护理专科护士资质人员目前在岗情况：

    A. 在临床本专业岗位_____名

    B. 调离本专业岗位_____名

    C. 退休_____名

    D. 其他_____名

17. 您单位临床科室是否设感控专职护士：

    A. 是

    B. 否

18. 您单位临床科室是否设感控网络（兼职）护士：

    A. 是

    B. 否

19. 您单位重点科室（ICU、供应室、血透室、手术室、胃镜室、口腔科、感染科等）是否设感控网络（兼职）护士：

    A. 是

    B. 否

20. 您单位现有医院感染管理专科护士数量_____，其中

    国家级医院感染管理专科护士_____名，

市级医院感染管理专科护士_____名。

21. 您单位取得市级医院感染管理专科护士资质人员目前在岗情况：

    A. 在对口专业岗位_____名

    B. 调离本专业岗位_____名

    C. 退休_____名

    D. 其他_____名

22. 您单位在未来 2 年有意向培养市级传染病护理专科护士_____名？若无，请说明理由：

    _____

23. 您单位在未来 2 年有意向培养市级医院感染管理专科护士_____名？若无，请说明理由：

    _____

24. 如果开展传染病护理专项培训，你期望培训周期多长_____周，其中

    理论多长时间_____周，

    实践多长时间_____周，

    您单位在未来 2 年有意向参加传染病护理专项培训的护士_____名。

25. 如果开展医院感染管理专项培训，你期望培训周期多长_____周，其中

    理论多长时间_____周，

    实践多长时间_____周，

    您单位在未来 2 年有意向参加医院感染管理专项培训的护士_____名。

26. 您期望培训采用什么样的形式：

    A. 现场业务学习

    B. 线上业务学习

    C. 工作坊

    D. 读书报告

E. 院外参观学习

F. 专人操作示范

G. 临床科室见习

H. 专科操作培训

I. 其他

27. 您期望除专科知识外还想得到哪些方面的培训：

A. 护理管理能力或领导力培训

B. 评判性思维的培训

C. 临床专业能力（如防护技术等）

D. 法律、伦理实践

E. 人际沟通能力

F. 职业认同感、人文关怀能力

G. 教学科研能力

H. 其他

28. 您希望护士传染病护理专科培训学成后在哪些方面发展：

A. 传染病患者临床一线护理

B. 传染病临床教学

C. 传染病患者管理

D. 传染病患者健康教育

E. 传染病职业防护

F. 传染病护理应急培训及管理

G. 传染病护理科研

H. 其他

29. 您希望护士医院感染管理专科培训学成后在哪些方面发展：

A. 指导临床一线感染管理工作

B. 感染管理培训

C. 感染管理督查

D. 职业防护

E. 护理应急培训及管理

F. 感染管理研究

G. 其他

30. 您对我们传染病护理专科护士及医院感染管专科护士培训基地有哪些建议：

_____

感谢您的支持！

二、培训内容

（一）培训的具体内容

应急培训和新发传染病应对培训内容旨在为医务人员提供全面的知识和技能，以有效识别、管理和控制传染病疫情。培训内容涵盖了传染病防治的相关法律法规，确保医务人员了解并遵循国家关于疫情报告、控制措施和患者管理的法律要求。同时，培训将深入讲解传染病的诊断标准，包括病例定义、临床和实验室诊断方法，以及疾病分类和分期。

诊疗指南部分将提供针对不同传染病的治疗策略、药物选择、并发症处理和患者护理的最佳实践。此外，防控方案的培训将着重于疫情监测、风险评估、隔离措施、消毒技术、个人防护和公共卫生干预措施，以减少疾病传播和影响。通过这些内容的综合培训，医务人员能够提高对新发和再现传染病的应对能力，确保在疫情发生时能够迅速、有效地采取行动。

（二）培训的大纲

传染病应急防控课程旨在为医务人员提供必要的知识和技能，以有效应对传染病疫情。教学大纲通常包括以下几个核心部分。

（1）疫情监测与识别：教授如何通过症状、流行病学数据和实验室检测来识别和监测潜在的传染病疫情。

（2）个人防护与感染控制：重点讲解个人防护装备的正确使用、手卫生以及在医疗机构中实施有效感染控制措施的策略。

（3）应急响应流程：介绍在确认疫情后，如何迅速启动应急响应机制，包括疫情报告、病例管理、接触者追踪和隔离措施的实施。

（4）临床管理与治疗：涵盖传染病的临床特点、治疗方案、并发症处理以及重症患者的救治原则。

（5）公共卫生干预：探讨如何实施疫苗接种、健康教育、环境消毒等公共卫生措施，以减少疫情的传播和影响。

（6）跨部门协作与沟通：强调在疫情应对中，医务人员与公共卫生部门、政府机构以及其他相关组织的协作和沟通的重要性。

（7）心理支持与危机管理：提供心理健康教育，帮助医务人员应对疫情带来的心理压力，并教授危机管理技巧，以维持医疗服务的连续性和质量。

（8）培训与演练：通过模拟演练和案例分析，提高医务人员的实际操作能力和团队协作精神，确保在真实疫情发生时能够迅速、有效地采取行动。

教学大纲的设计应灵活适应不断变化的传染病防控需求，定期更新以反映最新的科学研究和实践经验。通过这一课程，医务人员将能够全面提升在传染病疫情中的应急防控能力，为保护公共卫生安全做出贡献。

三、培训形式

（一）理论授课

理论授课是应急培训和新的传染病应对培训中的基础形式，它为医务人员提供了必要的理论知识和概念框架。在理论授课环节中，培训师将通过讲座、讨论、案例分析等多种形式，传授关于传染病的基本知识、最新研究成果、防控策略以及相关法律法规等内容。

1. 理论授课的关键要素

理论授课的关键要素包括以下几个方面。

课程设计：根据培训目标和参训人员的背景，设计全面、系统的课程内容，确保涵盖所有必要的理论知识点。

专业讲师：邀请具有丰富经验和深厚专业知识的讲师进行授课，确保信息的准确性和实用性。

互动教学：通过问答、小组讨论、角色扮演等方式，鼓励参训人员积极参与，提高学习效果和促进知识的吸收。

案例分析：结合真实或模拟的疫情案例，分析疫情发生的原因、处理过程和结果，帮助参训人员理解理论知识在实际工作中的应用。

考核评估：通过测验、考试或作业等形式，评估参训人员对理论知识的掌握程度，确保培训效果。

2. 应急演练预案和分组

在理论授课的基础上，应急演练预案的制订和实施是提高医务人员应对传染病疫情能力的重要环节。演练预案应包括以下几个方面。

演练目标：明确演练的目的，如提高应急响应速度、测试防控措施的有效性等。

情景设定：根据可能发生的传染病疫情类型，设计具体、逼真的情景，包括传染病的起源、传播途径、影响范围等。

角色分配：根据演练情景，将参训人员分组，并为每组分配不同的角色和任务，如病情报告组、现场处置组、医疗救治组等。

演练流程：详细规划演练的步骤和时间表，确保演练有序进行。

资源准备：准备必要的物资和设备，如模拟患者、个人防护装备、消毒工具等。

评估反馈：演练结束后，组织评估会议，收集反馈意见，总结经验教训，提出改进建议。

通过结合理论授课和应急演练，培训不仅能够提升医务人员的理论知识水平，还能够加强他们在实际疫情中的应急处理能力，为有效应对新的传染病疫情打下坚实的基础。

（二）实操演练

实操演练是应急培训和新发传染病应对中至关重要的一环，它通过模拟真实的场景，使医务人员在实际操作中熟悉和掌握必要的技能和流程。实操演练的形式多样，旨在提高医务人员的实际操作能力、团队协作和应急反应能力。

实操演练的关键组成部分包括以下几个方面。

（1）模拟环境设置：根据传染病的种类和特点，模拟可能的疫情发生环境，如病房、急诊室、隔离区等，确保演练环境尽可能地接近真实情况。

（2）角色分配与准备：明确各参与人员的角色和职责，包括医生、护士、公共卫生人员、管理人员等，并为他们提供相应的模拟患者或病例资料。

（3）标准化操作流程：制订详细的操作流程和检查清单，确保每个步骤都有明确的指导和标准，如个人防护装备的正确穿戴、样本采集、患者转运、消毒隔离等。

（4）团队协作训练：通过分组合作，加强不同专业背景医务人员之间的沟通与协作，模拟多部门联合应对疫情的场景。

（5）实时反馈与指导：在演练过程中，由经验丰富的指导人员提供实时反馈和指导，帮助参训人员及时纠正错误，提高操作准确性。

（6）演练评估与总结：演练结束后，组织全面评估，包括参训人员自我评价、同伴评价和指导人员评价，总结演练中的优点和不足，提出改进建议。

（7）后续跟进与改进：根据演练评估结果，调整培训计划和应急预案，安排后续的跟进培训，确保持续提升医务人员的应急能力。

通过实操演练，医务人员能够在模拟的疫情环境中锻炼和提升自己的专业技能，同时增强团队协作和应急处置能力，为实际应对传染病疫情做好充分准备。

（三）紧急演练预案和分组

紧急演练预案和分组是应急培训中模拟真实紧急情况的重要组成部分，旨在通过实际操作来检验和提升医务人员在面对突发传染病疫情时的应急响应和处理能力。以下是紧急演练预案和分组的详细描述。

1. 紧急演练预案

演练目的：明确演练的目标，如测试应急预案的有效性、提高团队协作效率、增强个人应急处理技能等。

情景构建：设计一个或多个具体的传染病疫情情景，包括疫情的类型、传播速度、影响范围、患者数量等，确保情景具有挑战性和现实性。

演练流程：详细规划演练的步骤，从疫情发现、报告、隔离、治疗到疫情控制、解除等各个环节，明确每个环节的时间节点和执行标准。

资源配置：列出演练所需的物资和设备清单，包括个人防护装备、医疗设备、消毒用品、模拟患者等，并确保资源在演练前准备就绪。

安全措施：制定严格的安全规程，确保演练过程中所有参与者的人身安全，防止意外伤害。

2. 分组

角色分配：根据演练情景和流程，将参训人员分成不同的小组，每组分配不同的角色，如医疗救治组、疫情调查组、信息报告组、后勤保障组等。

团队构建：确保每个小组内部成员具有互补的专业技能和经验，以便在演练中模拟真实的团队协作环境。

任务明确：为每个小组制订具体的任务和目标，确保每个成员都清楚自己在演练中的角色和责任。

沟通协调：在演练前进行沟通协调培训，确保各小组之间能够有效沟通、协调行动，特别是在紧急情况下的快速响应。

通过紧急演练预案和分组，培训能够模拟真实的紧急情况，使医务人员在模拟环境中锻炼应急处理能力，提高整体的应急响应效率和团队协作水平。演练结束后，组织者应对演练进行评估和总结，以便不断改进应急预案和提升应急培训的效果。

四、培训考核

(一) 培训的日常考核

培训的日常考核主要有以下几个方面。

(1) 理论知识掌握:通过书面考试、在线测验或口头问答等形式,评估参训人员对传染病防治相关法律法规、病原学特性、流行病学原理等理论知识的理解和记忆。

(2) 技能操作:通过实操考核,检验参训人员在标本采集、个人防护装备使用、消毒隔离技术等方面的操作技能是否达到标准要求。

(3) 案例分析:通过分析模拟病例或真实案例,考核参训人员的应用分析能力,包括病例诊断、治疗方案选择、疫情处理等。

(4) 团队协作:评估参训人员在团队中的角色扮演和协作能力,特别是在模拟疫情应急响应中的沟通协调和决策执行。

(5) 应急反应:通过模拟突发疫情情景,考核参训人员的快速反应能力和应急处理流程的掌握程度。

(6) 自我评价与反思:鼓励参训人员进行自我评价,反思培训过程中的学习体验和自身需要改进的地方。

(7) 培训参与度:考察参训人员在培训过程中的积极性和参与度,包括课堂讨论、问题回答和实操练习的主动性。

通过这些日常考核内容,培训组织者可以及时了解参训人员的学习进度和培训效果,为后续的培训计划和内容调整提供依据;同时,这也有助于激励参训人员积极参与培训,不断提升自身的专业能力和应急响应水平。

(二) 应急演练脚本和评分表

下面是一个校园流感疫情应对的演练脚本。

应急演练脚本：

校园流感疫情应对

演练目的：

本演练旨在提高校园内流感疫情的应急响应能力，确保在真实疫情发生时，学校能够迅速、有效地采取措施，保护师生健康和校园安全。

演练时间：

　　　　年　　　月　　　日，上午9:00—11:00

演练地点：

学校医务室、教室、隔离区域

参与人员：

校医务室全体成员、班主任代表、学生代表、安全管理员、后勤保障人员。

演练背景：

近期，学校发现数例流感病例，初步判断为季节性流感。为防止疫情扩散，学校决定启动应急预案，进行一系列防控措施。

演练步骤：

(1) 疫情发现

学生甲在晨检时出现发热、咳嗽症状，班主任立即报告校医务室。

(2) 初步诊断与报告

校医对患者进行初步诊断，怀疑为流感，随即通知学校疫情防控小组。

(3) 启动应急预案

防疫小组接到报告后，立即启动应急预案，通知各相关部门和人员准备应对。

(4) 隔离与消毒

后勤保障人员迅速设置隔离区域，将疑似病例学生转移至隔离室，并对其所在教室进行消毒。

(5) 信息通报

安全管理员负责向全校师生通报疫情情况，提醒注意个人卫生，避免恐慌。

(6) 密切接触者追踪

班主任和校医务室合作，追踪患者的密切接触者，并指导他们进行自我隔离和健康监测。

(7) 疫情监测与评估

防疫小组定期监测疫情发展情况，评估防控措施的效果，并根据需要调整应对策略。

(8) 演练总结

演练结束后，所有参与人员集合，进行演练总结，讨论存在的问题和改进措施。

演练结束：

所有参与人员返回各自岗位，演练评估小组对演练过程进行评估，形成书面报告，为未来改进提供参考。

通过此次演练，学校希望能够检验和完善流感疫情防控预案，提高师生的健康安全意识，确保在真实疫情发生时能够迅速有效地应对。

校园流感疫情应对演练评分表

评分项目	评分标准	分值	得分	评价与建议
疫情发现与报告	疑似病例能否被及时发现并报告给相关部门	10		
初步诊断与信息传递	校医对疑似病例的初步诊断准确性和信息传递的及时性	10		
应急预案启动与执行	应急预案启动的速度和执行过程中的效率	10		
隔离措施、消毒与卫生处理	隔离区域的设置是否迅速且符合要求，隔离措施是否得当，教室和其他区域的消毒工作是否彻底，卫生处理是否规范	10		
信息通报与公众沟通	信息通报的准确性、及时性以及与公众沟通的有效性	10		
接触者追踪与自我隔离	接触者追踪的准确性和自我隔离措施的执行情况	10		
疫情监测与评估	疫情监测的持续性和评估的准确性	10		

续表

评分项目	评分标准	分值	得分	评价与建议
演练参与度与协作	参与人员的积极性、协作精神和对演练的投入程度	10		
演练流程与时间管理	演练流程的顺畅性、时间管理的合理性	10		
演练总结与改进意见	演练后的总结是否全面，改进意见是否具有针对性和实用性	10		
综合评价	综合考虑上述各项指标，对演练整体效果的评价			

总分：100 分

备注：请在每项评分后填写具体得分，并在评价与建议栏提供对演练的具体评价和改进建议。评分标准可根据实际情况调整，以确保演练目标的实现和应急预案的有效性。

（三）总结

培训考核总结模板

培训课程名称：

培训日期：

培训地点：

参与人员：

培训讲师：

考核方法（如笔试、实操演练、参与度观察、自我评价等）：

一、考核结果概览

参与人数：

合格人数：

合格率：

优秀人数：

优秀率：

需要补考/再培训人数：

二、考核内容分析

理论知识掌握情况：

实际操作技能掌握情况：

参与积极性与互动情况：

特殊表现或问题点：

三、考核结果详细分析

理论知识考核结果分析：

实操技能考核结果分析：

参与度与互动结果分析：

优秀表现案例：

常见问题与不足：

四、改进建议与措施

针对理论知识的改进建议：

针对实操技能的改进建议：

针对参与积极性的激励措施：

针对常见问题的解决方案：

五、后续培训计划

补考/再培训的时间与地点：

针对本次考核结果的后续培训内容安排：

长期提升计划与目标：

六、总结

本次培训与考核的整体评价：

达到的预期目标：

需要持续关注和改进的方面：

七、附件

考核试卷样本

成绩统计表

参与反馈意见汇总

照片或视频资料

培训组织者签名：

日期：

此模板可根据具体培训内容和目标进行调整，以确保全面、准确地反映培训考核的结果，并为未来的培训提供改进的依据。

第四节　培训成果的评估和反馈

一、培训考核试卷及操作演练模板

（一）培训考核试卷模板

在传染病防治培训中，评估通常包括理论知识的考核和实际操作技能的演练。

培训考核试卷：考核试卷为覆盖培训内容的考试，主要是选择题、判断题、名词解释、简答题等形式。试卷内容涉及传染病防治的法律法规、诊断标准、诊疗指南、防控方案等关键知识点，以及针对新发传染病的应对策略。考核的目的是检验参训人员对培训内容的理解和掌握程度。

操作演练模板：操作演练用来评估参训人员实践技能。演练模板主要有模拟疫情场景、病例处理流程、个人防护装备的正确穿戴和脱卸、样本采集、消毒操作等流程。通过观察参训人员在模拟环境中的表现，评估他们在实际操作中的熟练程度、问题解决能力和团队协作精神。

（二）操作演练模板

演练模板主要有模拟疫情场景、病例处理流程、个人防护装备的正确穿戴和脱卸、样本采集、消毒操作等流程，是用于指导和评估参训人员在模拟实际工作场景中的表现和技能掌握程度的工具。以下是一个详细的操作演练模板示例。

操作演练模板

演练项目：传染病患者隔离流程

演练日期：_____

演练地点：_____

参与人员：_____

演练目标：确保医务人员能够熟练掌握传染病患者隔离流程，减少交叉感染风险。

一、前期准备

确保所有参与人员已经完成相关理论知识的学习。

准备必要的模拟道具，如模拟患者、隔离服、防护装备等。

设置模拟隔离区域，包括清洁区、缓冲区和污染区。

二、演练流程

病例识别：模拟医务人员识别疑似传染病患者。

个人防护：穿戴个人防护装备，包括口罩、护目镜、手套和隔离服。

患者转运：将模拟患者安全转运至隔离区域。

隔离区域管理：在隔离区域内对患者进行初步治疗和观察。

消毒处理：模拟患者离开隔离区域后，对区域进行彻底消毒。

记录报告：记录患者信息和隔离情况，向上级报告。

三、评估标准

个人防护装备的正确穿戴和脱卸。

患者转运过程中的安全和效率。

隔离区域的正确设置和使用。

消毒操作的彻底性和正确性。

信息记录和报告的准确性和及时性。

四、反馈与改进

演练结束后，组织者应提供反馈，指出演练中的优点和不足。

参与人员应提出自己的感受和建议。

根据反馈结果，制定改进措施，优化隔离流程。

五、总结报告

演练结束后，组织者应编写总结报告，记录演练过程、评估结果和改进建议。

报告应分发给所有参与人员，并存档备查。

此模板可根据不同类型的操作演练进行调整，如样本采集、疫情报告、患者护理等。通过实际操作演练，医务人员能够在模拟环境中熟悉流程、发现问题并及时改进，以提高应对真实情况的能力。

二、培训成果的评价表和反馈总结模板

（一）培训成果的评价表

培训成果的评价表是用来量化和定性分析培训效果，帮助组织者了解培训是否达到了预期目标，为未来的培训提供改进的依据。

培训成果评价表模板

培训课程名称：＿＿＿＿＿＿＿＿＿＿

培训日期：＿＿＿＿＿＿＿＿＿＿

评价人姓名：＿＿＿＿＿＿＿＿＿＿

评价人职位：＿＿＿＿＿＿＿＿＿＿

评价日期：＿＿＿＿＿＿＿＿＿＿

一、培训内容满意度

评价指标	非常满意	满意	一般	不满意	非常不满意
培训材料的相关性					
培训内容的实用性					
培训师的专业性					
培训方法的有效性					
实操演练的组织					

二、培训效果自评

评价指标	评分（1~10分）
理论知识掌握程度	
实践技能提升	
对工作的实际帮助	
对未来改进的想法	

三、建议与反馈

您对本次培训有哪些建议或反馈？

_____

四、其他意见

您认为培训还有哪些方面可以改进？

_____

此评价表可以根据不同的培训内容和目标进行调整，以确保评价的全面性和针对性。通过收集参与者的评分和意见，培训组织者可以获得宝贵的反馈信息，进而对培训内容、方法和流程进行必要的调整和优化。

（二）培训成果反馈总结模板

培训成果反馈总结模板是用于收集和整理培训后反馈信息的工具，它帮助培训组织者和参与者评估培训效果，并为未来的培训提供改进建议。

培训成果反馈总结模板

培训课程名称：

培训日期：

培训地点：

一、培训内容满意度

请对以下培训内容的满意程度进行评价（5分制，5分为非常满意，1分为非常不满意）：

培训材料的质量和实用性

培训师的授课能力和互动性

培训内容的相关性和实用性

实操演练的组织和执行

培训环境和设施

二、培训效果评估

您认为培训对您的工作帮助有多大？

A. 极大帮助

B. 有帮助

C. 一般

D. 帮助不大

E. 没有帮助

三、实践应用

您计划如何将培训中学到的知识和技能应用到实际工作中？

_____

四、改进建议

您对改进未来培训有哪些建议？

_____

五、其他反馈

您对本次培训有哪些其他的反馈或评论？

_____

此模板可以根据具体培训内容和目标进行调整，以确保收集到有价值的反馈信息。通过分析和总结这些反馈，培训组织者可以了解培训的优势和不足，从而不断优化培训计划，提高培训质量，确保培训成果能够有效转化为提升工作能力和改善服务质量的动力。

第五章 传染病疫情报告和监测

第一节 传染病疫情防治的相关法律法规

一、我国传染病防治法律法规的建设历程

中华人民共和国成立以来,党和国家高度重视传染病的防治工作,坚持"预防为主、防治结合、分类管理、依靠科学、依靠群众"的传染病防治方针,把保障人民健康放在突出地位;在传染病依法管理层面上不断加强制度保障,逐步建立起了一套较为完善的传染病防治法律法规。

1. 中华人民共和国成立初期传染病疫情防治法制建设(1949—1965年)

中华人民共和国成立初期,为加强对传染病的管理,先后颁布了《交通检疫暂行办法》《民用航空检疫暂行办法》《轮船安全卫生条例》《铁路交通检疫实施办法》等检疫办法。1955年经国务院批准,卫生部发布《传染病管理办法》,开始对传染病实行分类管理,纳入管理的法定传染病分为甲、乙两类18种,其中甲类包括鼠疫、霍乱、天花3种,乙类包括流行性乙型脑炎、白喉、斑疹伤寒、痢疾等15种,并对传染病疫情的报告与处理进行了明确规定。1957年颁布了我国第一部卫生法律《中华人民共和国国境卫

生检疫条例》。

2. 恢复发展阶段（1966—1988 年）

在这一阶段初始，我国初步建立起来的传染病防治相关法规与条例被废用。改革开放后，传染病防治法治建设逐步恢复，1977 年对《传染病管理办法》进行了修订完善；1978 年卫生部颁发《中华人民共和国急性传染病管理条例》，依法管理甲、乙两类 25 种传染病；随后颁布了《中华人民共和国国境卫生检疫法》等法规。

3. 首部传染病防治法的诞生与实施（1989—2003 年）

1989 年 9 月 1 日《中华人民共和国传染病防治法》（以下简称《传染病防治法》）正式施行，1991 年 12 月卫生部颁布《中华人民共和国传染病防治法实施办法》。该部法律法规的出台，标志着我国对传染病依法管理进入了全新阶段。期间制定发布了《突发公共卫生事件应急条例》《传染性非典型肺炎防治管理办法》《突发公共卫生事件与传染病疫情监测信息报告管理办法》等。

4. 充实完善阶段（2004 年至今）

2004 年在总结抗击"非典"疫情经验基础上对《传染病防治法》进行了修订，使其得到进一步完善。2013 年对总则中传染病分类管理等要求进行了细微调整。新冠病毒感染疫情发生以来，习近平总书记多次就强化公共卫生法治保障发表重要讲话，强调要构建系统完备、科学规范、运行有效的疫情防控法律体系，要强化公共卫生法治保障。2020 年 10 月，国家卫生健康委员会发布了《传染病防治法》（修订草案征求意见稿），对传染病的预防、报告、公布、控制、救治、保障措施和监督管理等进行了系统完善。在此期间先后制定、修订了《医疗机构传染病预检分诊管理办法》《突发公共卫生事件与传染病疫情监测信息报告管理办法》《中华人民共和国国境卫生检疫法》等。

二、我国现行传染病疫情防治相关法律法规

经过多年发展,我国已初步建立起传染病疫情防治法律保障框架,包括《传染病防治法》《突发事件应对法》《突发公共卫生事件应急条例》等。这些法律法规的制定与完善,为传染病疫情的监测、报告、防控及救治等提供了法律保障,并明确了工作开展方向与要求,对规范和发展传染病的预防与控制事业、保护人民健康起到了重要作用。我国现行传染病疫情防治主要法律法规详见表5.1。

表5.1 我国现行传染病疫情防治主要法律法规

类别	法律法规名称	首次发布日期	现行版本发布日期
法律法规	中华人民共和国国境卫生检疫法	1986年12月2日	2018年4月27日
	中华人民共和国传染病防治法	1989年02月21日	2013年06月29日
	突发公共卫生事件应急条例	2003年5月9日	2011年1月8日
	艾滋病防治条例	2006年1月29日	2006年1月29日
	血吸虫病防治条例	2006年4月1日	2006年4月1日
	突发事件应对法	2007年8月30日	2007年8月30日
部门规章	中华人民共和国国境卫生检疫法实施细则	1989年3月6日	2016年2月6日
	中华人民共和国传染病防治法实施办法	1991年12月6日	1991年12月6日
	医疗机构管理条例实施细则	1994年8月29日	2017年2月21日
	突发公共卫生事件与传染病疫情监测信息报告管理办法	2003年11月7日	2006年8月22日
	传染性非典型肺炎防治管理办法	2003年5月12日	2003年5月12日
	医疗机构传染病预检分诊管理办法	2005年2月28日	2005年2月28日
	医院感染管理办法	2006年9月1日	2006年9月1日
	性病防治管理办法	2012年11月23日	2012年11月23日
	结核病防治管理办法	2013年3月24日	2013年3月24日

续表

类别	法律法规名称	首次发布日期	现行版本发布日期
规范指南	传染病信息报告管理规范	2006年5月19日	2015年10月29日
	突发公共卫生事件相关信息报告管理工作规范（试行）	2005年12月27日	2005年12月27日
	全国传染病信息报告管理工作技术指南	2005年	2016年9月30日

（一）《传染病防治法》解读

1.《传染病防治法》的立法与修订背景

虽然中华人民共和国成立后，我国传染病防治工作取得了很大成效，但传染病对人民群众的危害依然存在，甚至在部分地区发生暴发流行。例如1986年山东省出血热疫情，1987年四川省部分地区钩端螺旋体疫情，1986年及之后的新疆部分地区非甲非乙肝炎流行，1988年上海市甲型肝炎疫情等。为有效应对当时传染病防治工作面临的严峻形势，1988年12月，第七届全国人大常委会第五次会议初次审议《传染病防治法（草案）》，1989年2月，常委会六次会议审议并表决通过这部法律。该部法律确立了对传染病分类管理的原则，建立了传染病的报告、通报制度，明确对传染病特别是甲类传染控制措施，规定传染病的监督及法律责任等。2004年4月，第十届全国人大常委会第八次会议初审《传染病防治法（修订草案）》；6月份第十次会议、8月份第十一次会议连续进行审议，表决通过了修订草案。此次修订增加了"医疗救治"和"保障措施"两章，对法定传染病病种及其分类进行调整，突出对传染病的预防与预警，完善了各部门工作职责等。

2.《传染病防治法》的立法目的

《传染病防治法》的制定解决了当前传染病防控中存在问题，完善传染病防治法律制度，以法律形式明确公民、社会组织和政府及其有关部门的责任，保障传染病防治工作依法进行，为预防、控制和消除传染病发生与流行，保障人体健康和公共卫生，提供法治保障。

3. 总体框架

《传染病防治法》包含总则、传染病预防、疫情报告通报和公布、疫情控制、医疗救治、监督管理、保障措施、法律责任和附则共 9 章 80 条。

4. 总则

对立法目的、传染病防治方针、分类管理病种及各相关部门、个人的职责与义务进行了阐述。

（1）纳入传染病防治法管理的传染病分类。纳入传染病防治法管理的传染病分为甲、乙、丙三类 41 种。

甲类传染病，是指对人体健康和生命安全危害特别严重，可能造成重大经济损失和社会影响，需要特别严格管理、控制疫情蔓延的传染病，包括鼠疫、霍乱 2 种。

乙类传染病，是指对人体健康和生命安全危害严重，可能造成较大经济损失和社会影响，需要严格管理、降低发病率、减少危害的传染病，包括新型冠状病毒感染、猴痘、传染性非典型肺炎、艾滋病、病毒性肝炎、脊髓灰质炎、人感染高致病性禽流感、麻疹、流行性出血热、狂犬病、流行性乙型脑炎、登革热、炭疽、细菌性和阿米巴性痢疾、肺结核、伤寒和副伤寒、流行性脑脊髓膜炎、百日咳、白喉、新生儿破伤风、猩红热、布鲁氏菌病、淋病、梅毒、钩端螺旋体病、血吸虫病、疟疾、人感染 H7N9 禽流感，共 28 种。

丙类传染病，是指常见多发，对人体健康和生命安全造成危害，可能造成一定程度的经济损失和社会影响，需要关注流行趋势、控制暴发和流行的传染病，包括流行性感冒、流行性腮腺炎、风疹、急性出血性结膜炎、麻风病、流行性和地方性斑疹伤寒、黑热病、包虫病、丝虫病、手足口病、除霍乱、细菌性和阿米巴性痢疾、伤寒和副伤寒以外的感染性腹泻病，共 13 种。

（2）采取按甲类传染病的管理的疾病和情形。对乙类传染病中传染性非典型肺炎、肺炭疽，采取甲类传染病的预防、控制措施。其他乙类传染病和突发原因不明的传染病需要采取甲类传染病的预防、控制措施的，由国务院卫生行政部门及时报经国务院批准后予以公布、实施。同时，需要解除依照甲类传染病预防、控制措施的，由国务院卫生行政部门报经国务院批准后予以公布。

（3）部门、机构及个人的职责与义务。

①政府及卫生行政部门的法定职责：各级人民政府领导传染病防治工作。县级以上人民政府制定传染病防治规划并组织实施，建立健全传染病防治的疾病预防控制、医疗救治和监督管理体系。国务院卫生行政部门主管全国传染病防治及其监督管理工作。县级以上地方人民政府卫生行政部门负责本行政区域内的传染病防治及其监督管理工作。

②疾控机构、医疗机构的法定职责：各级疾病预防控制机构承担传染病监测、预测、流行病学调查、疫情报告、免疫规划、健康教育以及其他预防、控制工作。医疗机构承担与医疗救治有关的传染病防治工作和责任区域内的传染病预防工作。城市社区和农村基层医疗机构在疾病预防控制机构的指导下，承担城市社区、农村基层相应的传染病防治工作。

③各单位及个人在传染病防控中的义务：在中华人民共和国领域内的一切单位和个人，必须接受疾病预防控制机构、医疗机构有关传染病的调查、检验、采集样本、隔离治疗等预防、控制措施，如实提供有关情况。

5. 传染病预防

在坚持以预防为主的防治方针下，指出了传染病的预防措施，包括开展群众性健康教育，提升其防治意识和应对能力；消除病媒生物滋生与危害，建立预防接种、传染病监测、传染病预警等制度；制定落实传染病防控预案；对传染病病原体污染的污水、污物、场所等进行消毒；进一步细化了疾病预防控制机构、医疗机构、采供血机构在传染病预防控制中的职责与要求。

6. 疫情报告、通报与公布

（1）疫情报告。明确传染病疫情报告的责任单位与责任人，报告内容、程序、方式和时限。在发现甲类传染病和乙类传染病中的肺炭疽、传染性非典型肺炎等按照甲类管理的传染病人或疑似病人，或者发现其他传染病和不明原因疾病暴发时，应于2小时内将传染病报告卡通过网络报告。对其他乙、丙类传染病病人、疑似病人和规定报告的传染病病原携带者在诊断后，应于24小时内进行网络报告。

（2）疫情通报。县级以上地方人民政府卫生行政部门应及时向本行政区域内的疾病预防控制机构和医疗机构通报传染病疫情以及监测、预警的相关信息。国务院卫生行政部门应当及时向国务院其他有关部门和各省、自治区、直辖市人民政府卫生行政部门通报全国传染病疫情以及监测、预警的相关信息。毗邻的以及相关的地方人民政府卫生行政部门，应当及时互相通报本行政区域的传染病疫情以及监测、预警的相关信息。县级以上人民政府有关部门发现传染病疫情时，应当及时向同级人民政府卫生行政部门通报。

（3）疫情公布。传染病疫情信息由国务院卫生行政部门定期公布全国传染病疫情信息，省、自治区、直辖市人民政府卫生行政部门定期公布本行政区域的传染病疫情信息。传染病暴发、流行时，国务院卫生行政部门负责向社会公布传染病疫情信息，并可以授权省、自治区、直辖市人民政府卫生行政部门向社会公布本行政区域的传染病疫情信息。县级和地市级卫生行政部门、疾控机构、医疗机构等无权向社会公布传染病疫情信息。

7. 疫情控制

介绍了在发现传染病疫情或暴发、流行的控制措施。医疗机构在发现甲类传染病病人、病原携带者、疑似病人时应进行隔离治疗，对其密切接触者在指定场所进行医学观察；发现乙类或丙类传染病病人时根据病情采取必要的治疗和控制传播措施。疾控机构发现传染病疫情时应进行流行病学调查，提出划定疫点、疫区建议，对密切接触者进行医学观察等。对发生甲类传染病病例的场所，县级以上地方人民政府经上级人民政府批准可以实施隔离措施；在传染病暴发流行时，可采取限制或者停止集市、影剧院演出、停工、停业、停课或者其他人群聚集的活动；封闭或者封存被传染病病原体污染的公共饮用水源、食品以及相关物品；控制或者扑杀染疫野生动物、家畜家禽等。对疫区的划定与接触责权进行了界定。

8. 医疗救治

明确了县级以上人民政府应完善传染病医疗救治服务网络,指定具备传染病救治条件和能力的医疗机构承担传染病救治任务。医疗机构的建筑设计、服务流程应注意平战结合,符合预防传染病医院感染的要求;在接诊患者时实行传染病预检、分诊制度,对传染病病人、疑似传染病病人,应当引导至相对隔离的分诊点进行初诊。

9. 监督管理

明确了县级以上人民政府卫生行政部门对疾控机构、医疗机构传染病防治工作进行监督检查,对采供血机构采供血活动进行监督检查,对用于传染病防治的消毒产品及其生产单位进行监督检查,并对饮用水供水单位从事生产或者供应活动以及涉及饮用水卫生安全的产品进行监督检查,以及对公共场所和有关单位的卫生条件和传染病预防、控制措施进行监督检查的职权。

10. 法律责任

明确了地方各级人民政府、卫生行政部门、疾病预防控制机构、医疗机构、采供血机构等未履行传染病防治法规定职责或违反相应规定的处罚措施。对医疗机构未按照规定承担本单位的传染病预防、控制工作、医院感染控制任务和责任区域内的传染病预防工作;未按照规定报告传染病疫情,隐瞒、谎报、缓报传染病疫情;未按照规定对传染病病人、疑似传染病病人提供医疗救护、现场救援、接诊、转诊的,或者拒绝接受转诊;未按照规定落实消毒措施或医疗废物无害化处置等情形的;故意泄露传染病病人、病原携带者、疑似传染病病人、密切接触者涉及个人隐私的有关信息、资料;由县级以上人民政府卫生行政部门责令改正,通报批评,给予警告;造成传染病传播、流行或者其他严重后果的,对负有责任的主管人员和其他直接责任人员,依法给予降级、撤职、开除的处分,并可以依法吊销有关责任人员的执业证书;构成犯罪的,依法追究刑事责任。

(二)《突发公共卫生事件应急条例》解读

1. 立法沿革

为有效预防、及时控制和消除突发公共卫生事件的危害，保障公众身体健康与生命安全，维护正常的社会秩序制定。《突发公共卫生事件应急条例》2003年5月7日经国务院第7次常务会议通过，2003年5月9日中华人民共和国国务院令第376号公布实施；2011年1月8日根据《国务院关于废止和修改部分行政法规的决定》再次进行修订，现行版本为2011年版。

2. 条文框架

《突发公共卫生事件应急条例》的出台背景与2003年"非典"防治工作密不可分，当时为了完善公共应急法治建设工作，迅速制定和颁行了《突发公共卫生事件应急条例》，共6章，主要内容包括总则、预防与应急准备、报告与信息发布、应急处理、法律责任、附则，共54条。

3. 总则

明确了突发公共卫生事件（以下称突发事件）的定义，应急工作方针和原则，以及突发事件发生后各级人民政府、卫生行政部门等的职责与分工。

4. 突发事件预防与应急准备

国务院卫生行政主管部门、省（自治区、直辖市）人民政府按照分类指导、快速反应的要求，制定相应的突发事件应急预案；根据突发事件的变化和实施中发现的问题及时进行修订、补充。县级以上地方人民政府应建立和完善突发事件监测与预警系统，做好日常的监测、分析与评价。

5. 突发事件的报告与信息发布

国家建立突发事件应急报告制度、突发事件举报制度及突发事件信息发布制度。突发事件报告的内容包括以下四种情形：①发生或者可能发生传染病暴发、流行的；②发生或者发现不明原因的群体性疾病的；③发生传染病菌种、毒种丢失的；④发生或者可能发生重大食物和职业中毒事件的。

突发事件监测机构、医疗卫生机构在发现上述情形之一时应当在2小时内向所在地县级人民政府卫生行政主管部门报告；接到报告的卫生行政主管部门应当在2小时内向本级人民政府报告，并同时向上级人民政府卫生行政主管部门和国务院卫生行政主管部门报告。县级人民政府应当在接到报告后2小时内向设区的市级人民政府或者上一级人民政府报告；设区的市级人民政府应当在接到报告后2小时内向省、自治区、直辖市人民政府报告；省、自治区、直辖市人民政府应当在接到报告1小时内，向国务院卫生行政主管部门报告；国务院卫生行政主管部门对可能造成重大社会影响的突发事件，应当立即向国务院报告。任何单位和个人对突发事件，不得隐瞒、缓报、谎报或者授意他人隐瞒、缓报、谎报。

任何单位和个人有权向人民政府及其有关部门报告突发事件隐患，有权向上级人民政府及其有关部门举报地方人民政府及其有关部门不履行突发事件应急处理职责，或者不按照规定履行职责的情况。

国务院卫生行政主管部门负责向社会发布突发事件的信息。必要时，可以授权省、自治区、直辖市人民政府卫生行政主管部门向社会发布本行政区域内突发事件的信息。县级、市级卫生行政主管部门无权向社会发布突发事件相关信息。

6. 突发事件的应急处置

明确了在突发事件发生后，由国务院或省、自治区、直辖市人民政府启动相应辖区突发事件应急预案。对新发现的突发传染病，由国务院卫生行政主管部门根据危害程度、流行强度，按规定及时宣布为法定传染病；宣布为甲类传染病的，由国务院决定。应急预案启动后，突发事件发生地的人民政府及有关部门，应当根据预案规定的职责要求，服从突发事件应急处理指挥部的统一指挥，立即到达规定岗位，保证应急物资的生产、供应及运送，采取人员疏散、隔离、疫区封锁，对易感染人群和其他易受损害的人群采取应急接种、预防性投药、群体防护等措施。医疗卫生机构应当对因突发事件致病的人员提供医疗救护和现场救援；采取卫生防护措施，防止交叉感染和污染等控制措施。

7. 法律责任

明确了各级政府、卫生行政主管部门、有关部门、单位和个人未按规定履行突发事件报告、应急处置等相关职责的处罚措施。医疗卫生机构有未依照本条例的规定履行报告职责，隐瞒、缓报或者谎报的；或未依照本条例的规定及时采取控制措施的；或未依照本条例的规定履行突发事件监测职责的；或拒绝接诊病人的；或拒不服从突发事件应急处理指挥部调度的；由卫生行政主管部门责令改正、通报批评、给予警告；情节严重的，吊销《医疗机构执业许可证》；对主要负责人、负有责任的主管人员和其他直接责任人员依法给予降级或者撤职的纪律处分；造成传染病传播、流行或者对社会公众健康造成其他严重危害后果，构成犯罪的，依法追究刑事责任。有关单位和个人未依照本条例的规定履行报告职责，阻碍突发事件应急处理工作等情形的，对有关责任人员依法给予行政处分或者纪律处分；构成违反治安管理行为的，由公安机关依法予以处罚；构成犯罪的，依法追究刑事责任。

（三）《突发公共卫生事件与传染病疫情监测信息报告管理办法》解读

《突发公共卫生事件与传染病疫情监测信息报告管理办法》于2003年11月7日卫生部令第37号发布，根据2006年8月22日卫疾控发〔2006〕332号《卫生部关于修改〈突发公共卫生事件与传染病疫情监测信息报告管理办法〉（卫生部第37号令）的通知》修改。管理办法共分为8章44条。

1. 总则

介绍了管理办法制定的目的、适用范围及监测信息报告原则。指出任何单位和个人必须按照规定及时如实报告突发公共卫生事件与传染病疫情信息，不得瞒报、缓报、谎报或者授意他人瞒报、缓报、谎报。

2. 组织管理

明确了各级疾病预防控制机构、各级各类医疗机构在突发公共卫生事件和传染病疫情监测信息报告中的职责。其中，各级各类医疗机构应建立突发公共卫生事件和传染病疫情信息监测报告制度，包括报告卡和总登记簿、疫情收报、核对、自查、奖惩；执行首诊负责制，严格门诊工作日志制度以及突发公共卫生事件和疫情报告制度，负责突发公共卫生事件和疫情监测信息报告；建立或指定专门的部门和人员，配备必要的设备，保证突发公共卫生事件和疫情监测信息的网络直接报告；对医生和实习生进行有关突发公共卫生事件和传染病疫情监测信息报告工作的培训；配合疾病预防控制机构开展流行病学调查和标本采样等。

3. 监测信息的报告

明确了责任报告单位和责任报告人，即各级各类医疗机构、疾病预防控制机构、采供血机构均为责任报告单位；其执行职务的人员和乡村医生、个体开业医生均为责任疫情报告人，必须按照传染病防治法的规定进行疫情报告，履行法律规定的义务。

指出了甲、乙、丙类传染病及突发公共卫生事件的报告时限。发现甲类传染病和乙类传染病中的肺炭疽、传染性非典型肺炎、脊髓灰质炎、人感染高致病性禽流感或疑似病，或其他传染病和不明原因疾病暴发时，应于2小时内将传染病报告卡通过网络报告；对其他乙、丙类传染病病人、疑似病人和规定报告的传染病病原携带者在诊断后，应于24小时内进行网络报告；突发公共卫生事件相关信息应在2小时内以电话或传真等方式向属地卫生行政部门指定的专业机构报告，并同时进行网络直报。

4. 调查

要求突发公共卫生事件发生后，所在地卫生行政部门应按照《全国突发公共卫生事件应急预案》组织开展调查和应急处置；对现场调查内容、疾病预防控制机构应采取的措施进行了细化；指出医疗机构应积极配合疾病预防控制机构专业人员进行突发公共卫生事件和传染病疫情调查、采样与处理。

5. 信息管理与通报

要求医疗机构所设与诊治传染病有关的科室应当建立门诊日志、住院登记簿和传染病疫情登记簿；指定的部门和人员，负责本单位突发公共卫生事件和传染病疫情报告卡的收发和核对。突发公共卫生事件和传染病疫情由国务院卫生行政部门通报和公布，省（自治区、直辖市）人民政府卫生行政部门根据国务院卫生行政部门的授权，通报和公布本行政区域的突发公共卫生事件和传染病疫情。

6. 监督管理

明确国务院卫生行政部门、县级以上地方人民政府卫生行政部门对全国、本行政区域的突发公共卫生事件与传染病疫情监测信息报告管理工作进行监督、指导。各级卫生监督机构、各级疾病预防控制机构在卫生行政部门的领导下落实本行政区域的监督检查、技术指导工作。

7. 罚则

明确了县级以上卫生行政部门、疾病预防控制机构、医疗机构、执行职务的医疗卫生人员、个体或私营医疗保健机构等未按规定报告和处置突发公共卫生事件与传染病疫情的处罚措施。医疗机构未建立传染病疫情报告制度的；未指定相关部门和人员负责传染病疫情报告管理工作的；瞒报、缓报、谎报发现的传染病病人、病原携带者、疑似病人的；由县级以上地方卫生行政部门责令改正、通报批评、给予警告；情节严重的，会同有关部门对主要负责人、负有责任的主管人员和其他责任人员依法给予降级、撤职的行政处分；造成传染病传播、流行或者对社会公众健康造成其他严重危害后果，构成犯罪的，依据刑法追究刑事责任。执行职务的医疗卫生人员瞒报、缓报、谎报传染病疫情的，由县级以上卫生行政部门给予警告，情节严重的，责令暂停六个月以上一年以下执业活动，或者吊销其执业证书。

（四）《传染病信息报告管理规范》解读

2004年全国传染病与突发公共卫生事件监测信息报告系统正式上线运行，实现了传染病个案信息的网络直报，极大地提高了我国法定传染病报告的及时性、完整性和监测的敏感性。为加强传染病信息报告管理、提高报告质量，2006年原卫生部办公厅印发了《传染病信息报告管理规范》；对指导医疗卫生机构做好传染病信息报告发挥了重要作用。为进一步完善、规范传染病信息的报告，原国家卫生计生委组织对原规范进行了相应修订，制定了《传染病信息报告管理规范（2015年版）》。修订版主要内容如下。

1. 组织机构职责

指出传染病信息报告管理实行遵循分级负责、属地管理的原则，对卫生行政部门、疾病预防控制机构、卫生监督机构与医疗机构等在传染病信息报告管理工作中的职责进行了规范。医疗机构应执行首诊负责制，建立传染病报告工作制度，明确各相关科室在传染病信息报告管理工作中的职责；建立健全传染病诊断、登记、报告、培训、质量管理和自查等制度；指定具体部门和专（兼）职人员负责传染病信息报告管理工作；落实传染病信息报告的日常管理、审核检查、网络报告（数据交换）和质量控制等。

2. 传染病信息报告

明确各级各类医疗卫生机构为责任报告单位；其执行职务的人员和乡村医生、个体开业医生均为责任疫情报告人。

（1）报告病种包括法定传染病，省级人民政府决定按照乙类、丙类管理的其他地方性传染病和其他暴发、流行或原因不明的传染病，以及不明原因肺炎病例和不明原因死亡病例等重点监测疾病。

（2）传染病应按照诊断标准（卫生计生行业标准）及时进行诊断。诊断分类分为疑似病例、临床诊断病例、确诊病例和病原携带者四类；需报告病原携带者的病种包括霍乱、脊髓灰质炎以及国家卫生计生委规定的其他传染病。责任报告人在诊疗过程中应规范填写电子病历、电子健康档案中涉及的门诊日志、入/出院登记、检测检验和放射登记相关项目。首诊医生在诊疗过程中发现传染病病人、疑似病人和规定报告的病原携带者后应按照要求填写传染病报告卡。

（3）传染病报告时限。发现甲类传染病和乙类传染病中的肺炭疽、传染性非典型肺炎等按照甲类管理的传染病人或疑似病人时，或发现其他传染病和不明原因疾病暴发时，应于2小时内将传染病报告卡通过网络报告。对其他乙、丙类传染病病人，疑似病人和规定报告的传染病病原携带者在诊断后，应于24小时内进行网络报告。

（4）传染病信息的审核。医疗机构传染病报告管理人员须对收到的纸质传染病报告卡或电子病历、电子健康档案系统中抽取的电子传染病报告卡的信息进行错项、漏项、逻辑错误等检查，对有疑问的报告卡必须及时向填卡人核实。发生报告病例诊断变更、已报告病例因该病死亡或填卡错误时，应及时进行订正报告，并重新填写传染病报告卡或抽取电子传染病报告卡，卡片类别选择订正项，并注明原报告病名。对报告的疑似病例，应及时进行排除或确诊。对发现本年度内漏报的传染病病例，应及时补报。

3. 传染病疫情分析与利用

由省级及以上卫生计生行政部门定期发布的本行政区域传染病疫情信息。各级疾病预防控制机构须每日对通过网络报告的传染病疫情进行动态监控，并定期分析及向相关单位、机构反馈；二级及以上医疗机构按季、年进行传染病报告的汇总或分析。

4. 资料保存

医疗卫生机构的纸质《传染病报告卡》及传染病报告记录保存3年；符合《中华人民共和国电子签名法》的电子传染病报告卡备份保存时间至少与纸质传染病报告卡一致，暂不符合的须打印成纸质卡片由首诊医生签名后进行保存备案。

5. 信息系统安全管理

信息系统使用人员不得转让或泄露信息系统操作账号和密码；传染病信息报告、管理、使用部门和个人应建立传染病数据使用的登记和审核制度，不得利用传染病数据从事危害国家安全、社会公共利益和他人合法权益的活动，不得对外泄露传染病病人的个人隐私信息资料。

（五）《医疗机构传染病预检分诊管理办法》解读

《医疗机构传染病预检分诊管理办法》于 2004 年 12 月 16 日经卫生部部务会议讨论通过，2005 年 2 月 28 日发布。本办法共计 11 条。

第一条明确了本办法制定目的是规范医疗机构传染病预检、分诊工作，有效控制传染病疫情，防止医疗机构内交叉感染，保障人民群众身体健康和生命安全。

第二条要求医疗机构应当建立传染病预检、分诊制度。二级以上综合医院由感染性疾病科负责本医疗机构传染病的分诊工作，未设立感染性疾病科的医疗机构应设立传染病分诊点。

第三至七条规范了对就诊患者的预检内容及预检发现传染病病人或疑似病人后的分诊、转诊、消毒及隔离观察等处置措施。

应询问就诊患者相关流行病学史、职业史，结合其主诉、病史、症状和体征等进行传染病的预检；同时应根据传染病的流行趋势、上级部门发布的特定传染病预警信息等，做好特定传染病的预检、分诊工作。对发现的传染病病人或疑似病人须分诊至感染性疾病科或指定就诊点就诊；不具备传染病救治能力时，应将病人转诊到具备救治能力的医疗机构诊疗。对呼吸道等特殊传染病病人或疑似病人，应采取相应的隔离或控制传播措施，并对病人的陪同人员和其他密切接触人员采取医学观察等预防措施。新冠病毒感染疫情期间，各医疗机构进一步建立完善了三级预检分诊制度，对就诊患者首先引导到预检处检诊，初步排除特定传染病后，再到相应的普通科室就诊，进一步降低传染病的传播风险。

第八、九条要求医疗机构应加强对医务人员进行传染病防治知识的培训，提升传染病的识别、诊治、预防能力，落实标准预防、消毒措施，规范处置医疗废物，避免疾病的传播。

第十条指出了对医疗机构预检分诊工作的监督管理及违反规定的处置措施。

第二节 传染病疫情报告的制度与流程

一、传染病疫情报告相关制度管理

传染病疫情报告制度管理是确保传染病及时、完整、准确报告，有效预防和控制传染病疫情传播与扩散的关键环节；在国家层面现已逐步形成了较为完善的传染病疫情报告法律法规制度体系，其中已明确了各责任报告单位的工作职责与应建立的疫情报告工作制度，如传染病诊断、登记、报告、培训、质量管理和自查等制度。对制度的建设与管理需从制度的设计、制定、执行、监督、评估及改进等环节着手，不断进行优化完善，保证制度的科学性、可操作性及有效性。

（一）制度的建设与管理

（1）制度的设计。根据在传染病报告的工作要求、内外部环境及存在的问题等因素，确定制度建设的目标，明确制度要解决的问题和期望达到的效果。通过深入调研现行工作中传染病报告流程、医务人员的行为意识等方面的情况，分析存在的问题、风险点和改进空间；针对存在的问题查找相应法律法规、先进理念与成功经验为改进目标与措施提供理论指导和规范依据。

（2）制度的制定。依据制度设计的目标和调研分析结果，编写制度草案，明确制度的适用范围、主要内容、执行标准、操作流程、责任主体等。广泛征求各相关部门、医务人员、专家等对制度草案的意见和建议；也可采用质量管理工具对制度涉及相关措施的效果进行评估。根据征求意见、评估结果，对制度草案进行修订完善，确保制度的科学性、合理性和可操作性。

（3）制度的发布、培训与宣贯。经审批通过的制度以医院正式文件形式发布，注明制度编号、版本号、编制部门、拟定日期、审批人、生效日期、废止原有制度等事项。在制度发布后通过会议、培训、宣传册、内部网站等多种方式，对制度进行广泛宣传和解读，确保相关医务人员了解制度的内容、要求和执行方法。

（4）制度的执行。明确住院病区、门诊部、检验科、影像科等责任报告科室在传染病报告制度执行中的责任。制度制定部门将制度的要求融入业务流程中，通过流程图、操作手册等形式，明确报告步骤、时间节点、责任人等，确保制度执行的标准化、规范化。相关职能部门通过日常巡查、专项检查等方式，对制度执行情况进行监督，确保制度的落地执行，并及时发现、纠正执行中的偏差。

（5）制度的评估。在制度执行过程中定期对制度执行效果进行评估，包括制度对新要求的符合性，使用的适应性、有效性及满意度等；结合国家、省市新要求与发现的问题，提出改进措施，对制度进行修订、完善。

（6）制度的修订。根据评估结果和问题分析，对制度进行修订，完善制度内容，优化制度流程，提高制度的有效性。

（7）制度的废止。对已经过时、失效或不符合实际情况的制度，及时予以废止，避免制度的混乱和无效执行。

（二）传染病疫情报告相关制度内涵

以下就传染病疫情报告过程中涉及的主要制度内涵进行简要概述。

（1）组织架构与职责分工。设立传染病报告管理委员会（领导小组），由机构负责人或分管领导担任主任委员（组长），负责统筹协调传染病报告工作。明确并细化各相关职能科室，包括公共卫生科、医务科、护理部、检验科、放射科等相关部门各自在疫情报告中的职责，形成联动机制。各住院病区、门诊建立科室负责人为本科室疫情报告第一责任人的责任制，指导医务人员落实首诊负责制等传染病报告制度，指定人员具体负责本科室的传染病信息核查、质量控制等管理工作。

（2）传染病诊断制度。要求接诊医师在发现传染病病例时按照传"染病诊断标准"（卫生行业标准）准确进行诊断，规范选择疾病名称、诊断分类；对非传染病避免选择与传染病疾病相关的模棱两可的诊断。对发现的疑似病例应积极完善检验检查明确诊断；对发现的不明原因传染病积极组织院内或院际会诊，以及时作出诊断。

（3）传染病登记制度。门诊电子病历系统应建立门诊日志，登记项目至少包括：就诊日期、姓名、性别、年龄、人群分类、有效证件号、现住址、疾病名称（初步诊断）、发病日期、初诊或复诊等10项。住院电子病历系统应建立入出院登记，登记项目至少包括：姓名、性别、年龄、人群分类、有效证件号、现住址、入院日期、入院诊断、出院日期、出院诊断、转归情况等11项。检验部门和影像部门建立检验、检查登记，检验部门登记项目至少包括：送检科室、送检医师、病人姓名、检验结果、检验日期。影像部门登记项目至少包括：开单科室、开单医师、病人姓名、检查结果、检查时期等。对检验、检查中发现的传染病相关信息建立异常信息反馈登记，未建立电子病历系统的应设置相应的纸质登记簿。接诊医师在收治患者时，应完整、准确填写上述登记本各项内容。

（4）传染病疫情报告制度。明确责任报告单位与责任报告人、传染病报告范围、报告时限等。各级各类医疗卫生机构为责任报告单位，其执行职务的人员和乡村医生、个体开业医生均为责任疫情报告人。传染病疫情信息的报告实行首诊负责制，首诊医生、实验室检测人员、放射科医师等发现的初诊传染病病例的医务人员应在规定的时限内进行报告。传染病报告范围为《传染病防治法》规定的甲、乙、丙三类法定传染病、其他传染病，以及不明原因肺炎病例和不明原因死亡病例等重点监测疾病。

（5）传染病网络报告制度。医师在诊断传染病后应规定时限范围内通过"传染病监测系统"填报传染病报告卡，未建立监测系统的需填报纸质报告卡交公共卫生科。公共卫生科对各科室报告传染病卡片进行审核与查重，核查无误后通过"中国疾病预防控制信息系统"进行网络直报。二级以上医疗机构需建立传染病自动交换系统，实现传染病信息的自动上传。

（6）传染病报告培训制度。医疗机构应定期对全体医护人员进行传染病防治知识、技能及疫情报告知识的培训,对所有新入职员工进行传染病防治法、疫情报告等相关内容的岗前培训;提高其识别和处理传染病的能力。

(7) 传染病自查制度。各住院病区、门诊等科室疫情报告管理人员每日通过"传染病监测系统"预警信息、门诊日志、出入院登记本等对科室发现的传染病病例报告情况进行自查;对未报告的传染病病例及时予以补报,以避免传染病病例的迟报或漏报。公共卫生科每日对各科室发现传染病病例报告情况、传染病卡片填写质量等进行核查,每月形成传染病自查分析报告,并反馈至各相关科室。

(8) 传染病报告奖惩制度。明确对及时准确报告疫情的医务人员给予表彰或奖励,鼓励主动报告行为;对未按规定报告或瞒报、迟报、漏报疫情的,给予相应处罚,造成后果的依法依规严肃追责。

二、传染病疫情报告流程管理

传染病疫情报告的流程管理是从发现可疑疫情到最终完成报告整个过程的标准化操作程序和质量管理措施,建立并遵循标准化、规范化的疫情报告流程对指引医务人员及时、准确地报告传染病疫情,以及早控制与防止疫情的扩散与传播有着积极的作用。

(一) 传染病疫情报告流程的具体管理

(1) 流程识别与梳理。对传染病疫情报告全过程进行分析,针对传染病疫情报告及时、完整、准确的基本目标,识别出报告涉及的关键流程。运用流程图、流程描述等工具,将识别出的流程进行详细描述和可视化展示,明确流程的起点、终点、步骤、节点、角色、规则等要素,形成流程图或流程文档。

(2) 流程设计与优化。根据《突发公共卫生事件与传染病疫情监测信息报告管理办法》《全国传染病信息报告管理工作技术指南》《传染病信息报告规范(2015版)》等要求,结合本单位传染病报告管理制度,设计合理的流程结构、流程路径、流程规则等形成流程设计方案。运用流程再造、流程改进、流程整合、流程标准化等方法,对现有流程进行优化,消除流程中的冗余、重复、冲突、瓶颈等问题,提高流程的效率、效果和效益。

(3) 流程实施与监控。将设计或优化后的流程转化为实际的操作规范,通过培训、指导等方式,让医务人员熟悉流程的要求,确保流程的顺利实施。在流程实施过程中通过巡查、传染病报告情况评估等对流程的执行情况进行监控,确保流程的规范执行。

(4) 流程评估与改进。定期对流程的执行情况、传染病报告质量等进行评估,及时发现流程执行中存在的问题和偏差,对流程进行修订、优化等,确保流程的持续优化和升级。

(二) 传染病疫情报告相关流程

以下就传染病疫情报告主要流程要点进行简要概述。

(1) 传染病的识别与诊断流程。医务部门或相关职能部门根据国家有关各项传染病的诊疗方案、指南,以及传染病诊断标准(卫生行业标准),结合患者流行病学史、临床表现、实验室与影像检测结果等制定相应的识别与诊断流程,对疾病的诊断类型、疑似病例的排查、转诊等进行细化。对不明原因肺炎按《不明原因肺炎病例监测、排查和管理方案》等管理要求处置,对不能明确诊断的病例必要时组织院内或院际专家会诊。

(2) 疫情信息的报告流程。实行首诊负责制,明确责任报告人。接诊医师在发现的甲类或按甲类处理传染病(包括疑似病例、病原携带者),或其他传染病和不明原因疾病暴发时,立即电话报告科主任和公共卫生科、医务科等,核实无误后逐级电话报告分管领导、所在辖区疾病预防控制中心和卫生行政部门。接诊医师填报传染病报告卡报公共卫生科,公共卫生科对报告卡相关信息进行审核无误后上报"中国疾病预防控制信息系统";自传染病诊断后须在 2 小时内完成网络上报。

发现乙类、丙类及其他传染病(包括疑似病例、临床诊断病例、确诊病例和规定报告的病原携带者),在诊断后填报传染病报告卡报公共卫生科,在诊断后须在 24 小时内完成网络报告。对艾滋病、乙肝、丙肝、肺结核、梅毒、血吸虫病等慢性传染病,如已知该患者本次病程曾经作出诊断并被报告过，则可不再进行报告；如对该患者的报告情况不清楚，仅对首次就诊进行一次性报告，再次就诊时诊断结果未发生变更不再进行报告。对发现已经消灭或消除，或本地区首发传染病须立即电话报告公共卫生科，并逐级上报分管领导、所在辖区疾病预防控制中心和卫生行政部门。

（3）报告卡信息审核与上报流程。公共卫生科疫情管理人员对收到的传染病报告卡信息进行错项、漏项、逻辑错误、填写内容完整性、准确性等检查，对有疑问的信息及时核查，核查无误后上传或网络报告至"中国疾病预防控制信息系统"，对重复报告的卡片进行标注，不再进行网络报告。

（4）传染病报告病例的订正流程。责任医师在已报告传染病病例的诊断（疾病名称）变更、诊断分类变更、已报告病例因该病死亡或填卡错误时，重新填写传染病报告卡进行订正报告，卡片类别选择订正项，注明原报告病名，更新诊断日期（临床病例订正为确诊病例）。对报告的疑似病例，应及时进行排除或确诊。

第三节　传染病疫情监测的方法和技术

就流行病学研究健康问题的视角而言，疫情监测属于针对结果的监测，在监测中需要对相应的疾病以及死亡有明确的诊断结果。

疫情监测的主要内容及用途有以下几方面。

（1）及时发现并诊断病例，以便追踪和控制。

（2）了解病例的三间分布情况，及时确定流行病和暴发的存在，以便启动暴发调查和控制疫情。

（3）监测人群免疫水平、病原体的血清型和（或）基因型、毒力、耐药性及其变异，了解疾病的变化趋势，识别高危人群或地区，为干预策略和措施的制定和调整提供信息。

一、流行病学调查和采集接触史

(一)流行病学调查方法

1. 精细化组内分工,实现精准流调

常规疫情流调主要通过电话和现场流调,梳理被调查者大致活动轨迹,同时应用大数据技术,快速识别进入风险场所的人员。在医疗机构开展精准的风险排查,需要流调组内分工明确,各个环节紧密衔接。该院流调工作模式是参考疾控流调专班人员分工的基础上,结合该院实际,将每支流调队分为6个小组。各小组之间通力配合,快速排查各类风险人员。

(1)电话流调小组安排1~2名工作人员,首先固定1名人员直接与被调查者沟通,获取其基本信息、体貌特征、在院活动轨迹、口罩佩戴及隔离转运情况。可通过检查单、支付记录等客观资料,获取准确活动轨迹。同时建立院内流调与应急处置共享文档,详细记录上述信息,标注需要查看监控的高风险点位。必要时进行现场流调,核实该风险区域的人员规模和接触情况。

(2)信息小组安排1名工作人员,立即登录医院信息管理系统、医院数据分析系统等信息系统,导出被调查者在院就诊、检查和刷卡等记录。同时联系相关部门调取就餐、缴费等个人记录,上述信息同步至共享文档,并标注高风险时间和点位,方便查看监控。

(3)监控小组安排2名工作人员,根据初步流调内容,立即调取监控录像查看在院轨迹。重点核实同空间人员的接触情况(包括接触方式、接触时长、接触时个人防护情况等)。根据涉疫人员风险等级,选择性地查看监控覆盖区域,如病房公共区域、电梯、检查室等封闭空间。同时在共享文档中标注关键点位以提醒环境采样与消杀工作。

(4)问卷小组安排1~2名工作人员,当涉疫区域范围大、人员多(如病房、员工食堂等区域)时,根据阳性人员所在时间段和风险点位信息制作问卷，发放至全院或科室，并追踪填写情况。根据预先制定的风险评估原则，如同桌进餐人员判定为密接，在阳性人员周围进餐的人员判定为重点关注人群。上述人员信息均填写至共享文档，方便通知采取相关管控措施。

（5）综合协调小组安排1~2名工作人员，承担本组流调总指挥角色，主要对共享文档的内容进行梳理、完善和下载。根据工作方案和既往流调经验，梳理流调小组询问不完善、信息和监控小组排查有遗漏、问卷小组调查点位不完整等问题，并及时反馈至各小组进行补充。同时，根据风险人员暴露等级进行精准研判，判定密接、重点关注人员等，并组织人员逐一通知采取管控措施。此外，立即与疾控流调专班中密接推送组对接，将院内已判定的密接人员名单实时推送至疾控，同时追踪其隔离转运情况。值得注意的是，在开展大型院内流调时，疾控流调和院内流调队协同进行，但由于流调精准性的差异，疾控部门判定的风险人员规模往往大于院内流调。为掌握所有风险人员信息，要积极获取疾控流调信息，避免疏漏。完成上述措施后，形成第一轮流调报告。最后，追踪所有风险人员的管控措施落实情况，形成完整流调报告。院内流调过程中要注意保证数据安全，关键身份信息需通过加密文件传输。

（6）现场处置小组安排1~2名工作人员，根据边调查边处置的原则，统筹协调和指导科室静态管理、环境采样、清洁消毒、人员隔离和转运等后续工作。对于隔离转运有困难、不到位的人员，及时反馈至相关部门予以解决。

2. 流调模式实践案例

2022年本土新冠病毒感染疫情流行期间，该院某临床科室住院患者核酸混检初筛结果为阳性。院感部立即启动该病区静态管理，多个后备流调队在1小时内完成混检阳性人员预流调。在1例患者复核阳性后，本着"分工协作、快速排查、不漏判、不误判"的原则开展院内精准流调。首先电话流调小组询问阳性病例近期在院活动轨迹。信息小组导出所有就诊出入登记等客观资料，以减少回忆偏倚带来的信息偏差，提高效率。监控小组查看病房、检查室等重点区域，通过明确接触时长、接触方式和个人防护等情况以减少误判。问卷小组在全院发放问卷，收集会诊和出入病房的工作人员信息，以降低漏判风险。综合协调小组立即将同病房的高危密接优先推送至疾控，同时根据所有流调信息进行风险人员精准研判。例如通过科室排查，在同乘电梯人员中精准识别工作人员、患者和陪护，并根据接触时长和口罩佩戴情况，将双方均未规范佩戴口罩且接触时间较长的人员判定为密切接触者，其他人员不纳入密接管理。第一轮流调工作在 4 小时内完成，同时由医务部组织评估密接患者病情，将符合转运条件的患者转移至具备医疗救治条件的集中隔离场所。所有仍在院风险人员精准分级，风险较高的患者通过专用通道转运，并安排专班完成诊疗，风险较低的人员则做好症状监测，尽可能地减少医疗资源的挤兑，维持医院平稳运行。

（二）采集接触史

1. 采集对象

可疑感染人员和其他需要进行检测的人员，以及可能被污染的环境或物品等。

2. 采样人员基本要求

从事标本采集的技术人员应当经过生物安全和实验室检测技术培训，熟练掌握标本采集方法和操作流程，考核合格后方可上岗。采样时，应做好标本信息记录，严格遵守操作流程，确保标本质量符合要求、标本及相关信息可追溯。

3. 标本采集基本要求

住院病例的标本由所在医院的医护人员采集，密切接触者标本由当地指定的疾控机构、医疗机构负责采集。

（1）采集标本时，要根据不同采集对象设置不同的采样区域，发热患者前往发热门诊就诊和采样。

（2）确诊病例、无症状感染者、入境人员、密切接触者和密接的密接在住院、隔离观察或健康监测期间应"单采单检",即单独采集个体的标本,单管进行核酸检测,不得进行混采混检。

(3) 根据临床及实验室检测工作的需要,可在住院、隔离期间多次采样,可同时采集呼吸道、血液、粪便等多种标本。采样人员应严格遵循采样规范,保障所采集标本质量符合要求,同时应详细记录受检者信息,可利用条形码扫描等信息化手段采集相关信息。

(4) 人群筛查应根据核酸提取、检测所用试剂的要求确定采样管,用于病毒分离的标本应放置于不含有病毒灭活剂的采样管。

(5) 物品和环境监测应根据监测目的和防控需求,确定采样物品、位置与数量,采样时应严格遵循采样规范。

二、控制传染病发生发展的相关措施

(一) 针对传播途径的措施

针对传播途径控制传染病的措施主要是,对被传染源污染的环境进行处理,消除或杀灭病原体。不同传播途径的传染病要采用不同措施。例如肠道传染病主要通过粪口传播,应对病人排泄物、污水、垃圾、被污染的物品和周围环境等进行消毒处理;呼吸道传染病主要通过空气传播,可采取通风、空气消毒和个人防护(如戴口罩)等措施;艾滋病可通过性传播和血液传播,应采取安全性行为(如使用安全套),杜绝吸毒和共用注射器,加强血液及其制品安全;虫媒传染病主要采取杀虫来控制。

(1) 消毒是采用化学、物理、生物等方法消除或杀灭外界环境中病原体的一种措施,可分为预防性消毒和疫源地消毒。①预防性消毒:在没有发现明确传染源的情况下,对可能被传染病病原体污染的场所和物品进行消毒,如乳制品消毒、饮水消毒、餐具消毒等。②疫源地消毒:对现有或曾经有传染源存在的场所进行消毒的目的是消灭传染源排出的病原体。疫源地消毒又可分为随时消毒和终末消毒。其中,随时消毒是指当传染源还在疫源地时,对其排泄物、分泌物、被污染的物品及场所进行的及时消毒;终末消毒是当传染源痊愈、死亡或离开后对疫源地进行的彻底消毒，从而清除传染源所播散在外界环境中的病原体。

（2）杀虫是指使用物理、化学、生物等方法杀灭有害昆虫，尤其是传播病原体的媒介节肢动物，如蚊子、苍蝇、跳蚤等。杀虫也可分为预防性杀虫和疫源地杀虫，后者又分为随时杀虫和终末杀虫。

（二）针对易感人群的措施

（1）预防接种。在传染病流行之前，通过预防接种提高机体免疫力，降低人群易感性，从而有效地预防相应传染病。这是人类控制和消灭传染病的重要措施，包括主动免疫和被动免疫。

（2）药物预防。对某些有特效防治药物的传染病，在传染病流行时对易感人群采取药物预防可作为一种应急预防措施。如疟疾流行时给易感者服用抗疟药。但药物预防作用时间短、效果不巩固，易产生耐药性。

（3）个人防护。在传染病流行时，易感者的个人防护措施对预防感染有着重要作用。例如呼吸道传染病流行的季节，人们应尽量避免到人群密集的场所，保持工作场所和居住场所通风好，与病人接触时戴口罩等。对蚊媒传染病，可使用蚊帐、驱蚊剂等。使用安全套可以有效地预防性传播发病。接触传染病传染源的医务人员和实验室工作人员，应严格遵守工作规程，配置和使用必要的个人防护用品（如口罩、手套等）。

三、AI 技术和信息化手段

信息技术和计算分析技术在疫情防控中的应用，显著提高了各个环节的运作效率，提升了精准防控能力，为我国快速控制疫情及复工复产提供了重要支撑。目前，信息技术工具在实践中不断成熟和系统化，如"北斗+""互联网+"等一系列自主知识产权信息技术应用，无人机、机器人、体温检测等各类设备工具创新，基于行程轨迹的大数据风险分析、基于传染病传播机理和社会数据融合的计算分析技术，成为今后疫情防控实现精准感知的重要管理手段和工具。整体来看，我国在疫情防控过程中向世界输出了许多成功经验，但我国公共卫生应急的信息化能力仍存在一定不足。为此，建议在"新基建"与"数字中国"建设过程中，主动发掘公共卫生与应急管理的交叉应用需求，充分释放信息技术和智能装备在应对突发传染病疫情威胁的引擎作用，调动专门产业配套，推动建立"人－机"协同、多主体协同、技术与制度适配的应急防控精准感知管理一体化体系。

（一）传染病管理的 AI 技术

1. 传染病疫情的时空建模和计算方法

研究和掌握传染病疫情的时空传播规律，建立传染病传播模型，是科学、有效预测传染病传播趋势，评估传染病控制措施有效性的重要基础。目前，相关研究领域已提出了基于仓室模型的传染病动力学建模方法，将人群分为易感（S）、感染（I）、康复（R）、暴露（E）、隔离（Q）、入院（J）等，发展出 SIR、SIRS、SEIR、SEQIJR 等描述传染病传播规律的多种模型。在关于 COVID－19 疫情的研究中，一些学者将已有的传染病传播模型与数据驱动的模型相结合，应用于疫病传播趋势的预测中，取得了良好的效果。因此，基于模型计算和数据分析相结合的传染病疫情传播时空计量和预测分析、传染病学关键参数估算方法、传染病疫情传播情景推演及风险预测等研究，已成为公共卫生应急精准防控的重要支撑。

2. 疫情数据采集与信息统计

疫情变化是动态的，实时统计相关数据，将各部门、各层级之间串联起来协同战"疫"，是我国 COVID－19 疫情防控实践的宝贵经验。在数据统计过程中，统计指标不清晰、统计标准不统一、统计数据不共享等会造成数据失真，直接影响疫情的精准防控。面向未来疫情防控的需要，应制定数据统计汇聚的相关技术标准，建立全方位、多维度的疫情统计标准化指标体系。例如，可采用"三间分布"法汇聚标准数据，通过动态、深层次地分析疫情流行因素及规律，提高疫情数据采集和统计分析的效能。

（二）传染病管理的信息化手段

公共卫生应急防控工作需要全社会协同来完成，一体化管理是公共卫生应急防控的重要和紧迫需求，主要体现在社会治理信息的采集与感知、数据与计算赋能精准防控、基层社会快速响应和指挥调度、疫情监测预警与态势预测、疫情风险的持续风险评估等5个方面。

1. 多源信息采集与风险感知

在应对大规模传染病疫情时，加强个体体温监测和健康信息采集是非常重要的。我国地域广、人口众多，在疫情非常态下，做好各类信息采集和风险感知尤为重要。因此，要建立政府、社区、企业、居民等的多方协同和有序配合，运用大数据、物联网等技术，融合采集轨迹类、文本类、图像类等多模态信息，汇聚涵盖人流、物流、信息流的多源异构数据，形成有效的多源信息采集与风险感知，为疫情精准防控提供准确、有效、全面的信息。

2. 信息管理的数字化与智能化

COVID-19疫情防控初期，我国大量地区仍在沿用传统的纸质表格进行信息统计，信息承载量有限、低拓展性、信息整理与提取工作庞杂、信息易丢失损毁等问题逐步凸显出来，暴露出公共卫生应急工作在信息管理能力方面的不足。为此，公共卫生应急信息管理能力现代化的必要路径为借助文本识别等技术，实现对已有纸介信息的电子化，同时利用手机等各类智能终端设备，实现多样化、信息化的数据采集。通过电子化信息采集方式，实现信息的及时保存与精准归类；充分应用大数据、物联网、人工智能（AI）等技术，提高信息整理效率，从而提升公共卫生应急响应效率和处理能力。

3. 高价值信息的生产与维护

高风险群体、场所、交通工具、物流等信息在我国疫情防控工作中发挥了重要作用，在疫情精准感知和防控中体现了较高的价值。适应移动互联网时代信息生产主体由单一转向多元、传播模式由线性传播转向网络传播的特点，通过多源渠道采集获取的信息，需要开展进一步甄别、筛选工作，以确保信息的可靠性。为此，以大数据、人工智能物联网（AIoT）等技术为基础、以疫情精准感知防控为导向、以数据分析为支持，基于信息的服务价值，打造"采编—维护—发布应用—需求反馈—分析—采编"各流程闭环的公共卫生应急信息运营价值链，降低信息管理成本，实现高价值信息生产和运营服务的专业化、常态化管理，开展对确诊病例、疑似患者、密切接触者等重点人群活动的集中化管理。信息资源的高效利用将提高公共卫生应急能力，降低疫情扩散风险，更好地支撑疫情精准感知和精准防控。

4. 加强信息共享与隐私保护

公共卫生应急管理需要多个部门的协同配合，因此，各级政府、卫生机构、企业、运营商、居民等之间加强信息交流和信息融合是非常重要的。打破"信息孤岛"，建立合理的信息共享机制，有助于及时排除各类公共卫生风险。在加强公共卫生应急信息共享的同时，还需要着重提升隐私保护水平，避免个人隐私原始数据被共享，避免因隐私问题导致公众配合度降低等问题的出现。为此，可以采取包括脱敏和去隐私设计、共享分析后信息等技术，个人信息采集"最小化"规则，信息安全法律等，全面保护个人的隐私安全。

第四节 传染病疫情监测预警与防控

一、传染病疫情监测预警体系

（一）疫情监测预警体系建立

传染病防控的最优策略是收集、监测传染病发生异常信息，尽早发现新发传染病或传染病异常增加趋势，及早采取有效措施将其控制在萌芽状态，以阻止其传播或扩散。传染病预警技术即是实现这种策略的重要手段，而传染病相关信息的收集与监测则是对传染病进行有效预警的前提。传染病预警是指在传染病暴发或流行发生前以及发生早期发出警示信号，以提醒人们，传染病暴发或流行可能发生，或其发生的范围可能扩大的风险，其基本原理即通过一定的预警技术，从传染病监测数据中发现和识别传染病发生超出期望常态水平的异常情况。

传染病预警需要在预警技术的基础上建立可直接运用的预警系统，有效的预警系统包括预警目标设定、预警数据源收集、预警模型探测分析、预警信息发布和预警信号相应 5 个基本要素。对于传染病监测预警需求与目的不同，结合预警需求的灵敏度、特异性及预警成本等，预警系统所采用的监测预警数据源、预警模型不尽相同。预警数据源包括基于临床诊断或实验室诊断的传染病病例监测、传染病病例症状与药品销量等数据源的症状监测、传染病发生与传播相关影响因素（如气候、传播媒介、人口流动等）监测，以及互联网大数据信息监测等；预警模型包括时间预警模型、空间预警模型机时空预警模型、多因素模型等。

我国传染病监测预警体系始建于 20 世纪 50 年代，其发展经历了 1950—1985 年的手工纸质统计报表逐级报告、1985—2003 年的电子统计报表逐级报告、2004 年至今的信息化实时个案网络直报 3 个阶段。

基于 2023 年 SARS 疫情暴露出的传染病疫情监测预警滞后、信息不通等薄弱环节，我国在 2004 年建成并启用了横向到边、纵向到底的传染病与突发公共卫生事件个案网络直报系统，有效提升了传染病报告与监测资料的及时性、完整性、准确性及传染病暴发的早期觉察能力；2008 年启用了国家传染病自动预警系统，实现了传染病监测信息与预警技术的结合，在一定程度上解决了传染病报告和早期监测预警问题，为我国传染病防控发挥了重要作用。

医疗机构作为发现传染病异常动态的前沿哨点，疫情早期存在就诊的传染病患者、其他患者和医护人员之间的交叉传播高风险，大幅增加医院感染和社会暴发流行风险。其传染病疫情监测预警目的是传染病的早期识别、发现、报告及院内控制，避免传染病疫情的漏诊、迟报、漏报与院内传播。现在国内医疗机构的传染病监测预警系统，多集中在对已知传染病的监测预警，涉及新发或突发传染病监测预警比较少；由于人们对新发传染病的病原学、流行病学和临床诊治的认识需要一个过程，其发病具有突发、传播迅速、难以预测、不易控制及医生不能及时识别等特点，容易造成早期预警失败和快速暴发流行。目前主要的新发传染病预警模型是基于传染病症候群（包括传染病相关的症状体征、检查检验结果、用药等）的监测预警。

医疗机构的传染病监测预警功能应包括已知传染病的个案预警和暴发预警、新发/突发传染病个案预警与暴发疫情预警。监测预警体系的建设包括预警保障制度、传染病识别能力的提升、传染病实时监控信息系统的建设、预警指标的构建、预警信息的处置、重大传染病处置预案等。预警保障制度包括建立系列传染病监测、识别、报告与处置等工作制度，以保障传染病预警工作的有序推进与落实；强化对医务人员等的培训，提升其对传染病、不明原因与新发传染病等的识别与判断能力；建立有效的传染病实时监控信息系统，对电子病历、检验检查信息中监测指标进行收集；根据需要构建传染病监测种类、传染病病原学检测结果、传染病相关症候群等预警指标，合理配置预警策略，使其能结合传染病诊疗与流行趋势、患者流行病学史、症状、检查检验结果、诊断等发出预警；预警信息的处置使医务人员或相关负责人对预警信息进行综合分析判断，核实是否为传染病、传染病发病异常增加风险、是否存在传染病的聚集性发病等，根据传染病处置预案对重大传染病采取隔离、上报、治疗等防控措施。

（二）疫情监测预警体系的完善

随着全球化、城市化进程加快，人员流动增加以及自然生态环境变化，人们对传染病的防控面临诸多挑战；现行的传染病监测预警系统已滞后于传染病防控工作的需要，特别是为应对新型冠状病毒感染疫情中暴露出的预警关口相对滞后、预警信息来源相对单一、预警技术相对落后等问题，亟须构建传染病智慧化预警多点触发机制和多渠道监测预警平台。

大数据、云计算和人工智能等信息技术的快速发展，为传染病监测预警的自动化和智能化提供了新兴技术支持。目前我国也在从顶层设计、政策与经费保障、预警平台建设、预警专业队伍建设等方面积极推进、完善预警全国的预警体系；当前国家疾控局也在现有监测预警系统基础上，面向二级及以上医疗机构推进部署国家传染病智能监测预警前置软件，以提高传染病数据集成、风险识别、智能分析和及时预警能力。

在医疗机构层面，新发重大传染病预警体系中，主要存在预警意识淡薄、识别能力有待提升、预警的法律保障体系不健全、预警预案体系不完善、预警信息系统不完备等问题（危机管理视角下医院层面新发重大传染病预警体系构建的思考）。医疗机构定期对全院的监测预警体系效果进行评估，从自身需求出发结合评估结果予以不断改进。在日常监测预警管理中，反复强化对医务人员及相关预警管理工作人员的培训，提升其传染病识别能力与预警意识，在接诊患者时按统一标准规范记录患者诊疗信息，提升监测信息的准确性；持续完善预警管理工作制度、预警预案，保障检测预警工作的规范开展；使用人工智能等新兴信息化技术手段优化电子病历系统、传染病实时监控系统。预警模型智能化将传统的监测技术与信息智能化分析技术充分结合，有助于提升预警系统的敏感性、特异性和及时性。

二、重点场所、重点人群疫情防控

（一）基本概念

（1）重点场所防控：主要指人员密集、空间密闭，容易发生聚集性疫情的场所，如学校、养老院、机场、码头、公共交通工具、商场超市、会议中心等。

（2）重点机构：指维持社会正常运转或容易发生聚集性疫情的机构，包括党政机关、企业和事业单位、医疗机构、儿童福利领域服务机构、养老院、护理院、监管场所、高等学校、中小学校、托幼机构、培训机构、劳动密集型企业和工地等。

（3）重点人群：指重点场所和重点机构的工作人员、感染风险较高或抵抗力较低的人群，包括医务人员、警察、环卫工人、保安、保洁员、快递外卖人员、疫情防控工作人员，老年人、慢性基础性疾病患者、孕妇、儿童、伤残人士等人群。

(二) 重点场所、重点人群传染病流行特点

(1) 环境特性与传播途径：重点场所，如学校、养老院等，因其密集的人群和特定活动，使得呼吸道、消化道、虫媒传染病在这里更容易传播与扩散。这些场所内的设施布局、人员流动以及日常活动，都可能影响疾病的传播速度和范围，在封闭的室内环境、拥挤的公共交通工具中都可能导致经空气、飞沫传播的传染病快速扩散。

(2) 疾病类型与流行特征：不同传播途径的传染病在重点场所的表现各异。呼吸道传染病易于通过人群的聚集与流动而传播；而消化道传染病、食物中毒等则更易通过共同的食物或饮水源引起疾病的暴发流行。

(3) 季节性和周期性：呼吸道、消化道及虫媒传染病等存在明显的季节发病流行态势，根据其发病趋势调整重点场所的传染病防控策略，能有效预防疾病的暴发流行。

(4) 重点人群：中老年人、儿童、孕妇、慢性病患者和免疫缺陷者等，其免疫力、抵抗力下降，易受感染。

(5) 对于重点场所的特定职业人群，如医护人员、疫情防控人员、警察、保洁等，其长时间处于易感染高风险环境，或暴露于感染者、病原菌污染环境的风险高，容易造成感染。

(三) 重点场所传染病防控

(1) 根据不同类别传染病的流行趋势，定期开展有针对性的传染病发病风险评估，从传染病输入与筛查、传播途径风险、易感人群的保护措施等方面评估感染发病风险，根据评估结果提出相应的预防控制措施。

(2) 落实场所主体责任，制订应急工作预案，开展应急演练，针对不同传染病做好防疫物资储备。

(3) 建立健康监测制度，对进入场所人员进行必要的健康筛查，对发现的可疑病例、病原携带者及时采取隔离、诊治等防控措施，防范疾病输入。

(4) 根据传染病潜伏期，做好密切接触者的健康观察。

（5）根据不同种类传染病的流行特点采取相应的防控措施，切断疾病的传播途径。如对经空气飞沫传播的疾病，采取科学佩戴口罩、减少人员聚集、加强室内空气流通等措施；对经消化道传播的传染病需要强化食品安全卫生、饮水安全、手卫生、个人卫生习惯措施等；对虫媒传染病积极加强爱国卫生运动、除四害、消除虫媒孳生地、防蚊防蝇等；落实污染环境与物品的清洁消毒。

（6）对场所人员开展健康宣教与培训，提升人们传染病防控意识与能力；针对疫苗相关传染病对适宜人群积极推广疫苗的接种。

（7）在疾病流行期间，按照国家、省、市等针对性的防控要求，规范落实相应的防控措施。

（四）重点人群传染病防控

（1）对重点场所、重点机构工作人员进行感染风险评估，根据感染风险优先级别完善防控措施。

（2）对重点场地、重点机构工作人员开展传染病防控、个人防护等相关知识的全员培训，提高其应急处置能力；对老年人、儿童、孕妇、慢性病患者和免疫缺陷者等进行卫生健康知识与防护措施的宣教；提升个人健康防护技能。

（3）根据流行传染病种类，做好佩戴口罩、食品饮水安全、减少聚集等防护措施；指导大家做好自我健康监测，出现相关症状及时就医。

（4）指导大家保持健康生活习惯、适当锻炼、保障充足睡眠、均衡营养，提高身体抵抗力；做好工作、生活区域的通风换气、清洁消毒等。

（5）针对疫苗相关疾病提供疫苗接种。

（6）对特点传染病采取相应的预防性服药措施。

（7）采用人工智能等信息化技术手段，对特点重点人群开展接触或感染风险监测。

三、与上级医疗机构的协作和信息共享

（一）建立信息共享平台

信息是突发事件应急指挥决策与行动的前提与基础，同时也是消除突发事件应急中诸多不确定性的有效工具。信息共享程度在一定程度上决定着应急指挥决策的效果与效率。由于缺乏纵向和横向的信息沟通机制，造成应急管理部门没有掌握其他部门和行业的应急信息，即使掌握信息也存在着难以互借和共享等问题，最终导致信息"孤岛"现象的出现。全国现有多个疫情监测系统，分散在各个管理部门，实际上成为彼此独立的信息"孤岛"，影响到疫情信息的及时沟通和共享。因此，有必要建立集临床诊断、报告、治疗与疫情防控于一体的统一的疫情监测系统。信息共享程度越大，信息资源越丰富，应急指挥的高效性就越能发挥出来。医疗机构信息互通共享在提高医疗质量和效率上起到了关键作用。

1. 如何建立信息共享平台

建立统一的信息平台：为不同医疗机构建立一个统一的信息平台，用于数据存储和传输。该平台应具备安全性、稳定性和高效性，并能确保患者信息的隐私和保密。

制定统一的数据标准：为了实现信息互通共享，不同医疗机构之间需要遵循统一的数据标准。这包括患者基本信息、病历资料、医嘱和检验结果等方面的统一标准和格式。

提高信息化技术应用水平：医疗卫生机构需要通过加强信息化技术建设，提高信息系统的功能和性能。这包括建立电子病历系统、电子处方系统和医疗数据分析系统等。

加强卫生信息安全管理：医疗卫生机构应加强卫生信息安全管理，确保患者信息的机密性和完整性。这包括采取数据加密、权限控制和网络防护等技术措施，保障信息的安全传输和存储。

2. 信息共享平台发展前景

传染病发展的前景是建立基层完善的传染病数据交换平台，通过数据平台实现传染病信息的自动搜索、交换和管理。信息化管理带来了新的挑战，实现信息化管理是医院管理的必经之路。在医院评审中，将改造升级信息化系统与传染病交换平台信息对接，实现传染病信息系统的完善建立，作为医院评审的条款，促进了各个临床医疗机构建立完善的传染病信息交换平台，实现传染病信息的自动交换。传染病数据系统必须与医院的各个系统进行对接，自动抓取医院内传染病的各项信息。这使得在对数据进行分析和排查时，能够第一时间获取患者的各项信息，并通过信息系统分析数据，进行提取分析，使基层医疗机构能够进一步获取第一手资料。信息系统对接后，各个省市将会形成完整的传染病管理网，实现疾控中心与医院的对接和实现自动化的管理模式，一旦出现传染病，通过传染病的完善的信息系统，疾控中心会第一时间得知各个基层医疗机构收治传染病的情况。同时也通过医院信息系统的对接，基本实现传染病的主动抓取，主动上报以及治疗。三个系统的融合，将是我们达到传染病管理规范化、信息化的一个标准。国家政策建立医联体，比如石棉县人民医院建立了全县的医联体平台，那么就实现了深度的融合和合作，将有利于整个传染病管理体系的完善的建立。建立整个县级医疗系统的多方面的深度融合，以市级医院、县级医院为中心，实现妇幼、疾控以及各个乡镇卫生院和社区医疗系统的医联体，各个医疗机构就形成了互通的完善的信息系统，那么，县医院的所有的资源就可以深入乡镇卫生院以及社区卫生中心，使完善的医疗深入基层，深入各个乡镇和老百姓中间，使他们得到良好的防控指导。国家将建立县级中心、市级中心和省级中心三个平台，逐渐实现三个平台的融合，有利于传染病及时的上报、排查、管理和治疗，逐步实现信息化的大统一，在不久的将来，传染病的防控就会减少人力资源的供给，实现全覆盖、全周期的协作体系。医院的医疗服务水平得到了显著提升，吸引了更多患者前来就诊。

（二）搭建立互联网信息系统

搭建疫情防控互联网信息体系是一个综合性的、复杂的任务，需要多方面的协作和配合。同时，由于疫情的发展和变化，系统也需要不断地进行更新和优化，以适应新的需求和挑战。

1. 如何搭建立互联网信息系统

为了确保协作的顺利进行，我们需要建立有效的沟通渠道和合作机制。这包括定期召开协作会议，共享医疗信息，以及设立专门的协作部门或联系人，负责日常的沟通和协调。通过这些渠道和机制，我们可以确保双方的合作始终保持高效和顺畅。与上级医疗机构共同开展项目和活动是实现协作的重要方式。

2. 互联网信息系统实例

荥经县人民医院从 2023 年 6 月成立荥经县院感质控中心以来，曾多次邀请雅安市院感质控中心主任前来培训指导，分别对"基层医院手术室感染管理""外科手术部位感染与预防""综合医院等级评审——院感管理"等方面知识作出了详细解读，使荥经县人民医院院感管理工作有了质的提升。

（三）实现多中心、全覆盖、全周期的疫情防控协作体系

2020 年，全球范围内的新发传染病频发，再次凸显了全球公共卫生挑战的严峻。各国在应对疫情时，都面临着资源有限、信息分散、防控策略各异等问题。为了更有效地控制疫情，降低感染率，保障全球公共卫生安全，建立多中心的疫情防控协作体系变得至关重要。

1. 多中心的疫情防控协作体系

多中心的疫情防控是指在疫情防控过程中，不再以单一的部门或地区为中心，而是将社会的防控资源和力量进行整合和协调，形成一个多中心的防

控网络。在这个网络中，各个中心和节点之间密切协作，共同应对疫情的挑战。

在科技信息化日益发展的今天，疫情防控不再是一个部门或一个地区的事情，而是需要社会各地的共同努力和协作。这种社会协作的一个重要方面就是多中心的疫情防控。

如何实施多中心的疫情防控呢？

（1）加强单位合作：各单位之间需要加强沟通和协作，共同制定防控策略和措施。同时，还需要加强社会合作，共同研发和生产疫苗和药物，提高全社会防控能力。

（2）建立信息共享机制：各个中心和节点之间需要建立信息共享机制，及时分享疫情信息和防控经验。这样可以提高防控效率，减少疫情传播的风险。

（3）加强基层防控：基层防控是疫情防控的重要环节，需要加强社区、医院、学校等基层单位的防控工作。同时，还需要加强基层医疗资源的建设，提高基层医疗机构的防控能力。

2. 全覆盖的疫情防控协作体

一是要加强城市公共卫生应急管理体系建设的投入保障。各级政府应加大财政投入，补齐公共卫生资源供给方面的短板，将公共卫生应急管理体系建设摆在更加优先的位置；加强公共卫生基础设施建设与公共卫生应急管理人才的培养；完善应急医疗救治体系，提升应急卫生救治队伍的规模与专业化程度；做好应急医疗物资储备体系的建设与平时演练。

二是优化公共卫生资源的空间配置。建议将属地公共卫生服务质量纳入地方政府官员政绩考核体系中，通过机制设计鼓励地方政府加大对公共卫生应急管理体系建设的投入；将公共卫生资源向基层配置，提高中小城市公共卫生资源的数量与质量，通过公共卫生资源下沉来提高基层地方政府的应急管理能力。

三是健全城市公共卫生应急管理体系建设的法律保障。由于应急管理的特殊性，主要发达国家针对公共卫生应急管理都制定了非常完备的法律保障体系，如美国的《联邦反应计划》、英国的《国民健康服务系统突发事件应对计划》、日本的《灾害对策基本法》等，都对本国突发公共卫生事件中各级行政部门的法定职责进行了规定。建议在现有《传染病防治法》《突发公共卫生事件应急条例》的基础上，在"十四五"期间制定更加完备的《突发公共卫生事件应急管理法》。

3. 全周期的疫情防控协作体系

随着新冠疫情的全球蔓延，疫情防控成为各国政府和社会各界的重要任务。在这个过程中，全周期的疫情防控策略显得尤为重要。全周期的疫情防控不仅要求我们在疫情暴发期进行有效的防控，还要在疫情平稳期进行持续的监测和预警，以及在疫情结束后进行有效的总结和反思，以便更好地应对未来可能出现的疫情。

1）疫情暴发期的防控策略

（1）加强病例监测和报告：建立完善的病例监测和报告系统，及时发现和报告疑似病例，以便及时进行隔离和治疗。

（2）实施严格的隔离和治疗措施：对确诊患者进行严格的隔离和治疗，防止病毒的传播。同时，对密切接触者进行追踪和隔离观察，降低病毒的传播风险。

（3）加强社区防控：加强社区防控，减少人员流动和聚集，降低疫情传播的风险。这包括限制人员出行、关闭非必要场所、加强公共场所的消毒等措施。

（4）提高公众防疫意识：通过各种渠道加强公众防疫知识的宣传和教育，提高公众的防疫意识和自我防护能力。

2）疫情平稳期的防控策略

在疫情平稳期，我们需要继续保持警惕，加强疫情的监测和预警，及时发现并控制疫情的反弹。

（1）持续优化防控策略：根据疫情的变化和防控效果，及时调整和优化防控策略，提高防控的针对性和有效性。

（2）加强医疗资源的建设：加强医疗资源的建设，提高医疗服务的水平和能力，为疫情防控提供有力保障。

全周期的疫情防控是一项长期而艰巨的任务，需要政府、社会各界和公众共同努力。只有通过全周期的疫情防控策略，我们才能更好地应对疫情挑战，保障人民的生命安全和身体健康。

第六章 传染病临床管理和治疗

一、传染病的诊断和治疗规范

(一) 完善基层医疗机构传染病诊治的组织架构

1. 基层医疗机构传染病诊治领导小组

组长：由分管院长担任，牵头传染病诊治工作。
副主任：由医务科科长担任，负责日常传染病诊疗工作。
成员：医务部、公共卫生科、感染科、内科、ICU、检验科、放射科主任。

2. 基层医疗机构传染病诊治领导小组主要职责

负责督促传染病诊疗及法律法规的培训及贯彻实施；指导院内疑难传染病的诊断治疗与预防；及时准确报告传染病；发生重大疫情时，配合疾控中心做好流行病学调查并立即采取应对措施，严防疫情扩散。

(二) 发热门诊及哨点医院的人员培训及设备配置

1. 发热门诊的人员培训及设备配置

1) 培训内容
传染病防治的法律、法规、规章、技术操作规范；发热门诊设置管理规范、发热门诊的工作制度、消毒隔离制度；常见传染病防控知识及诊疗处置方案；重点传染病防治知识、技能与处置流程（如新型冠状病毒性肺炎防控方案、防控技术指南、新冠肺炎诊疗方案）；防护用品穿脱流程及分级防护要求；发热门诊的医疗废物处置流程；传染病流行动态、疫情报告；职业暴露的预防和处理等。

采取灵活多样的方式，包括授课、实践操作和应急演练等多样化培训。

2) 设备设施

(1) 基础类设备：应配置病床、转运平车、护理车、仪器车、治疗车、抢救车、输液车、污物车、氧气设备、负压吸引设备等。

抢救及生命支持类设备：应配置输液泵、注射泵（配置工作站）、电子血压计、电子体温计、血糖仪、手持脉搏血氧饱和度测定仪、心电监护仪（配置工作站）、心电图机、除颤仪、无创呼吸机、心肺复苏仪等。可配置有创呼吸机、雾化泵、负压担架。

检验类设备：应配置全自动生化分析仪、全自动血细胞分析仪、全自动尿液分析仪、全自动尿沉渣分析仪、全自动粪便分析仪、血气分析仪、生物安全柜等。可配置全自动血凝分析仪、特定蛋白分析仪。

放射类设备：有条件的医疗机构可设置CT。

药房设备：有条件的医疗机构可配置24小时自动化药房。

辅助设备：电脑、监控、电话通信设备、无线传输设备、自助挂号缴费机和污洗设备等。

(2) 通风排风及空调设施。

业务用房保持所有外窗可开启，保持室内空气流通，同时应具备机械通风设施。通风不良的，可通过不同方向的排风扇组织气流方向从清洁区→潜在污染区→污染区。

空调系统应独立设置，设中央空调系统的，各区应独立设置。当空调通风系统为全空气系统时，应当关闭回风阀，采用全新风方式运行。

(3) 消毒隔离设备设施。

所有功能空间均应设手卫生设施，洗手设施应使用非手触式洗手装置。应配置空气或气溶胶消毒设施和其他有效的清洁消毒措施，配置应包括但不限于全自动雾化空气消毒机、过氧化氢消毒机、紫外线灯/车或医用空气消毒机。

（4）信息化设备。

具备与医院信息管理系统互联互通的局域网设备、电子化病历系统、非接触式挂号和收费设备、可连接互联网的设备、可视对讲系统等。

2. 哨点医院的人员培训及设备配置

尚无条件设置发热门诊的社区卫生服务中心和乡镇卫生院，在机构内设立发热哨点诊室，对发热患者进行排查和临时隔离。

1）培训内容

培训内容同发热门诊。

2）设施设备

应配备必要的设备设施，满足诊室实际功能，包括办公设备、诊疗设备、防护设备及消毒设备等。应配置诊疗桌、诊疗椅、听诊器、血压计、体温计、一次性压舌板、二级防护用具、非接触洗手设备、擦手纸、医疗废弃物容器、紫外线灯、消毒喷雾设备、快速手消毒设施等物资设备。设施设备应当耐腐蚀、方便消毒。

可选配置宣传栏、心电图机、应急抢救药品和设备、摄像监控系统、对讲系统、移动式X光机等。

（三）基层医疗机构传染病诊治规范和信息系统建设

1. 基层医疗机构传染病诊治流程

1）预检分诊

医疗机构应当规范开展预检分诊工作，严格落实门急诊三级预检分诊。所有来院患者（包括门、急诊患者）均需经过预检分诊后再就诊；对于预检分诊中发现的发热患者、腹泻患者、其他特殊感染患者或有流行病学史的患者，由专人陪送至发热门诊或腹泻门诊就诊；预检分诊工作人员由经过培训的医务人员担任，预检分诊问询内容随时更新，尤其重视出境史、旅行史或居住史。承担预检分诊的工作人员应当根据传染病的流行季节、周期和流行趋势做好特定传染病的预检、分诊工作。冬春季加强对呼吸道传染病的预检分诊。5 至 10 月加强对腹泻传染病的预检分诊。

对预检分诊发现的疑似传染病患者立即进行隔离，专人引导至发热（腹泻）门诊就诊，做好消毒处理及登记。急诊预检分诊中对患有或疑患传染病的病人，应分诊到隔离诊室就诊，以预防交叉感染和传染病扩散。二级、三级分诊中发现的疑似传染病或传染病例也要再次分诊到发热（腹泻）门诊就诊。

2）发热门诊管理

设置发热门诊的医疗机构，发热门诊应当符合有关规定，原则上应当配备固定的感染性疾病科（传染性疾病科）专业医师和护士，非感染性疾病科（传染性疾病科）专业的医师和护士，上岗前应当经过传染病诊治知识和相关法律法规的培训，同时应当按照要求报送相关信息。

门诊医师应按传染病诊疗方案进行处理诊疗并严格执行消毒隔离制度，及时上报传染病报告卡片。有传染病疫情等突发公共卫生事件时立即上报院感科、医务科，同时由公共卫生科按法定程序和时限上报院领导、县疾控中心。

3）传染病患者救治

医疗机构应当按照传染病相关诊疗方案或指南要求，在采取相应级别防护措施的基础上规范开展医疗救治工作。

感染科按传染病隔离要求合理接待安置传染病病人和疑似传染病病人，并按照不同的传播途径，做好消毒隔离工作。

对急、危、重传染病患者进行院前急救时，医务人员要穿隔离服；在急救过程中，要严格隔离，不得因抢救而忽视正规操作和传染病患者的消毒隔离以免造成事故和交叉感染，事后必须进行车厢、设备、用品的消毒，防止交叉感染。

乙肝、丙肝、梅毒、HIV 患者需要透析治疗时，应按病种实施分机透析，防止交叉感染。

有传染病的产妇分娩时，应采取隔离措施，在隔离产房或隔离手术间分娩，分娩后用双层黄色塑料袋密闭封装胎盘，做好标记和交接记录，按照病理性医疗废物处置。

2. 基层医疗机构传染病信息系统建设

1) 网络直报人员及设备

各级医疗机构传染病信息报告管理部门配备专职人员负责传染病网络直报工作，二级及以上医疗机构必须配备2名或以上专（兼）职人员，二级以下医疗机构至少配备1名专（兼）职人员。

医疗机构应配备传染病信息报告专用计算机和相关网络设备，保障疫情报告及其管理工作。有条件的村卫生室、门诊部等也应配备专（兼）用计算机和相关网络设备，积极开展传染病信息网络直报。

各级各类用户使用经卫生行政部门资格认证的电子认证证书登录《中国疾病预防控制信息系统》。用户应对其使用的账户负责，对其所获得的数据信息负有保密的责任。

2) 报告程序与方式

按照《关于进一步加强四川省法定传染病监测信息报告自动交换工作的通知》[川卫办疾控便函（2022）29号]要求，二级及以上医疗机构和乡镇卫生院、社区卫生服务中心通过接口对接四川省法定传染病数据交换平台，开展法定传染病信息报告自动交换，确保传染病信息报告及时、准确，切实避免漏报、迟报、误报。

3) 信息系统安全管理

各级各类医疗卫生机构（包括疾控机构、医疗机构）必须使用专网或与互联网安全隔离的虚拟专网进行网络报告。

医疗机构的电子病历系统实施传染病报告功能时，应通过身份鉴别和授权控制加强用户管理，做到其行为可管理、可控制、可追溯。

本着"谁使用，谁负责"的原则，信息系统使用人员不得转让或泄露信息系统操作账号和密码，坚决杜绝网络直报系统用户和密码共享（如上传至互联网或随意张贴），避免多人使用一个账号。发现账号、密码已泄露或被盗用时，应立即采取措施，更改密码，同时向上级疾病预防控制机构报告。

除国家和省级卫生计生行政部门可依法发布传染病监测信息外,责任报告单位和责任报告人以及传染病防治相关人员无权向社会和无关人员透露。

4)传染病监测与信息报告管理

(1)传染病报告首诊负责。医疗机构应当建立传染病疫情信息监测报告管理制度,执行首诊负责,首先接诊传染病患者、疑似患者和规定报告的病原携带者的医师或其他承担相应职责的医务人员为传染病责任报告人。

(2)传染病报卡资料管理。医疗机构的首诊医师或其他承担相应职责的医务人员在诊疗过程中发现传染病患者、疑似患者和规定报告的病原携带者后应当按照规定填写和保存传染病报告卡或通过电子病历、电子健康档案自动抽取符合交换文档标准的电子传染病报告卡。

(3)传染病报告要求。医疗机构发现甲类和需按照甲类管理的乙类传染病患者、病原携带者、疑似患者和突发原因不明传染病、新发传染病以及其他传染病暴发、流行时,应当于2小时内进行网络直报;发现乙类传染病患者、疑似患者以及国务院疾病预防控制部门规定需要报告的乙类传染病病原携带者时,应当于24小时内进行网络直报;发现丙类传染病患者时,应当于24小时内进行网络直报。

(4)传染病报告质量管理。医疗机构负责本机构传染病信息报告的日常管理、审核检查、网络报告(数据交换)和质量控制,定期对机构内报告的传染病情况及报告质量进行分析汇总和通报。

(5)传染病哨点监测。承担哨点监测任务的医疗机构,对发现符合监测传染病定义的病例,按要求采集标本进行检测或将标本送至指定的实验室检测。

(6)传染病预警反馈机制。医疗机构应当将疾病预防控制机构发布的传染病预警信息,及时传达到相关科室和医务人员。

二、隔离和防护措施的实施

（一）隔离区（清洁区、半污染区、污染区）设置及要求

1. 设置原则及基本要求

各级综合医疗机构应当设置感染性疾病科，包括功能相对独立的呼吸道发热门诊、肠道门诊、肝炎门诊、艾滋病门诊等。

（1）感染性疾病科的设置应纳入医院总体建设规划，其业务用房应根据功能需要合理安排布局。

（2）感染性疾病科内部应严格设置防护分区，严格区分人流、物流的清洁与污染路线流程，采取安全隔离措施，严防交叉污染和感染。

（3）感染性疾病科的各类功能用房应具备良好的灵活性和可扩展性，做到可分可合，能适应公共卫生医疗救治需要。

2. 感染性疾病科功能设置要求

1）一级综合医院的设置要求

（1）必须设立感染性疾病诊室和候诊室，与普通诊室相隔离，通风良好，有明显标识，有独立卫生间和医务人员更衣、洗手间。

（2）感染性疾病诊室内部应划分清洁区、半污染区、污染区。

（3）感染性疾病诊室应安装紫外线灯和洗手装置。

（4）感染性疾病诊室的污水、污物等废弃物应严格消毒，符合《医疗废物管理条例》《医疗卫生机构医疗废物管理办法》《医疗机构污水排放要求》《医院消毒技术规范》等卫生法规、规范、标准的要求。

2）二级综合医院的设置要求

（1）选址。

①为控制交叉感染，感染性疾病科与其他建筑物之间应保持必要间距，确保通风。建议间距为 20～25 m。

②感染性疾病科必须与普通门（急）相隔离，避免发热病人与其他病人相交叉；通风良好，有明显标识。普通门（急）诊显著位置也要设有引导标识，指引发热病人抵达发热门（急）诊就诊。

（2）布局。

①肠道发热门（急）诊与肠道门诊、肝炎门诊应完全分隔，呼吸道发热门诊空调通风系统做到独立设置。

②感染性疾病科应分设呼吸道发热病人、肠道病人、肝炎病人的专用出入口和医务人员专用通道。应设清洁物品和污染物品的出入口。各出入口应设有醒目标志。

③感染性疾病科内应设有污染区、半污染和清洁区，三区划分明确，相互无交叉，并有醒目标志。

④感染性疾病科应设置医务人员更衣室，在半污染区与清洁区之间设置符合要求的第二次更衣区。

（3）通风、排风。

①感染性疾病科业务用房应保持所有外窗可开启，室内空气保持流通。

②感染性疾病科的空调系统应独立设置，禁止使用下列空调系统：循环回风的空气空调系统；不设新风，不能开窗通风换气的水－空气空调系统；既不能开窗又无新风、排风系统的空调系统；绝热加湿装置空调系统。设中央空调系统的，各区应独立设置；呼吸道发热门诊设全新风空调系统，肠道、肝炎门诊设中央空调系统的，新风量和换气次数不得低于设计规范要求；不设空调系统的，应确保自然通风。

（4）消毒。

①感染性疾病科的污水、污物等废弃物应严格消毒，符合《医疗废物管理条例》《医疗卫生机构医疗废物管理办法》《医疗机构污水排放要求》《医院消毒技术规范》等卫生法规、规范、标准的要求。

②感染性疾病科内应设置专用的消毒室。

③各业务用房必须安装紫外线灯或其他空气消毒器械，配备非手触式洗手装置、消毒箱、纱窗纱门、防虫防鼠等消毒隔离和卫生设施。

（5）呼吸道发热门诊的具体要求。

①呼吸道发热门诊内至少设置一间诊室。

②呼吸道发热门诊内必须设独立厕所。

③呼吸道发热门诊内应具有挂号、候诊室、治疗室、留观室、检验室、放射检查室和收费、取药等功能。

④呼吸道发热门诊内应尽量采用自然通风，自然通风不良的情况下，应安装足够的机械通风设施，进行强制排风。有条件的医院应采取措施形成从清洁区到污染区的室内空气压力梯度。

⑤使用中央空调的应调整气流方向，使气流从清洁区到半污染区，再到污染区，污染区域内应保持负压。每周对空调系统清洗消毒1~2次，对空调冷却水集中收集，消毒后排放。

（6）肠道、肝炎门诊的具体要求。

①肠道门诊内污染区主要包括肠道病人诊疗室、病人专用厕所、观察室；半污染区包括挂号收费、发药室、治疗准备室；清洁区包括医务人员更衣室、库房等。肝炎门诊内污染区主要包括病人诊疗室、抽血室；半污染区包括挂号收费、发药室、治疗准备室；清洁区包括医务人员更衣室、库房等。肠道门诊厕所应设病人专用蹲式坐便器。

②肠道门诊诊疗室、观察室、肝炎门诊的诊疗室应分别独立设置，挂号收费、发药室应分设窗口，确保肠道病人与肝炎病人就诊路线不交叉。

③肠道门诊观察室应设置1张及以上观察床位，并配备必要的急救药械。

（7）艾滋病门诊的具体要求参照肠道、肝炎门诊。但要满足艾滋病诊疗过程中的人文关怀、保护隐私以及健康宣教等要求。

（8）必备的医疗设备。

①检验设备：血、尿、便检测仪。

②放射设备：X线检查设备。

③基本急救设备：氧气瓶、简易人工呼吸器、急救药箱等。

3）三级综合医院的设置要求

除按二级综合医院设置外，三级综合医院感染性疾病科应设置处置室和抢救室等。

（1）处置室：划分无菌区、清洁区与污染区。设有流动水洗手设施。

（2）抢救室：仪器及物品摆放固定，标志醒目。设有抢救床、抢救车、氧气瓶、氧气袋、血压计、除颤器、心电监护仪、专用呼吸机、吸引器、插管物品等，备有常用抢救药品及一次性消耗品如吸痰管、吸氧管、导尿管、采血针、试管、一次性手套等。处置室、抢救室应安装紫外线灯或其他空气消毒器械。

（二）隔离防护的流程和动线

1. 隔离防护的流程

医务人员进出隔离病区流线布局流程示意见图6-1和图6-2。

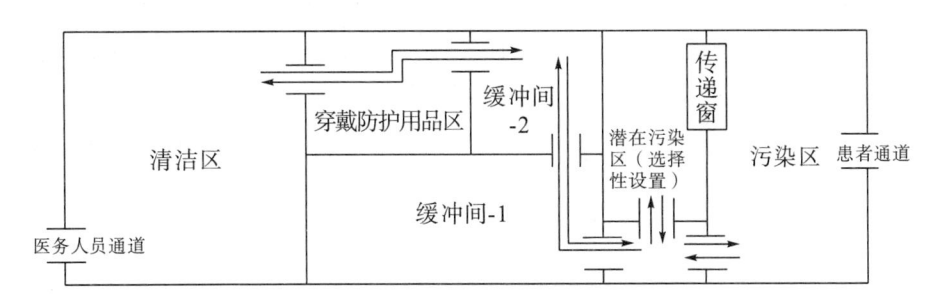

图6-1 同一通道进出流线布局流程示意图

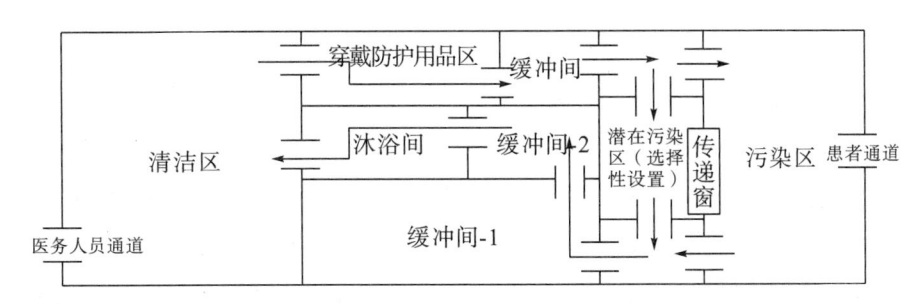

图6-2 不同通道进出流线布局流程示意图

2. 隔离防护的动线说明

（1）潜在污染区包括有相应功能用房设置和无功能用房设置两种基本形式。有相应功能用房设置的，原则上与污染区之间不设人员出入口，物品通过符合设计要求的传递窗传递；无相应功能用房设置的，仅起通道和缓冲作用，可与规范设置的脱除防护用品房间或缓冲间合并设置。

（2）综合考虑满足诊疗救治、降低医务人员暴露风险、提升管理效率、合理控制成本等方面需要，对各功能用房在清洁区、潜在污染区、污染区的设置推荐如下。

①清洁区：宜设置更衣室、淋浴间、医生办公室、会议（会诊）室、清洁区库房、人员休息室及用餐区等。

②潜在污染区：可设置护士站、治疗准备室、库房、配液室等。

③污染区：宜设置病区（室）、处置室、设备间（物品准备间）、污物间、标本存放间、患者配餐间、患者活动区等。潜在污染区未设置功能用房时，护士站、配液室、库房等宜在污染区设置。

（3）规章制度、工作流程、人员诊疗行为和防护用品使用应当与各功能用房实际设置所在区域管理要求一致。

（三）职业暴露与职业防护

1. 医务人员职业暴露防护管理

1）医务人员职业暴露定义

医务人员职业暴露是指医院工作人员在从事诊疗、护理、医疗垃圾清运等工作过程中，意外被血源性传染病或者携带者的血液、体液污染了破损的皮肤或黏膜，或被含有血源性传染病的血液、体液污染了的针头以及其他锐器刺破皮肤，还包括被这类病人抓伤、咬伤等被血源性病原体感染的可能性事件。

2）医务人员职业暴露的适用范围

医务人员职业暴露适用于医院可能接触各类感染性病人以及各种感染性

物质的所有人员，包括医生、护士，各类辅检室如心电图室、内镜室、微生物室、病理科等科室工作人员、临床药师、实习医师、护工和医疗废物处理人员等。

3）组织管理

医务人员职业暴露防护的组织管理由医务科、护理部、院感科负责。医务科负责应急药箱的监督及管理，院感科负责医务人员职业暴露后的调查、核实，医务人员职业暴露防护和处理的技术指导和随访。

医学检验科在意外事件发生接到报告后必须在 24 小时内（尽早）完成当事医务人员和接触源病人血清 HIV 和 HBsAg 等的相关检测。

4）医务人员职业暴露基本预防控制原则

坚持标准预防和安全操作是避免职业暴露医院感染的基本保证，明确自身的免疫状况和暴露源的感染情况将为采取及时、有效的防护措施赢得宝贵的时间，防护的重点是避免与患者或者携带者的血液和体液的直接接触。

5）安全操作

（1）医务人员进行有可能接触病人血液、体液的诊疗和护理操作时必须戴一次性乳胶手套，操作完毕脱去手套后应及时洗手，必要时进行手消毒。

（2）在诊疗、护理操作过程中，有可能发生血液、体液飞溅到医务人员的面部时，医务人员必须穿戴具有防渗透性能的口罩、防护眼镜；有可能发生血液、体液大面积飞溅或者污染医务人员的身体时，还必须穿戴具有防渗透性能的隔离衣或者围裙。

（3）医务人员手部皮肤发生破损，有可能接触别人血液、体液的诊疗和护理操作时必须戴双层手套。

（4）医务人员应在充足的光线下进行侵袭性诊疗、护理操作，并特别注意防止被针头、缝合线、刀片等锐器刺伤或划伤。

（5）使用后的锐器应当直接放入耐刺、防渗漏的利器盒，或者利用针头处理设备进行安全处置，也可以使用具有安全性能的注射器、输液器等，以防刺伤。

（6）禁止将使用后的一次性针头重新套上针头套。禁止用手直接接触使用后的针头、刀片等锐器。

(7) 放射工作人员必须尽量缩短接触射线的时间，尽量增加与射线管的距离，运用各种防护设施与个人防护用品，坚持佩戴个人剂量监测仪。

6) 建立职工健康档案

医务人员健康体检时应把血源性疾病的免疫情况，如乙肝两对半、丙肝抗体、梅毒抗体等作为每年的必检项目，同时指导并鼓励医务人员重视自身的预防接种。

重视对高危险人群的传染病筛查：加强高危险人群的艾滋病、乙肝、丙肝、梅毒等经血传染病的筛查工作。

7) 职业暴露处置流程

(1) 具体处置流程。

医务人员职业暴露应急处理流程见图6-3，预防艾滋病等经血传播性疾病的防护流程见图6-4，医务人员职业暴露应急报告处理流程见图6-5。

(2) 报告。

职业暴露发生后，当事人应尽快报告科室负责人（科主任或护士长）；填写《医务人员血液体液职业暴露登记表》上报至院感科。

(3) 评估、处理。

院感科接到报告后立即对暴露者的职业暴露情况进行评估，并指导处理。首先确定暴露源是否具有传染性（乙肝、丙肝、HIV、梅毒等）及职业暴露当事人免疫情况，如未进行检测须立即抽取患者及职业暴露当事人血液进行检查，但抽取患者血液应遵循知情同意和自愿原则。根据暴露源及职业暴露当事人情况，院感科按照相关传染病情况提出处置建议，其他疾病的处置建议参照相关疾病的预防治疗原则。

(4) 随访。

院感科负责督促职业暴露当事人按时进行疫苗接种和血清学检测，并负责追踪确认化验结果和服用药物，配合医生进行定期监测随访。医院有关知情人应为职业暴露当事人严格保密，不得向无关人员泄露职业暴露当事人的情况。锐器伤处理过程中，院感科要为职业暴露当事人提供咨询，减轻其紧张恐慌心理，稳定情绪。预防用药以及随访时间按照相关规定执行。

第六章 / 传染病临床管理和治疗

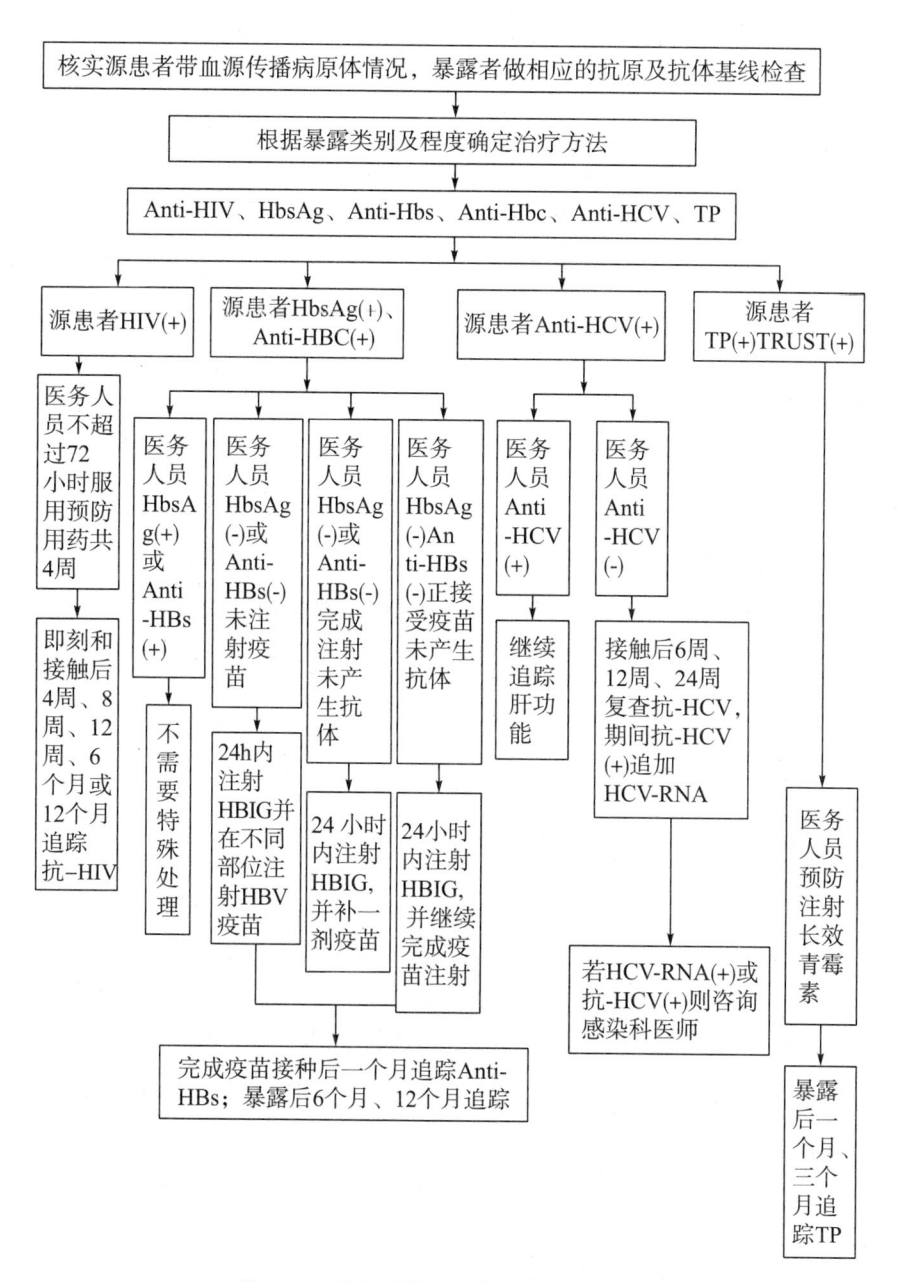

```
核实源患者带血源传播病原体情况，暴露者做相应的抗原及抗体基线检查
                    │
        根据暴露类别及程度确定治疗方法
                    │
    Anti-HIV、HbsAg、Anti-Hbs、Anti-Hbc、Anti-HCV、TP
```

- 源患者HIV(+)
  - 医务人员不超过72小时服用预防用药共4周
  - 即刻和接触后4周、8周、12周、6个月或12个月追踪抗-HIV

- 源患者HbsAg(+)、Anti-HBC(+)
  - 医务人员HbsAg(+)或Anti-HBs(+) → 不需要特殊处理
  - 医务人员HbsAg(-)或Anti-HBs(-)未注射疫苗 → 24h内注射HBIG并在不同部位注射HBV疫苗
  - 医务人员HbsAg(-)或Anti-HBs(-)完成注射未产生抗体 → 24小时内注射HBIG，并补一剂疫苗
  - 医务人员HbsAg(-)Anti-HBs(-)正接受疫苗未产生抗体 → 24小时内注射HBIG，并继续完成疫苗注射
  - 完成疫苗接种后一个月追踪Anti-HBs；暴露后6个月、12个月追踪

- 源患者Anti-HCV(+)
  - 医务人员Anti-HCV(+) → 继续追踪肝功能
  - 医务人员Anti-HCV(-) → 接触后6周、12周、24周复查抗-HCV，期间抗-HCV(+)追加HCV-RNA
  - 若HCV-RNA(+)或抗-HCV(+)则咨询感染科医师

- 源患者TP(+)TRUST(+)
  - 医务人员预防注射长效青霉素
  - 暴露后一个月、三个月追踪TP

图6-3 医务人员职业暴露应急处理流程

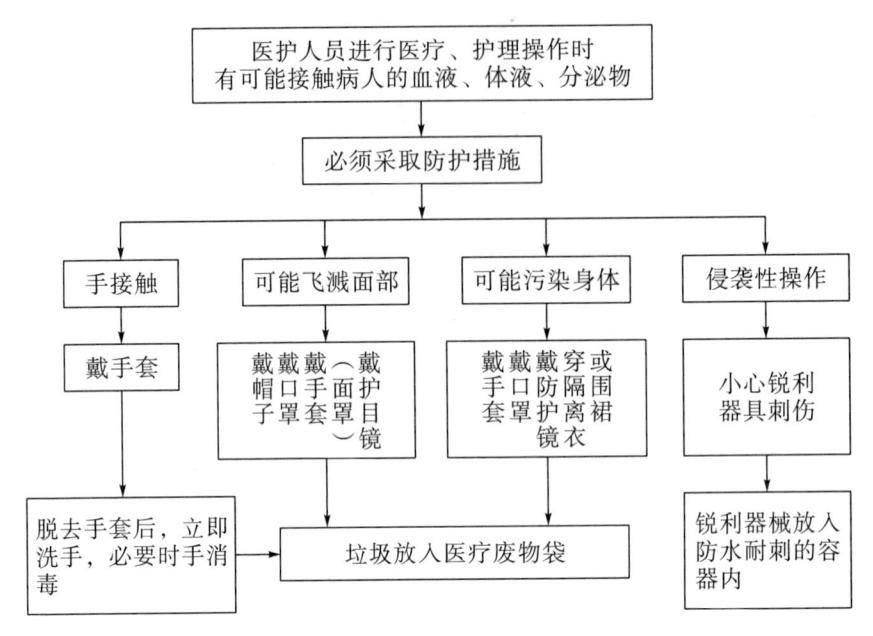

图 6-4 医护人员预防艾滋病等经血液传播疾病的防护流程

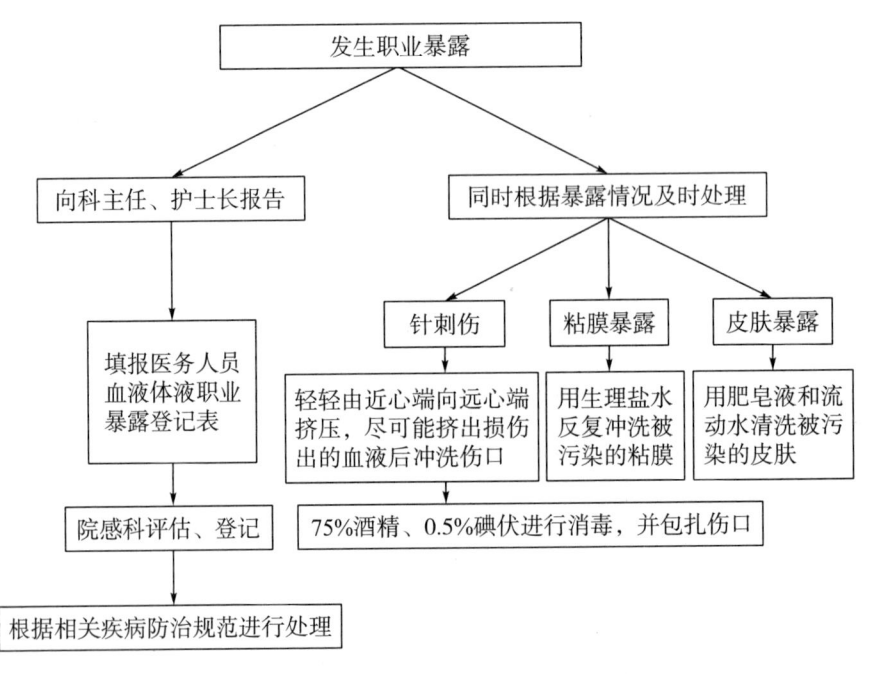

图 6-5 医务人员职业暴露应急报告处理流程

2. 分级防护原则

根据中华人民共和国卫生行业标准 WS/T 511—2016 版《经空气传播疾病医院感染预防与控制规范》，医务人员防护应采取分级防护原则。

(1) 一般防护：适用于普通门（急）诊、普通病房的医务人员。

①严格遵守标准预防的原则。

②穿工作服、戴外科口罩，根据工作需要戴乳胶手套。

③认真执行手卫生。

(2) 一级防护。

①适用于发热门诊与感染性疾病科医务人员。

②穿工作服、隔离衣，戴工作帽、外科口罩、乳胶手套。

③认真执行手卫生。

(3) 二级防护。

①适用于进入疑似或确诊经空气传播疾病患者安置地或为患者提供一般诊疗操作时。

②穿工作服、隔离衣或防护服、鞋套、戴手套、工作帽、医用防护口罩、根据工作需要戴防护面屏或护目镜。

③认真执行手卫生。

(4) 三级防护。

①适用于为疑似或确诊患者进行产生气溶胶操作时，如：为呼吸道传染病患者实施吸痰、气管切开和气管插管等。

②穿工作服、防护服、鞋套、戴工作帽、医用防护口罩、乳胶手套、防护面屏或护目镜。

③认真执行手卫生。

3. 防护用品穿脱流程图

医务人员穿戴防护用品流程示意见图6-6。

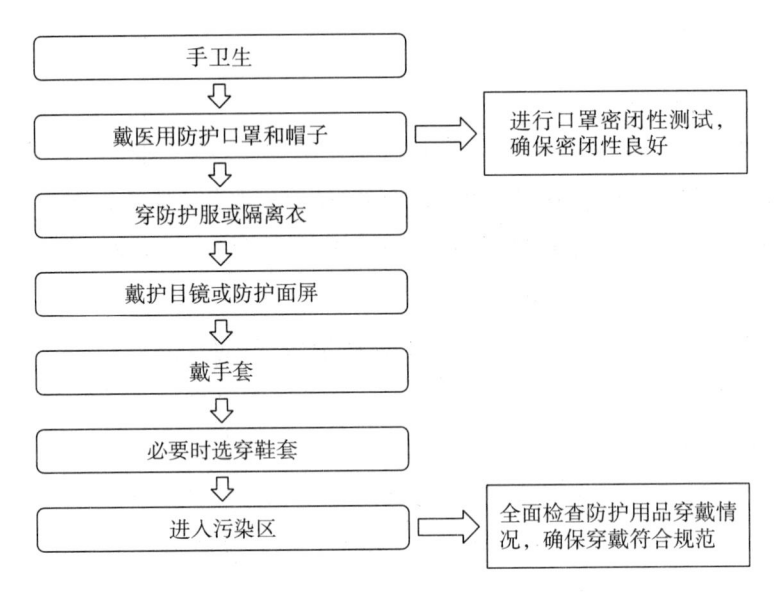

```
┌─────────────────┐
│     手卫生      │
└────────┬────────┘
         ↓
┌─────────────────┐      ┌──────────────────────┐
│ 戴医用防护口罩和帽子 │ ──→ │ 进行口罩密闭性测试,  │
└────────┬────────┘      │ 确保密闭性良好       │
         ↓               └──────────────────────┘
┌─────────────────┐
│ 穿防护服或隔离衣 │
└────────┬────────┘
         ↓
┌─────────────────┐
│ 戴护目镜或防护面屏 │
└────────┬────────┘
         ↓
┌─────────────────┐
│     戴手套      │
└────────┬────────┘
         ↓
┌─────────────────┐
│  必要时选穿鞋套  │
└────────┬────────┘
         ↓
┌─────────────────┐      ┌──────────────────────┐
│    进入污染区    │ ──→ │ 全面检查防护用品穿戴情 │
└─────────────────┘      │ 况,确保穿戴符合规范   │
                         └──────────────────────┘
```

图 6-6　医务人员穿戴防护用品流程示意图

工作人员脱除防护用品流程示意见图 6-7。

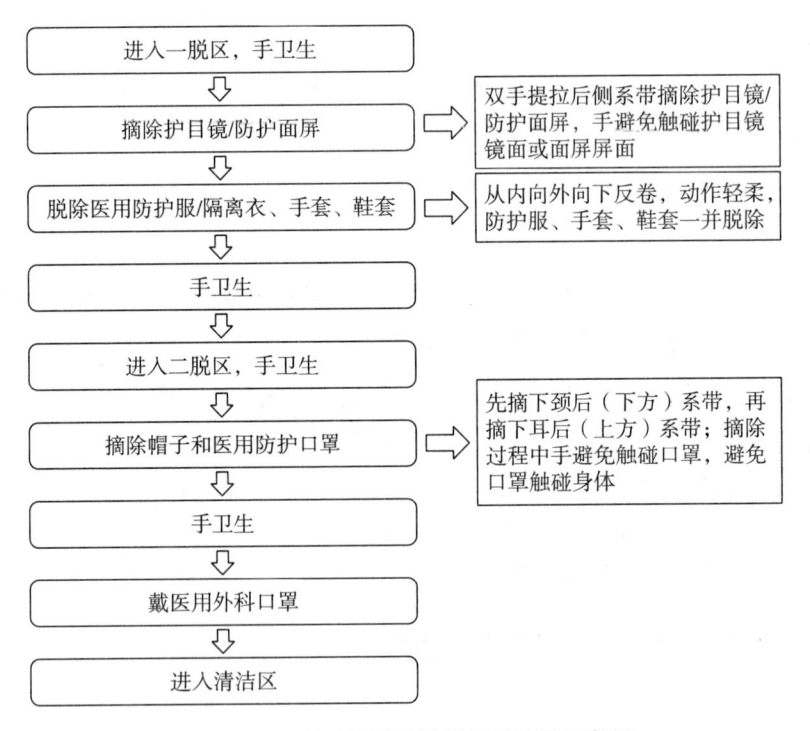

```
┌─────────────────────┐
│   进入一脱区,手卫生  │
└──────────┬──────────┘
           ↓
┌─────────────────────┐    ┌────────────────────────┐
│   摘除护目镜/防护面屏 │ ──→│ 双手提拉后侧系带摘除护目镜/│
└──────────┬──────────┘    │ 防护面屏,手避免触碰护目镜 │
           ↓               │ 镜面或面屏屏面          │
┌─────────────────────────┐ └────────────────────────┘
│ 脱除医用防护服/隔离衣、手套、鞋套 │──→┌────────────────────────┐
└──────────┬──────────────┘         │ 从内向外向下反卷,动作轻柔, │
           ↓                        │ 防护服、手套、鞋套一并脱除 │
┌─────────────────────┐              └────────────────────────┘
│       手卫生        │
└──────────┬──────────┘
           ↓
┌─────────────────────┐
│   进入二脱区,手卫生  │
└──────────┬──────────┘
           ↓
┌─────────────────────┐    ┌────────────────────────┐
│ 摘除帽子和医用防护口罩 │ ──→│ 先摘下颈后(下方)系带,再│
└──────────┬──────────┘    │ 摘下耳后(上方)系带;摘除│
           ↓               │ 过程中手避免触碰口罩,避免│
┌─────────────────────┐    │ 口罩触碰身体            │
│       手卫生        │    └────────────────────────┘
└──────────┬──────────┘
           ↓
┌─────────────────────┐
│    戴医用外科口罩    │
└──────────┬──────────┘
           ↓
┌─────────────────────┐
│      进入清洁区      │
└─────────────────────┘
```

图 6-7　工作人员脱除防护用品流程示意图

三、患者教育和家属沟通

（一）患者和家属的健康教育

对住院及门诊就诊患者和家属必须进行一般卫生知识的宣教及健康教育。

1. 健康教育方式

（1）个体指导：内容包括一般卫生知识，如个人卫生、公共卫生、饮食卫生；常见病、多发病、季节性传染病的防病知识；急救常识、妇幼卫生、婴儿保健、计划生育等知识。在诊疗、护理患者时，结合病情、家庭情况和生活条件做具体指导。

（2）集体讲解：门诊患者可利用候诊时间，住院患者根据作息时间，采取集中讲解、示范、模拟操作相结合及播放电视录像等形式进行。

（3）文字宣传：以黑板报、宣传栏、编写短文、健康教育处方、图画、诗歌等形式进行。

2. 健康教育要求

（1）门诊患者和家属在挂号、分诊、诊治等各个环节均应有相应的卫生知识宣传。

（2）住院患者在入院介绍、诊治护理过程、出院指导内容中均应有卫生常识及防病知识的宣教。住院患者的宣教要记录在健康教育登记表中，并及时进行效果评价，责任护士及患者或家属签名。

3. 健康教育的基本内容

（1）为患者及家属准确且恰当地提供有关的一般公共卫生知识，如传染病防护知识，呼吸系统疾病戒烟重要性，以及宣传有关预防医院内感染知识。

（2）帮助患者及家属了解其疾病的病因、发病机理，合理安排饮食、休息和睡眠，合理用药，掌握适当的活动量。

（3）指导患者及家属如何减少影响健康的种种因素及防止并发症的发生。如对一位将接受手术的患者，医务人员应在术前告诉患者及家属拟作手术前的准备工作、麻醉苏醒后的感觉及配合、预防减少术后并发症的配合方法。

（4）心理卫生教育。

（5）指导患者及家属住院期间及出院后的康复医疗知识以及预防疾病复发的有关知识。

（二）患者和家属的沟通技巧

1. 患者的沟通技巧

医务人员与患者交谈时应做到要以患者为中心，做好倾听者，说话的语气要温柔可亲，即便病人有情绪，作为医务人员也要控制好自己的脾气。如果交谈时发生了纠纷，可以找到科室负责人来处理，交谈中应当注重关心病人的病情和日常起居，如果病人对病情有疑问，务必要反复核对确认后，再和病人解释清楚。医务人员与患者交谈时应注意以下几个方面：

（1）努力做好一个倾听者。医务人员与患者交流，切忌本人滔滔不绝，要多让患者说话，根据患者所说来找到患者所需，进而有效的解决患者所需。

（2）要主动问候患者。如病人在刚入院的时候，要主动迎接病人、介绍环境，此外，要注意"四性语言"，即礼貌性、解释性、安慰性、保护性。

（3）注意语速和语调。医务人员在和患者的交谈过程中，切忌语速过快，以免超过了患者的接受能力。把握好语调和语速，可以让患者产生亲近感。

（4）尊重患者。和患者交谈时要看着对方，不要产生不耐烦的情绪，给患者做治疗的时候，要为患者尽量遮挡，且不可以宣传患者的隐私，对待所有患者要一视同仁，不能因年龄和身份而差别对待。

（5）尽量少用医学术语。医生在交谈时经常使用医学术语，对于患者来说，这往往难以理解，从而影响医患的沟通效果。因此，医务人员最好选择通俗的语言和患者沟通。

医务人员要能通过交谈了解患者的需求，从而有针对性地给予他们帮助和支持。

2. 家属的沟通技巧

患者家属是医务人员在诊疗过程中接触的重要群体，与他们的沟通是医务人员工作中必不可少的一部分。为了进一步促进医患关系，医务人员与患者家属交谈时应做到以下几点。

1）尊重患者家属

患者家属往往会情感、心理发生变化，出于不同的原因和责任要到医院照顾患者，这时候他们会非常敏感，需求也相对特殊。在与患者家属进行沟通时，我们应该尊重他们的感受和意见，想方设法地关心他们的感受，积极采纳他们的合理建议，并及时解答他们的疑虑和问题，以相关事实和数据为依据，给予他们正确的信息和建议，并帮助他们做出理性的决策。

2）关注患者家属的情绪状态

患者家属通常处于紧张、焦虑、恐惧、无助的情绪状态，这也是他们需要医务人员协助的主要原因之一，因此我们需要专业的态度和所需的同情心去倾听，关心他们的情绪变化，给予他们适当的安慰，增强他们对治疗过程的信心。在某些敏感的话题上，需要特别注意措辞，避免引起对方不必要的情绪反应。

3）采用简洁易懂的语言

患者家属可能缺乏必要的医学知识，因此我们应该适当降低医学讲解的难度，利用通俗易懂的语言向他们阐述治疗方案、手术及药物治疗等方面的知识。这样不仅可以增强他们对患者治疗方案的认可度，也可以在一定程度上减少他们因对治疗方案理解不够而造成的压力和焦虑。

4）注重沟通技巧

在与患者家属沟通时，我们需要注重沟通技巧，注意自己的语言和表情，保持友好、诚恳和尊重的态度，表达方式应温和，并避免使用过于生硬或冷漠的语言。比如，我们应该直截了当并且礼貌地回答所遇到的问题而不是表现得挣扎、逃避或模糊不清。我们需要保持高效并积极主动地与患者家属沟通，使其更加理解和接受治疗方案。同时也必须时刻保持耐心、容忍和理解，确保我们的信息能够被患者家属充分接收。

四、与其他医疗机构的合作和转诊流程

（一）传染病转诊

1. 院内转诊

对不具备传染病诊疗条件的科室，在发现传染病病人或疑似病例时，要认真、详细地做好登记，按照传染病管理相关规定进行报告，非危重病人转到感染科归口治疗，危重病人先就地抢救，待病情稳定后再转诊到感染科进一步治疗。转出传染病病人的科室，要按照消毒隔离的要求，做好床单元的终末消毒处置工作。

2. 院外转诊

医疗机构不具备相应救治能力的，应当将传染病患者、疑似患者及其病历记录复印件一并转至具备相应救治能力的医疗机构。转诊过程中，对传染病患者、疑似患者采取必要的隔离防护措施。

对合并患有传染病的危重病人，应当立即就地隔离抢救治疗，待病情稳定后再转诊治疗。

传染病病人使用救护车转运过程中，医务人员、救护车司机要做好自身防护，运送车辆在转运结束后应做好消毒工作。

（二）急救转运队伍和设施配置

1. 急救转运队伍

为快速、高效、规范、有序地开展重大传染病医疗卫生应急救援工作，最大限度地降低可能造成的人员健康危害，发现重大呼吸道传染病患者时，

要按照规定组织急救并做好转运工作。

（1）急救中心应当安排专门的医务人员、司机和救护车承担该类感染者的转运工作。

（2）承担转运任务的医务人员、司机应按照定点救治医院医务人员管理方式严格闭环管理，工作期间不安排执行其他日常转运任务，每个工作周期结束后根据本地防控规定落实健康监测要求。

（3）原则上每转运1车次均应对救护车进行终末消毒，连续转运同一毒株的感染者时可在完成本次转运任务后集中进行终末消毒。

（4）原则上医务人员和司机每执行1车次转运任务后应更换全套个人防护用品，连续转运同一毒株的感染者时可完成本次转运任务后集中更换个人防护用品，但同一套个人防护用品连续使用时间不应超过4小时。

（5）医务人员和司机工作过程中规范做好个人防护，并做好发热、咳嗽等相关症状监测和定期检测，一旦发生感染职业暴露或发现健康状况异常，要及时处置，并按照要求报告。

（6）各级卫生健康行政部门和急救中心要严格落实国家感染防控工作有关要求，切实加强感染防控工作，强化转运及洗消人员感染防控知识与技能培训，考核合格后方能上岗。

2. 急救转运的设施配置要求

（1）呼吸道传染病转运车辆原则上应为负压救护车。原则上应当1车转运1人，对于同一毒株的感染者，1车可转运多人。

（2）转运救护车应随车配备必要的生命支持设备、防护用品、消毒剂（含快速手消毒剂）等，保障患者转运安全。救护车及车载医疗设备（包括担架）应专车专用。

（3）急救中心、定点救治医院应当指定相对独立的专门区域停放转运呼吸道传染病患者的救护车。

（三）传染病转运工作步骤及防护要求

传染病人转运流程及防护要求可以简单描述为以下几个步骤。

（1）确认病情：在病人转运开始之前，要先确认病人是否患有传染病，尤其是呼吸道传染病。

（2）安排转运交通工具：选择适当的交通工具进行转运。根据病人的病情和传染风险评估的结果，可以选择使用救护车、专门的传染病转运车辆或者其他适当的交通工具。

（3）防护装备准备：转运人员需要穿着合适的个人防护装备，包括防护口罩（N95 口罩或类似的高效过滤口罩）、护目镜、防护服、手套等。

（4）防护措施实施：在转运过程中，应采取适当的防护措施，确保转运人员的安全。例如，在搬运病人时要小心谨慎，避免接触病人的体液，避免病人的呼吸道分泌物喷溅到转运人员身上等。

（5）清洁和消毒：转运结束后，交通工具和转运设备需要进行适当的清洁和消毒，以防止传染病的传播。转运人员也应对自己的防护装备进行适当的清洁和消毒。

（6）监测和隔离：在转运过程中，应密切监测病人的病情变化，并在需要时随时调整转运计划。

转运重大呼吸道传染病患者，应严格执行以下转运流程及防护用品穿脱流程：

①转运流程。

穿、戴个人防护用品→出车接感染者→感染者戴外科口罩（病情允许时戴医用防护口罩）→将感染者安置在救护车→将感染者转运至接收医疗机构→车辆及设备消毒、脱摘个人防护用品。

②穿戴及脱摘防护用品流程。

穿戴防护用品流程：洗手或手消毒→戴帽子→戴医用防护口罩（进行口罩密闭性测试，确保密闭性良好）→穿防护服→戴手套→戴护目镜/防护面屏→必要时选穿鞋套。（全面检查防护用品穿戴情况，确保穿戴符合规范。）

脱摘个人防护用品流程：进入一脱间（区），手卫生→摘除护目镜/防护面屏→手卫生→脱除医用防护服、手套、鞋套（从内向外向下反卷，动作轻柔，防护服、手套、鞋套一并脱除）→手卫生→进入二脱间（区）→摘除帽子和医用防护口罩→手卫生→戴医用外科口罩→进入清洁区。

第七章　社区参与和健康教育

第一节　社区参与在传染病管理中的作用

一、传染病社区防治三级网络体系

传染病社区防治三级网络体系需要多个层面和部门的共同努力和协作。通过明确各级职责、加强跨级协作、整合资源、培训与宣传以及监测与评估等策略的实施，可以有效提高社区传染病防治能力，保障居民的健康和安全。

（一）市级卫生健康委员会

作为三级网络体系的顶层，市级卫生健康委员会在传染病社区防治中发挥着核心领导作用。其主要职责包括以下几点。

（1）通过国家出台相应的制度、指南来制定并发布传染病社区防治的政策、指南和标准，为下级机构提供明确的工作方向和要求。

（2）协调并整合各类资源，包括人力、物资和资金，以确保社区防治工作的顺利进行。

（3）监督并评估下级机构的工作进展和成效，及时发现并解决问题。

（二）区级疾病预防控制中心和社区卫生服务机构

区级疾病预防控制中心和社区卫生服务机构是三级网络体系的中坚力量，共同承担着疫情监测、预警、防控等任务。

区级疾病预防控制中心负责收集、分析和报告疫情信息，为决策提供科学依据。同时，它还负责提供技术支持和指导，帮助社区卫生服务机构开展防治工作。

社区卫生服务机构是社区防治的前沿阵地，直接与居民接触，负责开展健康教育、疫苗接种、疫情排查等工作。通过定期巡查、建立居民健康档案等方式，社区卫生服务机构能够及时发现并报告可疑病例，有效阻断疫情的传播。

（三）街道办事处和社区居委会

街道办事处和社区居委会是三级网络体系中的基层单位，它们与居民联系紧密，能够第一时间掌握社区内的疫情动态。

街道办事处负责组织协调辖区内的防治工作，包括人员调配、物资保障等。同时，它还负责监督指导社区居委会的工作。

社区居委会负责具体执行防治措施，包括开展宣传教育、组织居民进行健康监测、协助隔离治疗等。通过发挥居民自治的作用，社区居委会能够动员广大居民积极参与防治工作，形成群防群控的局面。

在构建三级网络体系的过程中，还需要注意以下几点。

（1）加强各级机构之间的沟通与协作，确保信息畅通、资源共享。

（2）定期对各级机构的工作人员进行培训和教育，提高他们的专业素质和应对能力。

（3）建立完善的考核和激励机制，鼓励各级机构积极履行职责、创新工作方法。

综上所述，构建传染病社区防治三级网络体系需要各级机构的共同努力和协作。通过明确职责、整合资源、加强培训等措施，可以确保体系的有效运行，为社区防治传染病提供有力保障。

二、社区网格员信息对接、核实、分析和上报的质控

社区网格员在信息对接、核实、分析和上报的过程中，质控工作是确保数据准确性和完整性的关键环节。

（一）信息对接质控

（1）标准化对接流程：制定明确的信息对接流程，确保网格员能够按照统一的标准进行操作。

（2）对接渠道管理：选择稳定、高效的信息对接渠道，如使用专用数据交换平台或信息系统，避免信息在传输过程中丢失或变形。

（3）对接内容校验：在对接过程中，对接收到的信息进行初步校验，确保信息的完整性和基本准确性。

（二）信息核实质控

（1）多渠道核实：结合实际情况，采用多种核实方式，如电话、实地走访、与其他部门或机构的数据比对等，以提高核实结果的可靠性。

（2）核实记录管理：对每一次核实活动进行记录，包括核实的时间、方式、结果等，以便后续追溯和审计。

（3）反馈与调整：根据核实结果，对原始数据进行必要的调整或修正，并及时将反馈结果通知相关方。

（三）信息分析质控

（1）分析方法选择：根据分析目的和数据特性，选择适当的分析方法，如描述性统计、因果分析等。

（2）数据清洗与预处理：在进行分析前，对数据进行清洗和预处理，消除异常值、缺失值等，确保分析结果的准确性。

(3) 分析结果验证：通过与其他来源的数据或信息进行比对，验证分析结果的合理性和准确性。

（四）信息上报质控

(1) 上报内容审核：对拟上报的信息进行仔细审核，确保内容的真实性、完整性和准确性。

(2) 上报格式规范：制定统一的上报格式和规范，确保上报信息的一致性和可读性。

(3) 上报渠道安全：选择安全可靠的上报渠道，如加密传输、专用网络等，确保信息在传输过程中不被泄露或篡改。

通过以上质控措施的实施，社区网格员可以更好地保障信息对接、核实、分析和上报的质量，为社区管理和服务提供准确、可靠的数据支持。

三、社区卫生服务中心疫情监测和预警工作

社区卫生服务中心在疫情监测和预警工作中扮演着至关重要的角色。基层机构负责密切跟踪疫情动态，及时收集、分析和报告相关信息，以便在疫情暴发前或初期就能采取有效的防控措施。

首先，社区卫生服务中心通过上级单位的指导建立完善的疫情监测体系。包括定期收集居民的健康数据，如体温、症状等，并对这些数据进行分析，以识别可能的疫情风险。同时，社区卫生服务中心还需要与上级卫生部门保持密切联系，及时获取最新的疫情信息和防控指导。

其次，预警机制的建立同样重要。当监测到异常情况或疑似疫情时，社区卫生服务中心应立即启动预警程序，包括向上级卫生部门报告、通知相关机构和人员、开展紧急调查等。这有助于迅速控制疫情的传播，减少其对社区居民的影响。

此外，社区卫生服务中心还需要加强疫情防控知识的宣传和教育。通过举办讲座、发放宣传资料等方式，提高居民对疫情的认识和防范意识，帮助他们掌握正确的防护方法。这有助于降低疫情在社区的传播风险。

同时，社区卫生服务中心还需要加强与其他部门和机构的合作，共同应对疫情挑战。例如，与公安机关合作，加强对外来人员的排查和管理；与教育机构合作，加强学校疫情防控工作；与企事业单位合作，共同开展疫情防控宣传和培训等。

最后，社区卫生服务中心还需要不断完善自身的疫情防控能力和水平。通过加强人员培训、提高设备配置、优化工作流程等方式，提升疫情监测和预警工作的效率和准确性。

总之，社区卫生服务中心在疫情监测和预警工作中发挥着重要作用。通过建立完善的监测体系、预警机制以及加强宣传教育、合作与自身能力建设等措施，可以有效应对疫情挑战，保障社区居民的健康和安全。

四、社区传染病应急处理机制

随着全球化的推进和人口流动的增加，传染病疫情在社区中的传播风险不断增大。因此，构建和完善社区传染病应急处理机制显得尤为重要。一个有效的应急处理机制不仅可以减少疫情传播，还能保障居民的生命安全和身体健康。以下阐述社区传染病应急处理机制的重要性和背景、风险评估与监测、应急预案分类、主要处置流程与措施、资源调配与保障机制、应急培训与演练方案、预警机制及信息发布渠道、预期效果以及结论。

（一）社区传染病应急处理的重要性和背景

社区作为居民生活的基础单位，其安全稳定直接关系到居民的福祉。近年来，各类传染病疫情对社区安全构成了严重威胁。建立有效的社区传染病应急处理机制，旨在提高社区应对突发疫情的能力，降低疫情传播风险，保护居民生命安全。

（二）风险评估与监测

社区传染病应急处理机制的首要任务是进行风险评估与监测。通过对社区内外环境、人口流动、医疗资源等因素的分析,确定可能引发疫情的风险因素。同时,建立定期或实时监测机制,对传染病疫情进行及时发现和预警。

(三) 应急预案分类

针对不同类型和程度的传染病,应编制相应级别和种类的应急预案。这些预案应根据疫情的严重程度、传播速度、影响范围等因素进行分类,确保在应对不同疫情时能够采取有针对性的措施。

(四) 主要处置流程与措施

针对各类传染病,应制定详细的紧急处置流程、措施和组织结构。明确责任人、工作任务和协调机制,确保在疫情发生时能够迅速、有效地进行应对。同时,加强与上级政府、医疗机构等相关部门的沟通与协作,形成合力,共同应对疫情。

(五) 资源调配与保障机制

为确保应急处理机制的顺利执行,应保障足够的人力、物力资源投入。通过制定资源调配方案,确保在疫情发生时能够及时调配相关资源,为应急处理提供有力保障。此外,还应提供必要的支持设施服务,如通信联络、后勤保障等,确保应急处理工作的高效进行。

(六) 应急培训与演练方案

为提高居民及相关部门的反应能力,应制定实用性强、针对性明确的培训计划。通过定期组织现场演练,提高居民的应急意识和自救互救能力。同时,根据演练结果,对应急预案进行持续改进,提升应急处理水平。

(七) 预警机制及信息发布渠道

建立有效的预警机制,确保在疫情发生前后及时向相关人员发布消息。

通过设立专门的信息发布渠道，如社区广播、网络平台等，使居民能够及时获取疫情信息，有序进行疏散或协助防控工作。

（八）预期效果

完善社区传染病应急处理机制后，预期能够显著降低疫情发生的概率，减少居民的生命财产损失。同时，提高社区的整体应对能力，为构建安全、稳定的社区环境奠定坚实基础。

（九）结论

综上所述，建立完善的社区传染病应急处理机制对于保障居民生命安全和身体健康具有重要意义。通过风险评估与监测、应急预案分类、主要处置流程与措施、资源调配与保障机制、应急培训与演练方案、预警机制及信息发布渠道等方面的综合措施，可以显著提高社区应对突发疫情的能力。未来，我们应继续加强研究和实践，不断完善社区传染病应急处理机制，为构建更加安全、稳定的社区环境贡献力量。同时，提高居民的安全意识，共同维护社区的安全稳定。

第二节　健康教育在传染病预防中的重要性

一、建立社区传染病健康教育制度

（一）社区传染病健康教育制度定义

社区传染病健康教育制度是为了提高社区居民对传染病的认知、预防意识和防控能力，保障公众健康和安全而制定的一系列措施。该制度通过系统的健康教育活动，向社区居民普及传染病的定义、传播途径、症状、预防措施等基本知识，引导公众养成良好的个人卫生习惯，并介绍传染病的流行状况和防控措施。

此外，制度还包括针对不同传染病的传播途径和特点进行针对性的预防措施培训，培训医疗卫生机构和从业人员的传染病防控知识和技能，以促进传染病的早发现、早报告、早隔离和早治疗，有效控制传染病的传播和流行。

（二）如何建立社区传染病健康教育制度

建立社区传染病健康教育制度需要遵循一系列步骤，确保制度能够有效地提高社区居民对传染病的认知、预防意识和防控能力。以下是一些关键步骤。

（1）调研与需求分析。首先，对社区进行调研，了解居民对传染病知识的掌握情况、卫生习惯以及健康教育需求。这有助于确定健康教育的重点和方向。

（2）制定制度框架。基于调研结果，制定社区传染病健康教育制度的框架，明确制度的目标、原则、内容、实施方式等。

（3）内容设计。设计具体的教育内容，包括传染病的基本知识、传播途径、预防措施等。应针对社区居民的特点和需求，采用通俗易懂的语言和形式。

（4）教育形式与渠道。确定健康教育的形式和渠道，如举办讲座、发放宣传资料、制作宣传栏、利用社交媒体等。确保信息能够广泛、有效地传达给居民。

（5）培训与教育。对社区工作人员进行传染病健康教育培训，提高他们的专业知识和教育技巧。同时，定期组织居民参加健康教育活动，提高他们的防控意识和能力。

（6）监测与评估。建立监测和评估机制，定期评估健康教育活动的效果，收集居民的反馈意见，以便对制度进行调整和完善。

（7）政策支持与资源保障。争取政府和相关部门的政策支持，为健康教育活动提供必要的资金、场地和设施等资源保障。

通过以上步骤，可以建立一个相对完善的社区传染病健康教育制度。然而，制度的建立只是第一步，更重要的是要确保制度的长期有效实施，这需要社区各方面的共同努力和持续投入。

二、加强社区传染病健康教育宣传

（一）社区传染病健康教育宣传内容

社区传染病健康教育的宣传内容应全面且具体，以便居民能够充分了解传染病的危害和防控方法。以下是一些关键的宣传内容。

1. 传染病基础知识

（1）传染病的定义：传染病是由各种病原体引起的能在人与人、动物与动物或人与动物之间相互传播的一类疾病。

（2）传染病的分类：依据《中华人民共和国传染病防治法》和《突发公共卫生应急事件与传染病监测信息报告》，传染病主要分为甲类、乙类和丙类。

①甲类传染病主要包括鼠疫和霍乱，这些是属于国家强制管理的类型。对于甲类传染病的携带者、疑似感染者或者密切接触者，都需要进行严格的控制、隔离和治疗。

②乙类传染病则包括多种类型，共有 28 种，其中包括传染性非典型肺炎、艾滋病、病毒性肝炎、脊髓灰质炎、人感染高致病性禽流感、麻疹、狂犬病、流行性乙型脑炎、登革热等。对于乙类传染病，管理相对严格，需要采取一定的控制措施。值得注意的是，虽然传染性非典型肺炎、炭疽中的肺炭疽在乙类传染病中，但它们的报告和控制措施需要按照甲类传染病进行。

③丙类传染病则包括流行性感冒、流行性腮腺炎、风疹、急性出血性结膜炎、麻风病等，共有 11 种。这类传染病通常被视为监测管理的重点，发现后需要在一定时间内上报。

（3）传染病的传播途径：传染病的传播途径多种多样，主要包括以下几种。

①呼吸道传播：病原体存在于空气的飞沫或气溶胶中，易感者吸入后被

感染。例如，流感、麻疹、白喉、结核病、禽流感等，都是通过这种方式传播的。

②消化道传播：病原体污染食物、水源、食具，易感者进食时获得感染。例如，菌痢、伤寒、霍乱、细菌性痢疾等，都是通过消化道传播的。

③接触传播：直接接触，是指易感者与传染源直接接触而受到感染，如皮肤炭疽和狂犬病等；间接接触，是指易感者通过接触污染的物品或环境而感染，如乙型肝炎、血吸虫病和钩体病等。

④虫媒传播：被病原体感染的吸血的节肢动物，如蚊子、苍蝇、蜱虫等，在叮咬时可将病原体传染给易感者。例如，蚊子可以传播疟疾和丝虫病，恙虫可以传播恙虫病，而蝇类则可以传播多种肠道传染病。

⑤血液传播：某些病原体通过血液传播，如艾滋病。

⑥性传播：病原体通过性接触传播，如艾滋病、梅毒等。

⑦母婴传播：病原体在母亲体内通过胎盘、产道或哺乳等方式传播给胎儿或婴儿，如艾滋病、乙肝等。

此外，还存在一些其他传播途径，如水生动物传播等。了解这些传播途径对于预防和控制传染病具有重要意义。

2. 传染病的预防与控制

（1）个人卫生习惯：强调勤洗手、戴口罩、保持社交距离等个人卫生习惯的重要性。

（2）疫苗接种：疫苗接种是预防和控制传染病最有效、最经济的手段。疫苗可以激活人体的免疫系统，产生针对特定病原体的免疫力，从而保护人体免受感染。通过大规模接种，可以在人群中形成免疫屏障，有效阻断病原体的传播，减少疫情的发生和流行。

（3）环境卫生：倡导保持家庭环境清洁，避免病菌滋生。

3. 常见传染病及其特点

（1）流行性感冒（流感）。

症状：高热、全身肌肉疼痛、头痛、咳嗽、流鼻涕、喉咙痛等。

传播途径：主要通过空气中的飞沫传播。

特点：流感具有较强的传染性和流行性，常在冬季高发，可能导致严重的并发症，特别是对于老年人、儿童以及患有慢性疾病的人群。

（2）乙型肝炎。

症状：可能出现乏力、食欲不振、恶心、呕吐、腹痛等症状，长期可能导致慢性肝炎、肝硬化和肝癌。

传播途径：主要通过血液、性接触和母婴传播。

特点：乙型肝炎病毒感染后，部分患者可能转为慢性携带状态，长期影响健康。

（3）艾滋病。

症状：发热、淋巴结肿大、皮疹、乏力等，随着病情发展，可能出现各种严重并发症。

传播途径：主要通过性接触、血液和母婴传播。

特点：艾滋病病毒破坏人体免疫系统，导致患者易感染各种疾病，且目前尚无根治方法。

（4）疟疾。

症状：寒战、高热、出汗、乏力等。

传播途径：主要通过感染了疟原虫的雌性按蚊叮咬传播。

特点：疟疾在热带和亚热带地区较为常见，具有一定的季节性和地方性。

（5）结核病。

症状：咳嗽、咳痰、胸痛、发热等。

传播途径：主要通过呼吸道传播。

特点：结核病在全球范围内都有发生，特别是在发展中国家，其传染性较强，且治疗周期较长。

除上述传染病外，还有许多其他常见的传染病，如大肠杆菌感染、沙门菌感染、麻疹、风疹等。每种传染病都有其特定的传播途径和症状，因此，预防和控制措施也各不相同。

4. 特定人群的防护

（1）老年人：提醒老年人注意身体保暖，避免去人群密集的场所。

（2）儿童：强调家长要关注孩子的健康状况，及时发现并处理异常症状。

（3）孕妇：提供孕妇在传染病流行期间的特殊防护建议。

5. 心理健康教育

（1）强调面对传染病时保持冷静、乐观的心态，避免恐慌和过度焦虑。

（2）提供心理调适的方法和途径，帮助居民更好地应对传染病带来的压力。

此外，宣传内容还应结合当地实际，根据传染病的流行情况和特点进行具有针对性的宣传。同时，宣传形式要多样化，可以利用宣传栏、海报、微信公众号等多种渠道进行宣传，确保信息能够广泛覆盖社区居民。

（二）如何加强社区传染病健康教育的宣传

加强社区传染病健康教育的宣传是确保居民充分了解和掌握传染病防控知识、提高防控意识的关键环节。以下是一些加强社区传染病健康教育宣传的有效方法。

1. 制订全面的宣传计划

（1）明确宣传目标：针对不同年龄段、职业和健康状况的居民，设定具体的宣传目标。

（2）制定宣传内容：结合当地传染病流行情况，制定针对性强、通俗易懂的宣传内容。

（3）确定宣传方式：采用线上与线下相结合的方式，确保信息能够覆盖更多居民。

2. 利用多种渠道进行宣传

（1）社区公告栏与宣传栏：定期更新传染病防控知识，吸引居民关注。

（2）微信公众号与小程序：推送相关文章、视频和音频，方便居民随时学习。

（3）举办讲座与活动：邀请专家开展讲座，组织居民参与健康知识竞赛等活动。

3. 加强合作与联动

（1）与医疗机构合作：邀请医生、护士等专业人员参与宣传活动，提供权威指导。

（2）与其他社区组织合作：共同举办宣传活动，扩大影响力。

（3）与政府部门合作：争取政策支持，获取更多宣传资源和渠道。

4. 注重宣传效果评估与反馈

（1）设立反馈渠道：通过问卷调查、线上留言等方式收集居民反馈信息。

（2）分析宣传效果：根据反馈和宣传数据，评估宣传效果，调整宣传策略。

5. 强化居民参与和互动

（1）鼓励居民分享经验：邀请居民分享自己的防控经验和故事，增强宣传的感染力。

（2）开展互动问答：通过线上平台或现场活动，回答居民关于传染病防控的疑问。

综上所述，加强社区传染病健康教育的宣传需要制订全面的计划、利用多种渠道进行宣传、加强合作与联动、注重效果评估与反馈以及强化居民参与和互动。通过这些措施，可以确保宣传工作的有效性和针对性，提高居民的传染病防控意识和能力。

三、开展社区传染病健康教育活动

(一) 如何开展社区传染病健康教育活动

开展社区传染病健康教育活动是一项至关重要的任务,旨在提高社区居民对传染病的认识,增强自我防护能力,降低疾病传播风险。以下是有效开展此类活动的一些建议。

1. 策划阶段

(1) 需求分析:了解社区居民的年龄、职业、健康状况等,分析他们对传染病知识的需求和关注点。

(2) 目标设定:明确活动的目标,如提高居民对特定传染病的认识、掌握基本防护技能等。

(3) 内容设计:根据需求分析,设计活动内容和形式,确保内容科学、准确、易懂。

2. 实施阶段

(1) 宣传推广:通过社区公告栏、微信群、公众号等渠道,提前发布活动信息,吸引居民参与。

(2) 讲座与培训:邀请医生、专家等开展讲座,讲解传染病的传播途径、症状、预防措施等;同时组织培训活动,教授居民正确的洗手、口罩佩戴等防护技能。

(3) 互动与体验:设置互动环节,如问答、游戏等,让居民在轻松愉快的氛围中学习传染病知识;提供防护用品体验区,让居民了解并试用各类防护产品。

3. 评估与反馈阶段

(1) 效果评估:通过问卷调查、现场观察等方式,评估活动的效果,了解居民对活动的满意度和收获。

（2）反馈收集：收集居民对活动的意见和建议，以便改进后续活动。

（3）总结分享：将活动成果和经验进行总结，分享给其他社区或组织，推动传染病健康教育工作的深入开展。

此外，为确保活动的顺利进行，还需注意以下几点。

（1）资源保障：提前准备好活动所需的场地、设备、材料等，确保活动顺利进行。

（2）人员组织：组建活动筹备小组，明确各成员的职责和任务，确保活动有序进行。

（3）安全保障：在活动期间，注意保障参与者的安全，遵守相关规定，确保活动安全无虞。

综上所述，开展社区传染病健康教育活动需要精心策划、认真实施、及时评估与反馈。通过科学有效的活动形式和内容，提高社区居民对传染病的认识和防护能力，共同维护社区的健康与安全。

（二）开展社区传染病健康教育活动实例

活动名称："共抗艾滋、共享健康"。

活动背景：深入贯彻党的二十大精神，践行"人民至上，生命至上"的理念，提升居民对传染病的认识和自我防护能力，进一步普及艾滋病防治、预防艾滋病母婴传播知识。捍卫人民群众的身体健康。

活动内容如下。

（1）艾滋病知识讲座。

邀请当地医院的医生为居民讲解性病、艾滋病的传播途径、症状、预防措施等知识。介绍艾滋病感染现状及艾滋病给家庭和社会带来的危害，教育家人要洁身自爱，杜绝不安全性行为。

（2）宣传资料发放。

制作并发放艾滋病防控知识宣传册、海报等，让居民可以随时查看和学习。宣传资料内容丰富、图文并茂，方便居民理解和记忆。

(3) 健康咨询与义诊。

设立健康咨询台，为居民提供艾滋病相关咨询服务。同时邀请医生进行义诊，为居民提供个性化的健康建议。

(4) 在线有奖问答。

设置有奖问答环节，检验居民对艾滋病知识的掌握情况，激发居民的参与热情。

活动效果：此次活动得到了社区居民的积极响应和广泛参与。通过讲座、培训、咨询、有奖问答等多种形式的活动，使居民对艾滋病的认识有了显著提升，自我防护能力得到增强。

第三节　针对特定人群的社区传染病健康教育

一、呼吸道传染病

健康教育是通过信息传播和行为干预，帮助个人和群体掌握卫生保健知识、树立健康观念，自觉采纳健康行为和生活方式的教育活动与过程。

(1) 正确佩戴口罩可有效阻断病毒经呼吸道飞沫传播。呼吸道传染病主要通过近距离呼吸道飞沫传播。正确选择与佩戴口罩既可保护自己不被他人传染，也是保护他人不被传染的有效措施。前往人员密集的公共场所或乘坐公共交通工具时，佩戴一次性使用医用口罩。儿童可选用符合国家标准的儿童专用口罩，1岁以下婴幼儿不宜戴口罩。在空旷地带和通风良好的户外场所，也可不佩戴口罩。正确佩戴一次性使用医用口罩的方法是：口罩颜色深的一面向外，有鼻夹的一边向上，上下拉开褶皱，包覆住口鼻及下颌，按捏鼻夹，使之紧贴鼻梁。口罩脏污、变形、损害或有异味时，应及时更换。

(2) 勤洗手，避免用不干净的手触摸口、眼、鼻。洗手是预防传染病最简便有效的措施之一，日常工作、生活中，手随时可能接触到被病菌污染的物品，如果不及时正确洗手，病原体则可能通过手接触嘴巴、眼睛、鼻子的黏膜而侵入人体。通过洗手可以有效切断这一传播途径，降低感染的风险。

以下情况应及时洗手：

①外出归来。

②接触公共设施或物品（如扶手、门柄、电梯按钮等）后。

③戴口罩前及摘口罩后。

④接触泪液、鼻涕、痰液和唾液后。

⑤咳嗽、打喷嚏用手遮挡后。

⑥护理患者前后。

⑦准备食物前。

⑧用餐前。

⑨上厕所后。

⑩抱孩子、喂孩子食物前，处理婴儿粪便后。

⑪接触动物或处理动物粪便后。

⑫其他需要洗手的情形。

要用流动水和肥皂或洗手液规范洗手，正确洗手的步骤如下：

第一步，用流动水将双手淋湿。

第二步，取适量洗手液（或肥皂）均匀涂抹双手。

第三步，认真搓洗双手不少于20秒。

①洗手掌。手心相对，手指并拢相互搓揉。

②洗手背。手心对手背，手指交叉，沿指缝相互揉搓。双手交换进行。

③洗指缝。手心相对，手指交叉，相互搓揉。

④洗指背。一只手弯曲呈空拳状，放于另一只手的手心，旋转搓揉。双手交换进行。

⑤洗拇指。一只手握住另一只手的大拇指，旋转搓揉。双手交换进行。

⑥洗指尖。一只手五指指尖并拢，放在另一只手的手心，旋转搓揉。双手交换进行。

⑦洗手腕。一只手握住另一只手的手腕部，旋转搓揉。双手交换进行。

第四步，完成上述步骤后，用流动水把双手冲洗干净。

第五步，捧起一些水，冲淋水龙头后，再关闭水龙头（如果是感应式水龙头无此步骤)。

第六步,用清洁毛巾或纸巾擦干双手,也可用干手机吹干。

不方便洗手时,可以使用含酒精成分的免洗洗手液进行手部清洁。不确定手是否清洁时,避免用其接触口、眼、鼻。

(3) 勤开窗通风。保持室内空气流动,可有效降低室内空气中病毒和细菌的浓度,减少疾病传播风险。每天早、中、晚均应各开窗通风 1 次,每次通风 15 分钟以上。

(4) 咳嗽、打喷嚏时应主动避开他人,用纸巾或肘袖遮掩口鼻。不在公共场所大声喧哗,避免与有发热、咳嗽症状者近距离接触,吐痰时用纸巾包裹放入垃圾桶。

(5) 做好居室清洁和消毒。保持良好的居家卫生习惯与居室卫生,可有效阻断呼吸道传染病的传播。主要做好以下几点:

①不共用毛巾等个人卫生用品,保持餐具清洁。

②外出穿戴的衣物要勤换洗,要勤晒衣被。

③家居表面保持清洁。门把手、电话座机、手机、电视遥控器、桌面、地面等经常接触的表面可以用 75％的酒精或稀释的 84 消毒液等擦拭消毒(按产品说明书使用)。

二、以艾滋病、梅毒为代表的血源性传播疾病

艾滋病离我们的生活并不遥远。艾滋病是一种危害大、死亡率高的严重传染病,目前不可治愈、无疫苗预防。

感染艾滋病病毒后,人体的免疫系统会遭受严重破坏,导致一些机会性致病菌侵入人体引发严重疾病甚至死亡,对人身健康危害巨大且病死率很高。到目前为止,还没有发现治愈艾滋病的方法,全世界仍无预防艾滋病病毒感染的疫苗问世。艾滋病需要终身治疗,会给家庭和个人带来一定负担。一旦感染艾滋病,患者需要终身进行治疗,终身服药会对肝、肾等代谢器官产生一定影响,药物也会产生一些副作用。

感染艾滋病会给学习、生活带来巨大影响。对于家庭、父母心存愧疚;

需要终身规律服药、精神压力增大。病毒会缓慢破坏人的免疫系统，若不坚持规范治疗，发病后病情发展迅速。

发病后的常见症状包括皮肤、黏膜出现感染，出现单纯性疱疹、带状疱疹、血疱、瘀斑、持续性发热、肺炎、肺结核、呼吸困难、持续性腹泻、便血、肝脾肿大、并发恶性肿瘤等。艾滋病病毒感染者的外表在发病前与正常人无异。

1. 预防知识

（1）学习掌握性健康知识，提高自我保护意识与技能，培养积极向上的生活方式。掌握科学的性知识，树立正确的性观念，保证安全的性行为。性既不神秘、肮脏，也并非自由、放纵。性冲动是一种正常的生理现象，是成长的必经过程。青年学生应积极接受性健康教育，丰富课余生活，提高自制力。

（2）艾滋病目前没有疫苗可以预防，掌握预防知识，拒绝危险行为。做好自身防护才是最有效的预防手段。正确使用合格的安全套，可有效预防艾滋病/病毒的感染与传播。

（3）艾滋病通过含有艾滋病病毒的血液和体液（精液、阴道分泌物等）传播，蚊虫叮咬不会传播艾滋病病毒，日常学习和生活接触不传播。艾滋病病毒在血液、精液、阴道分泌物、母乳、伤口渗出液中存在量大，具有很强传染性。包括血液传播、性传播、母婴传播。

（4）注射吸毒会增加经血液感染艾滋病病毒的风险。若与艾滋病病毒感染者共用针具，会通过污染的针具传播病毒。使用新型毒品、醉酒会增加经性途径感染艾滋病病毒的风险。因为使用新型毒品（冰毒、摇头丸等）或醉酒可刺激或抑制中枢神经活动，降低风险意识，发生不安全性行为的概率会增加，从而增大艾滋病病毒感染的风险。

（5）性病可增加感染艾滋病病毒的风险，必须及时到正规医疗机构诊治。特别是梅毒、生殖器疱疹等以生殖器溃疡为特征的性病，艾滋病病毒更容易通过溃疡入侵身体。

（6）无保护的商业性行为感染艾滋病病毒的风险很大。

（7）暴露后 72 小时内尽早使用阻断药，可减少艾滋病病毒感染的风险。发生暴露后，如果同艾滋病病毒感染者发生了无保护措施的性行为，可以使用药物阻断。服药周期为 28 天。服用艾滋病病毒感染者抗病毒治疗的药物，根据当地药品的可及性及医生评估后开具用药方案。服药时间越早，保护效果越好。首次服药不超过暴露后 72 小时。

2. 艾滋病的检测

发生高危性行为应及时检测。在非正规医疗机构使用未严格消毒的器具，可以及时检测。梅毒、淋病、尖锐湿疣等性病患者应检测。

（1）检测时段。

是否感染艾滋病不能马上检出，存在窗口期，即从艾滋病病毒感染到血液中能检出抗体或核酸的这段时期。抗体检测的窗口期一般为 4~12 周，核酸检测的窗口期为 1~4 周。

目前最常用的是抗体检测，建议在高危行为 4 周后检测抗体，大多数感染者可以检测到。如果 4 周后检测结果为阴性，则可以等到 8 周或 12 周后再检测。一般情况下，如果 12 周之内没有再发生高危行为，也没有检测到抗体，就可以排除艾滋病感染。

（2）检测地点。

各地疾控中心自愿咨询检测（VCT）门诊、各地县级以上医院均可以提供检测服务。

提供初筛检测服务的自愿咨询检测机构名录和提供确证检测服务的确证实验室名录可以在中国疾病预防控制中心性病艾滋病预防控制中心官网查询。

另外，自我检测是世界卫生组织推荐的一种检测手段，已有检测试剂获得认证，但我国还没有产品获得认证。

（3）检测结果阳性的处理方案。

①可以到当地的疾病控制机构获得免费、保密、专业的咨询和心理支持服务。

②尽早接受抗病毒治疗。国家有免费抗病毒治疗药物，每个地区都有开

展抗病毒治疗的定点医院。

③采取防护措施，保护伴侣不被感染，同时告知伴侣接受检测。

三、肺结核

肺结核是长期严重危害健康的慢性传染病，由结核分枝杆菌引起，主要侵害人体肺部，发生肺结核。肺结核在我国法定报告甲、乙类传染病中，发病数和死亡数排在第 2 位。肺结核若发现不及时，治疗不彻底，会对身体造成严重危害，甚至可引起呼吸衰竭和死亡。

肺结核主要通过呼吸道传播。肺结核患者通过咳嗽、咳痰、打喷嚏将结核菌播散到空气中，健康人吸入带有结核菌的飞沫即可能受到感染。与肺结核患者共同居住，同室工作、学习的人都是其密切接触者，有可能感染结核菌，应及时到医院排查。艾滋病病毒感染者、免疫力低下者、糖尿病患者、肺尘埃沉着病患者、老年人等都是容易发病的人群，应每年定期进行结核病检查。

肺结核的常见症状是咳嗽、咳痰，如果这些症状持续 2 周以上，应高度重视，要及时到当地结核病定点医疗机构检查。肺结核还伴有痰中带血、低烧、夜间出汗、午后发热、胸痛、疲乏无力、体重减轻、呼吸困难等症状。

肺结核患者咳嗽、打喷嚏时，应当避让他人、遮掩口鼻。肺结核患者不要随地吐痰，要将痰液吐在有消毒液的带盖痰盂里，不方便时可将痰吐在消毒湿纸巾或密封痰袋里。肺结核患者尽量不去人群密集的公共场所，若必须去，应当佩戴口罩。居家治疗的肺结核患者，应当尽量与他人分室居住，保持居室通风，佩戴口罩，避免家人被感染。肺结核可防可治。加强营养，提高身体抵抗力，有助于预防肺结核。规范全程治疗，绝大多数患者可以治愈，还可避免传染他人。

肺结核治疗全程为 6~8 个月，耐药肺结核治疗全程为 18~24 个月。

肺结核患者如果不规范治疗，容易产生耐药肺结核。一旦耐药，治愈率低，治疗费用高，社会危害大。

四、特定人群传染病健康教育实例

健康教育活动是针对辖区内主要健康问题和居民健康教育需求，面向公众或目标人群开展义诊、咨询等健康教育活动。

（一）确定主题及内容

（1）确定活动主题：根据辖区主要健康问题、健康主题日的宣传主题、居民健康教育需求确定活动主题。

（2）确定活动内容：活动口号要响亮、朗朗上口，具有较好的倡导和动员效果，能够吸引居民参与。

（3）确定活动形式：义诊、咨询等。

（4）确定活动时间、地点。

（5）确定目标人群。

（6）确定专家。

（7）确定发放健康教育资料种类与数量。

（二）准备活动资料

（1）活动的宣传横幅。

（2）展板、海报、宣传单等健康教育资料。

（3）签到表、效果评价问卷、资料发放登记表等资料。

（4）健康教育传播实物、小礼品等物品。

（5）义诊和体检，需要准备相关的体检设备、仪器、试剂。

（6）现场播放的音像资料，需要准备显示器、投影仪、DVD/VCD播放机、音响、电源等设备。

（7）其他设备、器材，如照相机、演示器材和模型。

（三）协调活动场地

与管理活动场地的单位联系，借用或租用场地；或通过街道办事处、乡政府、居委会、村委会协调活动场地。

(四)发布活动通知

(1)及时发布通知。确定活动主题、内容、时间、地点后,及时将活动信息发给目标人群,一般至少提前一周发布,使目标人群有充足时间调整工作和安排生活,最好在活动前一天再次进行提示。

(2)采取多种途径发布活动通知。

①通过社区健康教育工作网络发布活动通知。

②在辖区人群集中的场所张贴活动通知,如基层医疗卫生机构宣传栏、社区宣传栏、活动中心等。

③电话通知。

④利用社区广播播报活动通知。

⑤针对门诊就诊者或咨询者发放活动通知。

(五)组织开展活动

(1)提前布置活动场地,调试设备。

(2)联系义诊和咨询专家,组织目标人群签到。

(3)开展活动,对参与人数和主要内容进行记录。

(4)讲解与发放健康教育资料,对发放数量进行登记。

(5)填写活动记录表,整理资料。

第四节 社区居民的传染病防控意识

一、社区居民传染病档案

(一)建立社区居民传染病档案

建立社区居民传染病档案主要是为了系统地记录和管理社区居民在传染

病方面的相关信息。这对疾病预防控制、疫情监测和应对等具有重要意义。

社区居民传染病档案包含个案调查表、传染病随访表、居家隔离告书、病家消毒告知书、痊愈居民隔离证明等。

建立社区居民传染病档案具有以下意义：

（1）建立社区居民传染病档案有助于疾控机构全面了解社区居民的传染病情况，包括病例数量、病情、传播途径等，从而有效制订更有针对性的防控策略，提高防控效果。

（2）社区居民传染病档案可用于疫情监测和预警。通过分析档案数据，及时发现疫情变化趋势，提前采取防控措施，防止疫情扩散。

（3）传染病档案还可用于科研和教育。科研人员可以通过分析档案数据研究传染病的发病机理、传播规律等，为制订有效的防控措施提供科学依据。传染病档案作为教育材料可向大众普及传染病防控知识，提高其防控意识和能力。

建立社区居民传染病档案时，要确保档案的准确性和完整性，及时更新和维护。另外，要注意保护居民的隐私，避免信息泄露和滥用。

（二）社区居民传染病档案模板

社区居民传染病档案是居民健康档案管理的重要组成部分，是传染病联防联控的基础，对于传染病的联防联控至关重要。社区居民传染病档案的模板有以下几种。

1. 常见个案调查表

（1）流感病个案调查表。

流行性感冒流行病学个案调查表

国标码□□□□□□　　　　病例编码□□□□

1. 一般情况

1.1 姓名：_____。若为14岁以下儿童，家长姓名：_____

1.2 性别（1）男　（2）女

1.3 年龄（岁）：_____

1.4 职业（1）幼托儿童 （2）散居儿童 （3）学生 （4）教师 （5）保育员及保姆 （6）餐饮食品业从业者 （7）商业服务 （8）医务人员 （9）工人 （10）民工 （11）农民 （12）牧民 （13）渔（船）民 （14）干部职员 （15）离退人员 （16）待业 （17）其他：_____ （18）不详

1.5 文化程度（1）学龄前儿童 （2）文盲 （3）小学 （4）初中 （5）高中 （6）大学及以上 （7）不详

1.6 现住址：_____

1.7 户口所在地：_____

1.8 工作（学习）单位：_____

1.9 联系人：_____ 联系电话：_____

2. 发病情况

2.1 发病日期：_____年____月____日

2.2 发病地点：_____

2.3 初诊时间：_____年____月____日

2.4 确诊时间：_____年____月____日

2.5 诊断医院：_____

2.6 住院时间：_____年____月____日

2.7 出院时间：_____年____月____日

2.8 转归情况（1）死亡 （2）痊愈 （3）其他

3. 临床资料

3.1 发热持续_____天

3.2 最高体温_____℃

3.3 有无如下症状

3.3.1 发热 （1）有 （2）无

3.3.2 畏寒 （1）有 （2）无

3.3.3 乏力 （1）有 （2）无

3.3.4 咳嗽 （1）有 （2）无

3.3.5 头痛 （1）有 （2）无

3.3.6 腹背酸痛 （1）有 （2）无

3.3.7 四肢酸痛 （1）有 （2）无

3.3.8 咽痛 （1）有 （2）无

3.3.9 鼻塞 （1）有 （2）无

3.3.10 流鼻涕 （1）有 （2）无

3.3.11 打喷嚏 （1）有 （2）无

3.3.12 恶心 （1）有 （2）无

3.3.13 呕吐 （1）有 （2）无

3.3.14 腹泻 （1）有 （2）无 如有腹泻，每日大便____次

3.4 有无下列并发症

3.4.1 肺炎 （1）有 （2）无

3.4.2 哮喘 （1）有 （2）无

3.4.3 血小板减少性紫癜 （1）有 （2）无

3.4.4 流产 （1）有 （2）无

3.4.5 死胎 （1）有 （2）无

4. 疫苗接种情况

4.1 有无接种 （1）有 （2）无

4.2 最后一次接种日期：_____年____月____日

5. 流行病学调查

5.1 病前7日内接触流感样病人 （1）有 （2）无

接触方式 （1）家庭内 （2）办公室 （3）公共场所 （4）同教室 （5）其他

5.2 病前7日内禽、畜接触史 （1）有 （2）无

5.2.1 接触地点：_____

5.2.2 接触动物名称：_____

5.2.3 接触方式 （1）屠宰 （2）饲养 （3）玩耍 （4）经营销售 （5）其他

5.2.4 动物健康状况 （1）健康 （2）患病 （3）病死

5.3　住宅情况　（1）居民楼　（2）独立房屋　（3）集体宿舍

5.3.1　人均居住面积：_____ m²

5.3.2　开窗情况　（1）经常　（2）偶尔　（3）不开

6. 小结：_____

调查者单位：_____　　调查者：_____

审查者：_____　　调查时间：____年____月____日

（2）水痘个案调查。

<h3 style="text-align:center">水痘个案调查表</h3>

患者姓名_____　性别_____　年龄_____　托幼机构或学校_____

户主姓名_____　详细住址_____　电话_____

发病日期：____年____月____日，初诊：____月____日

初诊医师：_____，初诊单位：_____

报告日期：____月____日，网报日期：____月____日，时间：_____

临床症状：发热____℃　倦怠不安____　食欲不振____　结膜充血____　咳嗽____　抽风____　其他____

出痘：____月____日，在发热后第____天；持续____天

出痘顺序：头颈部____、胸部____、背部____、腹部____、上肢____、下肢____、其他_____

密度：多、少　　　　　其他_____

临床检验结果：____月____日

抗体测定：第一次____月____日　第二次____月____日

并发症：肺炎____、气管炎____、脑炎____、化脓性皮炎____

既往发病史：麻疹____年____月、风疹____年____月、猩红热____年____月、幼儿急疹____年____月

流行病学情况：病前____天曾接触过水痘病人或疑似病人

触地点：同屋____、同班____、同楼____、邻居____、医院/门诊_____、外出就餐_____、外出走亲_____

详细地址：_____

水痘疫苗接种情况：有/无/不详

次数	接种日期	注射剂量	反应情况	接种单位	某种原因
一	年　月　日				
二	年　月　日				

被动免疫情况：____年____月____日，接种丙种球单白_____毫升

治疗经过：经治单位_____　门诊、住院计____天

用药：

最终诊断：_____

预后：治愈____月____日，死亡____月____日____时

调查单位：_____

调查时间：____年____月____日　　　　调查人：_____

（3）手足口病个案调查表。

手足口病个案调查表

编号：_____　调查单位：_____

一、一般情况

姓名_____　性别____　出生日期_____年____月____日（阴/阳历）

职业____①散居儿童②幼托儿童③学生④其他

工作单位（就读学校或托幼机构）_____

家长姓名_____

家庭住址_____省市_____地市_____县区_____乡（镇、街办）_____村（居）____号

家庭电话_____

二、发病及就诊情况

1. 发病日期_____年____月____日

2. 初诊日期_____年____月____日

初诊单位_____　单位级别：①省级②市级③县级④乡级⑤村级

初步诊断_____

3. 住院治疗（是/否），如住院，则：

所住医院_____

入院日期_____年____月____日，入院诊断_____

出院日期_____年____月____日，出院诊断_____

病程_____天

4. 预后：痊愈/好转/未愈/死亡/其他_____；后遗症（有，_____；无）

5. 病例分类_____ ①重症　②普通

三、临床情况

（一）临床症状（如有请打"√"）

1. 发热（有，____℃/ 无）

2. 皮疹（有，主要部位：_____/无）

3. 口腔炎：口腔黏膜上出现红色溃疡型疱疹　是□　否□

4. 呼吸系统：流涕□　咳嗽□　咽痛□　其他_____

消化系统：恶心□　呕吐□　腹痛□　腹泻□　其他_____

神经系统：头痛□ 喷射状呕吐□ 精神异常□ 嗜睡□ 意识障碍□ 昏迷□ 惊厥□

心血管系统：心律失常：有□　无□

（二）体征

1. 颈项强直：有□ 无□；　　　　巴氏症：有□ 无□；

克氏症：有□ 无□；　　　　　布氏症：有□ 无□

2. 腱反射：正常□　亢进□　减弱□；

肌张力：正常□　亢进□　减弱□

（三）辅助检查

1. 血象：有□，无□。若有，WBC（____$\times 10^4$/L），N（____%），L（____%）

2. 脑脊液：压力（____Pa），外观（正常/异常），细胞记数（_____个），蛋白（_____）糖含量（_____）

3. X 线检查结果：有 □，表现为＿＿＿＿＿＿＿＿＿＿＿＿＿＿；无 □。

4. 心肌酶谱：肌钙蛋白酶＿＿＿＿＿＿＿＿ 肌红蛋白酶＿＿＿＿＿＿＿＿

四、流行病学资料

（一）患儿发病前 7 天内与其他手足口病、病毒性脑炎、病毒心肌炎、肺水肿等患者的接触史：无 □，有 □。有则填写下表：

患者姓名	性别	年龄	与患儿关系	发病时间	临床诊断	是否住院	备注

注：1. 与患儿关系，指本调查患儿发病前与相关患者的关系。包括（填写）家人、亲戚、同班、同校、同村或其他关系。

2. 临床诊断填写手足口病、病毒性脑炎、病毒心肌炎、肺水肿等。

（二）患儿的密切接触者

密切接触者姓名	性别	年龄	与患儿关系	是否发病	发病时间	是否住院	临床诊断

注：1. 密切接触者与患儿关系，填写家人、亲戚、同班、同校、同村或其他关系。

2. 临床诊断填写手足口病、病毒性脑炎、病毒心肌炎、肺水肿等。

（三）发病 7 天前是否到过手足口病流行地（是 □，时间＿＿＿＿＿＿，地点＿＿＿＿＿＿；否 □；不详 □）。

（四）发病前 7 天饮食（水）史：

1. 外出就餐：有 □，时间＿＿＿＿＿＿，地点＿＿＿＿＿＿；无 □；不详 □；

2. 饮用生水或使用不洁水源清洗入口食物、洗碗、漱口等：水源类型＿＿＿＿＿＿，地点＿＿＿＿＿＿。

五、实验室检测情况

1. 是否采样：否 □，是 □

2. 实验室检测结果

标本类型	采样日期	检测日期	检验结果			
^	^	^	核酸检测		病毒分离	
^	^	^	RT-PCR	Realtime RT-PCR	RD	HEp-2

注：1. 标本类型可填写咽拭子或咽喉洗液、粪便或肛拭子、脑脊液、疱疹液、血清以及脑、肺、脾、淋巴结等。

2. 若检测为阳性，填写具体病毒名称：EV71、CVA、CVB、ECHO 或其他。

调查人_____   调查日期：____年____月____日

（4）流行性腮腺炎流行病学个案调查表。

流行性腮腺炎流行病学个案调查表

国标码□□□□□□   病例编码□□□□

1. 病例基本情况

1.1 病人姓名：_____

1.2 病人性别：男 □ 女 □

1.3 出生日期：____年____月____日

1.4 发病日期：____年____月____日

1.5 家长姓名：_____

1.6 病例户口类型：（1）本县（区）□ （2）本省（市/自治区）□ （3）外省 □

1.7 病例户口所在地：_____省_____县

1.8 现家庭住址：_____省_____县_____乡_____村

1.9　病例就诊医院：(1) 省级 □　(2) 市级 □　(3) 县级 □
(4) 乡级 □　(5) 村级 □　(6) 未就诊 □

1.10　病例报告单位：_____

1.11　病例报告日期：_____年____月____日

2. 临床症状和体征

2.1　发热　(1) 体温_____℃　(2) 无　(3) 不清楚

2.2　发"腮腺非化脓性肿胀　(1) 有　(2) 无　(3) 不清楚

2.3　其他唾液腺非化脓性肿胀　(1) 有　(2) 无　(3) 不清楚

2.4　含酸性食物胀痛加剧　(1) 有　(2) 无　(3) 不清楚

2.5　脑膜刺激征　(1) 有　(2) 无　(3) 不清楚

2.6　睾丸胀痛　(1) 有，为单侧　(2) 有，为双侧　(3) 无
(4) 不清楚

3. 实验室资料

3.1　病人血标本采集：(1) 是　(2) 否

3.2　采集日期：_____年____月____日

3.3　腮腺炎特异性 IgM 抗体　(1) 阳性　(2) 阴性

4. 流行病学资料（调查生病前7天内情况）

4.1　当地有无同样病例发生　(1) 有　(2) 无

4.2　发病前2~3周与同样病例有无接触　(1) 有　(2) 无

4.3　如有接触，接触方式　(1) 同住　(2) 陪护　(3) 同校
(4) 同班级　(5) 其他

4.4　家庭内有无同样的病人　(1) 有　(2) 无　(3) 不详

4.5　若家庭内有同样的病人，填写下表：

患者姓名	性别	年龄	与患者关系	发病情况

续表

患者姓名	性别	年龄	与患者关系	发病情况

4.6 是否接种过腮腺炎疫苗 （1）是 （2）否 （3）不知道

4.7 如果接种过，最后一次接种时间：_____年___月___日

4.8 接种依据 （1）接种卡 （2）接种证 （3）询问

4.9 发病前3周或病后去过何地 （1）学校 （2）幼儿园 （3）串门 （4）公共场所 （5）其他_____

4.10 病人隔离 （1）是 （2）否

4.11 如隔离，隔离地点 （1）医院 （2）在家 （3）其他_____

4.12 隔离开始时间：_____年___月___日

4.13 隔离结束时间：_____年___月___日

4.14 与患者密切接触者的人数：_____人

4.15 根据密切接触者的情况，填写下表

姓名	性别	年龄	与患者关系	接触方式	接触时间	医学观察结果

5. 小结：_____

_____

调查者单位：_____ 调查者：_____

审查者：_____ 调查时间：____年___月___日

（5）急性出血性结膜炎个案调查表。

急性出血性结膜炎流行病学个案调查表

国标码□□□□□□　　　病例编码□□□□

1. 一般情况

1.1 姓名：_____

1.2 性别：（1）男　（2）女

1.3 职业：（1）学生　（2）教师　（3）保育员及保姆　（4）餐饮服务人员　（5）医务人员　（6）工人　（7）民工　（8）农民　（9）干部职员　（10）离退人员　（11）待业　（12）其他_____　（13）不详

1.4 家庭住址：_____

1.5 工作单位（学校）：_____

1.6 联系电话：_____

1.7 家庭人数：_____

1.8 患病人数：_____

2. 发病情况

2.1 发病日期：_____年____月____日

2.2 就诊日期：_____年____月____日

2.3 就诊单位：_____

2.4 诊断：（1）临床诊断　（2）病原学诊断

2.5 病程：_____（天）

3. 临床资料：病人有无下列症状（"1"表示有"0"表示无）

3.1 眼刺痒　　□

3.2 眼睑沉重　　□

3.3 畏光流泪　　□

3.4 灼热　　□

3.5 视物不清　　□

3.6 肿胀　　□

3.7 黏液分泌物　　□

3.8　脓性分泌物　　　□

3.9　眼结膜充血　　　□

3.10　发热（_____℃）　□

3.11　四肢酸痛　　　□

3.12　乏力　　　□

4. 流行因素调查（调查病前2天内情况）

4.1　接触红眼病人　(1) 是　　(2) 否

与患者关系：_____

4.2　家庭内毛巾　(1) 分开　(2) 不分开

4.3　家庭内脸盆　(1) 分开　(2) 不分开

4.4　游泳　(1) 有　(2) 无

4.5　乘坐公交车　(1) 有　(2) 无　次数：_____，主要乘坐几路车：_____

4.6　乘坐出租车　(1) 有　(2) 无　次数：_____

4.7　发病期间在家隔离　(1) 是　(2) 否

4.8　回家洗手　(1) 是　(2) 否

4.9　打电话　(1) 是　(2) 否

使用过　(1) 公用　(2) 私用　(3) 两种均有

4.10　使用电脑　(1) 是　(2) 否

使用过　(1) 公用　(2) 私用　(3) 两种均有

4.11　公共场所乘坐电梯　(1) 是　(2) 否　大约次数：_____

4.12　饭店就餐　(1) 是　(2) 否　次数：_____

4.13　舞厅或街头跳舞　(1) 是　(2) 否　次数：_____

4.14　网吧　(1) 是　(2) 否　次数：_____

4.15　打保龄球　(1) 是　(2) 否　次数：_____

4.16　去其他公共场所　(1) 是　(2) 否　次数：_____，主要场所：_____

5. 调查小结：_____

调查者单位：_____ 调查者：_____

审查者：_____ 调查时间：____年__月__日

×××社区卫生服务中心急性传染病病例管理一览表

编号	姓名	性别	年龄	人群分类	现住址	学校、班级	病名	发病日期	诊断日期	网报日期	居家隔离日期	解除隔离日期	联系电话	备注

2. 常见传染病（流感、水痘、手足口病、腮腺炎等）随访表

流感病例居家隔离随访记录表

姓名：_____ 性别：____ 年龄：____岁 家长姓名：_____

联系电话：_____ 现住址：_____

发病日期：_____ 就诊日期：_____

初次就诊医院：_____ 是否住院：否、是（出院时间）：____

_____

随访日期	临床表现			病情进展			病情加重后转诊医疗机构	病家消毒情况	学校或者托幼机构消毒情况	备注
	体温（℃）	高热	其他症状体征	好转	加重	痊愈				

说明：1.此报表为乡镇或社区卫生服务中心医生对居家治疗病例进行随访管理使用。2.备注栏填写病情加重的症状和体征。3.临床表现填写随访期间出疹程度代码：

①加重；②持续；③减轻；④消退（无）。4. 其他系统症状未出现填写"无"，如出现填写具体症状。5. 每日随访一次直至患者痊愈，其间病情发展达到留观或住院救治标准或出现并发症及其他情况的，应当立即转诊。6. 病家或托幼机构终末消毒情况，只填写一次。

随访单位：×××社区卫生服务中心　　　随访人：＿＿＿＿＿＿

3. 传染病告知书

（1）流感居家隔离随访告知书。

流行性感冒居家隔离随访告知书

××：您好！

您现在初步诊断为流行性感冒，请您了解和注意以下事项：

一、流行性感冒基本知识

流行性感冒是由流感病毒引起的急性呼吸道传染病，流行无明显季节性，以冬春季节为多。临床特点为急起高热，体温达 39～40℃甚至更高，伴头痛、全身酸痛等。流感病毒的变异化非常快，是一种无国界的传染性强、传播速度快的疾病。多数人以为流感是小病而不加理会，其实每年死于流感的人不胜其数。流感病毒若入侵器官，可引致严重的并发症，如肺炎、支气管炎、心力衰竭等，后果十分严重。传播途径为空气飞沫经呼吸道传染，人群普遍易感。发病 3 天内传染性最强。

二、患病后注意事项

1. 住院或者"居家隔离"治疗。居家隔离治疗的孩子应该注意休息，多饮温开水，室内常开窗通风，避免去人多的公共场所如儿童乐园等，不要与健康儿童接触，不能够再送学校、托儿所和幼儿园，需要"居家隔离"至症状完全消失，且隔离时间不少于 7 天。（发病日期 202×年 12 月 30 日，请至少隔离至 202×年 1 月 6 日且症状消失）。

2. 做到"勤洗手、洗净手、喝开水、吃熟食、勤通风、晒衣被"，养成饭前便后洗手、不用脏手揉眼睛的良好习惯。

3. 积极配合乡镇卫生院/社区服务中心做好流行病学调查和随访观察

工作。

4. 按照防疫医生指导开展家庭消毒。

5. 注意观察病情,如果出现病情加重,请立即送县级以上医疗机构诊治。

6. 隔离期满,由责任随访医生出具痊愈证明和居家隔离证明,方可以持证入学或者入托。

我已仔细阅读以上内容,同意按照以上注意事项执行!(本告知书一式两份,随访医师和家属/监护人各一份)

家属/监护人:_____ 202×年×月×日,电话:_____

随访医师:_____ 202×年×月×日,电话:_____

随访单位:×××社区卫生服务中心

(2)水痘居家隔离随访告知书。

水痘居家隔离随访告知书

××:您好!

您现在初步诊断为水痘,请您了解和注意以下事项:

一、水痘基本知识

水痘是一种常见、多发的儿童传染病,由水痘-带状疱疹病毒引起。临床特点是皮肤黏膜出现瘙痒性水痘疱疹。水痘疱疹完全结痂后病毒消失。接种水痘疫苗是预防这种传染病最经济、最有效的措施。并发症以皮肤继发感染最常见,如脓疱疮、蜂窝组织炎等,还有水痘肺炎、心肌炎、脑炎。

青少年儿童是水痘的好发人群,学校是传染病的传播场所。学生每天从四面八方汇集到学校,由于其免疫功能尚不完善,抵御各种传染病的能力较弱,一旦传染病发生,易于传播和流行,并可能扩散到家庭和社会。因此,家长应密切配合学校、卫生部门,及早采取有力的防控措施,对发病学生做到早发现、早诊断、早报告、早隔离、早治疗,有效防控学校传染病,保护学生的身体健康,维护学校正常教学秩序。

二、患病后注意事项

1. 住院或者"居家隔离"治疗。居家隔离治疗的孩子应该注意休息,多饮温开水，室内常开窗通风，避免去人多的公共场所如儿童乐园等，不要与健康儿童接触，不能够再送学校、托儿所和幼儿园，需要"居家隔离"至水痘疱疹完全结痂为止，并不少于发病后14天。（发病日期202×年1月15日，就诊日期202×年1月21日。请至少隔离至202×年1月29日，且水痘疱疹全部结痂）

2. 做到"勤洗手、洗净手、喝开水、吃熟食、勤通风、晒衣被"，养成饭前便后洗手的良好习惯。

3. 积极配合乡镇卫生院/社区服务中心做好流行病学调查和随访观察工作。

4. 按照防疫医生指导开展家庭消毒。

5. 注意观察病情，如果出现病情加重，请立即送县级以上医疗机构诊治。

6. 隔离期满，由责任随访医生出具痊愈证明和居家隔离证明，方可以持证入学或者入托。

我已仔细阅读以上内容，同意按照以上注意事项执行！（本告知书一式两份，随访医师和家属/监护人各一份）

家属/监护人：_____ 202×年×月×日，电话：_____

随访医师：_____ 202×年×月×日，电话：_____

随访单位：×××社区卫生服务中心

（3）手足口病居家隔离随访告知书。

手足口病居家隔离随访告知书

××：您好！

您现在初步诊断为手足口病，请您了解和注意以下事项：

一、手足口病基本知识

1. 手足口病是由EV71和柯萨奇A16等一组肠道病毒引起的急性传染病。不同病毒感染后没有交叉免疫。大部分患者症状轻微，以发热，手、口、足部位的皮疹或者疱疹为特征。少数病人出现严重的并发症，如脑炎、脑膜炎、心肌炎等。

2. 手足口病的传染源主要有病人和隐性感染者。其传染性强、传播途径复杂、传染期长。主要通过消化道、呼吸道和密切接触传播，也可以通过被污染的毛巾、手绢、牙杯、玩具、食具、奶具以及床上用品、内衣等引起间接接触传播。好发于5岁以下的儿童。

3. 手足口病潜伏期为2~10天，平均3~5天，病程一般为7~10天。

4. 手足口病为法定丙类传染病，目前已有手足口病EV71疫苗。手足口病病毒抗体喷剂对减轻病情、缩短病程和预防发病有一定作用。

二、患病后注意事项

1. 住院或者"居家隔离"治疗。居家隔离治疗的孩子应该注意休息，多饮温开水，避免去人多的公共场所如儿童乐园等，不要与健康儿童接触，不能够再送学校、托儿所和幼儿园，需要"居家隔离"至无症状后7天。

2. 做到"勤洗手、洗净手、喝开水、吃熟食、勤通风、晒衣被"，养成饭前便后洗手的良好习惯。

3. 积极配合疾控中心或者乡镇卫生院/社区服务中心做好流行病学调查和随访观察工作。

4. 注意观察病情，如果出现以下任一种情况：（1）发热体温达到38.5℃以上；（2）嗜睡、意识不清、活动不佳、手脚无力；（3）肌肉抽筋（无故惊吓或者突然全身肌肉收缩）；（4）持续呕吐；（5）呼吸急促或者心跳加快。请立即送县级以上医疗机构诊治。

5. 病情痊愈后，需要"居家隔离"满7天以上，由责任随访医生介绍到乡镇以上医疗机构出具痊愈证明和隔离期限满足痊愈后1周证明，方可以持证入学或者入托。

我已仔细阅读以上内容，同意按照以上注意事项执行！（本告知书一式两份，随访医师和家属/监护人各一份）

家属/监护人：_____ 202×年×月×日，电话：_____

随访医师：_____ 202×年×月×日，电话：_____

随访单位：×××社区卫生服务中心

（4）流行性腮腺炎居家隔离随访告知书。

流行性腮腺炎居家隔离随访告知书

××：您好！

您的孩子现在初步诊断为流行性腮腺炎，请您了解和注意以下事项：

一、流行性腮腺炎基本知识

流行性腮腺炎由腮腺炎病毒所引起，全年均可发病，但以冬春季节为主。在学校及幼托机构易造成暴发流行。临床特征为发热及腮腺肿、痛。腮腺炎虽不可怕，但其并发症却十分可怕。可能导致：1. 男生睾丸炎：较大儿童及体弱患儿易并发睾丸炎，常有一侧或双侧睾丸肿大、疼痛。若治疗不及时，出现睾丸萎缩而引起无精症，故而不生育；2. 卵巢炎：10岁以上女患儿易并发卵巢炎。症状是小腹部及腰骶部疼痛、全身乏力，发烧较重，可达39℃以上。若治疗不及时，可能婚后不孕；3. 脑膜脑炎：在腮腺肿大一周后出现嗜睡、呕吐、头痛、颈项强直、发烧39℃以上，一般无抽搐。

二、患病后注意事项

1. 住院或者"居家隔离"治疗。居家隔离治疗的孩子应该注意休息，多饮温开水，室内常开窗通风，避免去人多的公共场所如儿童乐园等，不要与健康儿童接触，不能够再送学校、托儿所和幼儿园，需要"居家隔离"至腮腺完全消退，至少隔离14天。

2. 做到"勤洗手、洗净手、喝开水、吃熟食、勤通风、晒衣被、饭后漱口"，养成饭前便后洗手的良好习惯。

3. 积极配合乡镇卫生院/社区服务中心做好流行病学调查和随访观察工作。

4. 按照防疫医生指导开展家庭消毒。

5. 注意观察病情，如果出现病情加重，请立即送县级以上医疗机构诊治。

6. 隔离期满，由责任随访医生出具痊愈证明和居家隔离证明，方可以持证入学或者入托。

我已仔细阅读以上内容，同意按照以上注意事项执行！（本告知书一式

两份，随访医师和家属/监护人各一份）

  家属/监护人：_____ 202×年×月×日，电话：_____

  随访医师：_____ 202×年×月×日，电话：_____

  随访单位：×××社区卫生服务中心

（5）急性出血性结膜炎居家隔离随访告知书。

急性出血性结膜炎居家隔离随访告知书

××：您好！

您的孩子现在初步诊断为急性出血性结膜炎，请您了解和注意以下事项：

一、急性出血性结膜炎基本知识

急性出血性结膜炎俗称"红眼病"，好发于春、夏、秋季，是一种主要由细菌或病毒感染引起的接触性传染病。红眼病的传染性极强，只要健康的眼睛接触了病人眼屎或眼泪污染过的东西，如毛巾、手帕、脸盆、书等，就会被传染，在几小时后或1~2天内发病。

红眼病的主要临床特点为：双眼先后发病，发病后眼部明显红赤、眼睑肿胀、发痒、怕光、流泪、眼屎多，一般不影响视力。如果是由病毒感染所导致的红眼病，症状更明显，表现为：结膜大出血、前淋巴结肿大并有压痛，还会发生眼痛，视力稍有模糊，病情恢复较慢。

二、患病后注意事项

1. 住院或者"居家隔离"治疗。居家隔离治疗的孩子应该注意休息，多饮温开水，室内常开窗通风，避免去人多的公共场所如儿童乐园等，不要与健康儿童接触，不能够再送学校、托儿所和幼儿园，需要"居家隔离"至症状完全消失，且隔离期不少于7天。

2. 做到"勤洗手、洗净手、喝开水、吃熟食、勤通风、晒衣被"，养成饭前便后洗手、不用脏手揉眼睛的良好习惯。

3. 积极配合乡镇卫生院/社区服务中心做好流行病学调查和随访观察工作。

4. 按照防疫医生指导开展家庭消毒。

5. 注意观察病情，如果出现病情加重，请立即送县级以上医疗机构诊治。

6. 隔离期满，由责任随访医生出具痊愈证明和居家隔离证明，方可以持证入学或者入托。

我已仔细阅读以上内容，同意按照以上注意事项执行！（本告知书一式两份，随访医师和家属/监护人各一份）

家属/监护人：_____ 202×年×月×日，电话：_____
随访医师：_____ 202×年×月×日，电话：_____
随访单位：×××社区卫生服务中心

4. 病家消毒告知书

病家消毒告知及现场指导意见

××：您好！

您的孩子现在初步诊断为手足口病，现将家庭消毒注意事项告知如下，请按要求做好家庭消毒工作。

消毒剂：建议选择泡腾消毒片，一般有效氯含量为480～520mg/片，按照500mg/片计算。（泡腾片操作简单，易于掌握，效果较好，建议尽量使用泡腾消毒）

配置方法：1000mg/L＝2片＋1L水　用于物表玩具的消毒浓度
　　　　　2000mg/L＝4片＋1L水　用于厕所的消毒浓度

1L水相当于2瓶500ml矿泉水。冷水配置，现配现用，禁用热水。

消毒措施：

1. 彻底的卫生大扫除后开展。

2. 地面用含有效氯1000mg/L消毒液拖地、喷洒一次，每平方米用量约200mL，作用30分钟后用清水再拖地、喷洒一次。消毒先由外向内喷雾一次，再由内向外重复喷雾一次。

3. 墙壁用含有效氯1000mg/L消毒液喷洒消毒，每平方米用量约100mL，作用15分钟，高度为2米以内。

4. 门把手、桌、椅、水龙头等物体表面用含有效氯1000mg/L消毒液擦拭消毒一次，作用30分钟后用清水再擦拭一次。

5. 玩具用含有效氯1000mg/L消毒液浸泡，作用30分钟后用清水清洗一次。

6. 室内空气消毒：自然通风为首选方法。开窗通风，保持室内空气流通。

7. 餐（饮）具：煮沸消毒或蒸汽消毒，15~30分钟。

8. 毛巾衣物、被褥类织物：

（1）曝晒，时间不低于6小时。

（2）煮沸消毒或蒸汽消毒：煮沸消毒15分钟或蒸汽消毒10分钟。

9. 图书：通风晾晒，曝晒时间不低于6小时。

10. 便盆、坐便器与皮肤接触部位及盛装吐泻物的容器：清洗后，使用含有效氯2000mg/L消毒液浸泡或擦拭30分钟，再用清水清洗一次。每周至少消毒一次。

11. 手部：用肥皂或抗菌洗手液和流动水洗手，再用清洁毛巾和纸巾擦干，不用共用毛巾。

12. 其他。

居家隔离期间，每日清洁、消毒。首次消毒要全面彻底，后续每日消毒就只需对当日儿童污染的环境及物品进行消毒。终末消毒一定要全面彻底，不要有遗漏。

注意事项：泡腾片的标签请保持完整，便于识别。放在老人和小孩不易接触的地方。消毒工作最好由年轻人完成，消毒时开窗通风，戴上口罩、橡胶手套，避免溅到衣服上。不能沾入眼睛。衣服、贵重物品等请勿用此消毒液消毒（易腐蚀、脱色）。消毒要在老人和小孩外出时进行，消毒后，通风至无异味时进入。

家属/监护人：_____ 202×年×月×日，电话：_____

指导单位：×××社区卫生服务中心　　　电话：_____

5. 痊愈居家隔离证明

（1）流感痊愈和居家隔离证明。

××市流感病例居家隔离随访证明

编号：

学校/幼儿园：

兹有你校（园）××年级××班××，于202×年10月12日于××医院诊断为流感。我院按照《××市流感病例居家隔离随访工作指导意见（试行）》，于202×年×月10日至202×年×月17日对其进行了居家隔离随访。经末次随访查体，该学生/职工已无流感样症状，可以复课。

特此证明。

发病日期：

随访医生签名：
×××社区卫生服务中心
（盖章有效）
202×年×月17日

（加盖骑缝章）

××市流感病例居家隔离随访证明存根

编号：

学校/幼儿园：

兹有你校（园）××年级××班××，于202×年×月17日经末次随访，查体无流感样症状，已出具证明。

发病日期：202×年×月×日

随访医生签名：
202×年×月17日

(2) 水痘痊愈和居家隔离证明。

××市水痘痊愈和居家隔离证明书

学校/托幼机构：

兹证明××同学/儿童，性别：×，年龄：×岁，系你校××年级××班学生，于202×年10月22日在××医院诊断为水痘，经过治疗（门诊）已于202×年10月30日疱疹全部结痂，隔离时间为：202×年10月20日到2022年11月3日，"居家隔离"已达病后14天，符合水痘解除隔离标准，特此证明。

医生签字：

医院盖章：

202×年11月3日

备注：水痘隔离期限为隔离至疱疹全部结痂，并不少于病后14天。

(3) 手足口病痊愈和居家隔离证明。

××市手足口病痊愈和居家隔离证明书

学校/托幼机构：

兹证明××同学/儿童，性别：×，年龄：×岁，系你校××年级××班学生，于202×年11月27日在××医院诊断为手足口病，经过治疗（门诊）已于202×年12月1日症状消失，无症状后继续"居家隔离"满7天，隔离时间为：202×年11月25日到202×年12月8日，符合《手足口病防控指南（2009版）》和《手足口病聚集性和暴发疫情处置工作规范（2012版）》相关要求，特此证明。

医生签字：

医院盖章：

202×年12月8日

备注：手足口病隔离期限为隔离至无症后7天。

(4) 流行性腮腺炎痊愈和居家隔离证明。

××市流行性腮腺炎痊愈和居家隔离证明书

学校/托幼机构：

　　兹证明××，性别：×，年龄：×岁，系你校××年级××班学生，于202×年10月5日在××医院诊断为流行性腮腺炎，经过治疗（门诊）已于202×年10月8日腮腺肿胀消退，且"居家隔离"满14天，隔离时间为：202×年10月4日到2023年10月18日，符合流行性腮腺炎解除隔离标准，特此证明。

医生签字：
医院盖章：
202×年10月18日

　　备注：流行性腮腺炎隔离期限为隔离至腮肿消退，至少隔离14天，最长隔离期不超过病后21天。

(5) 急性出血性结膜炎痊愈和居家隔离证明。

××市急性出血性结膜炎痊愈和居家隔离证明书

学校/托幼机构：

　　兹证明×××同学/儿童，性别：×，年龄：×岁，系你校××年级××班学生，于202×年×月×日在××医院诊断为急性出血性结膜炎，经过治疗（住院、门诊）已于202×年×月×日症状消失，且"居家隔离"满×天，隔离时间为：202×年×月×日到202×年×月×日，符合急性出血性结膜炎解除隔离标准，特此证明。

医生签字：
医院盖章：
202×年　月　日

　　备注：急性出血性结膜炎又称红眼病。隔离期限为隔离至症状消失，且隔离期不少于7天。

二、社区传染病防控支持措施和服务体系

（一）社区传染病防控支持措施

制作通俗易懂、图文并茂的健康教育资料或视频，通过社区公告栏、微信群、公众号等渠道传播，让居民了解传染病的传播途径、预防措施和注意事项。

加强与社区医疗机构合作，协助组织疫苗接种活动。比如，帮助安排场地、宣传动员、登记接种等，确保居民能够有序、安全地接种疫苗，提高社区整体免疫力。

根据社区的实际需求，提供医疗物资和设备。比如，对疫点进行消杀灭菌，阻断疫情的传播；捐赠口罩、消毒液等防护用品；提供体温检测仪等设备。帮助社区建立有效的防控体系。

社区传染病支持措施还需要根据社区的实际情况和需求来评估制定。

（二）社区传染病防控服务体系

社区传染病防控服务体系是一个综合性体系，旨在通过组织、协调和实施一系列防控措施，降低传染病在社区的传播风险，保护社区居民的健康和安全。

要设立传染病防控领导小组，负责制定防控策略、监督防控工作进展。防控工作小组负责具体的防控措施实施，如健康教育、疫情监测、患者管理等。应急处理小组则负责应对突发疫情，包括疫情调查、控制措施落实等。

1. 传染病诊断制度

（1）认真学习传染病防治的相关法律、法规及规范，严格执行各项技术操作规程。

（2）熟悉传染病种类及诊断标准，掌握诊断要点。

（3）认真填写门诊日志。门诊日志是发现、检索传染病的基本资料。对

于确诊的传染病病人或疑似传染病病人，首诊医生应写好病历，完成必要的辅助检查，按规定及时填写传染病登记本和传染病报告卡。传染病报告卡中带标记的星号处必填，并报告公卫科。对于14岁以下传染病病人或疑似传染病病人，必须填写家长姓名、学校、年级及班级。对于疑似传染病病人，应在短期内填写传染病订正卡，并上报公卫科。传染病病人或疑似传染病病人应转入相应医院治疗。

（4）首诊医生在接到检验科或放射科反馈的阳性报告后，应及时填写传染病报告卡，并报告公卫科。

（5）积极参加传染病防治的各种培训，增强法律意识和诊疗技术水平。

（6）对于发现传染病或疑似传染病不诊断、不报告的医生，将按照传染病管理制度给予处罚。

2. 传染病登记与报告制度

（1）建立疫情管理组织，有领导分管，有专人负责传染病登记和报告管理工作。疫情发生时逐级上报。

（2）建立完整的门诊日志、门诊传染病登记本、住院登记或出入院登记本、住院部传染病登记本、检验科和放射科登记本、传染病报告卡收发登记本；门诊各科室、住院各部门应有传染病报告卡。相关登记均应按要求填写完整、准确。信息化管理单位应规范填写信息系统相关记录。

（3）医务人员均为责任疫情报告人，在执行职务的过程中，发现有法定传染病人、疑似病人或病原携带者，必须按《传染病防治法》的规定及时、准确、完整上报疫情。

（4）网络直报管理人员至少每日上、下午两次对全院传染病卡片进行收集；首诊医生诊断传染病后，立即电话报告网络直报管理人员。网络直报管理人员收卡后，认真核对门诊日志、住院病例、辅助检查，确认是否符合传染病诊断标准，无误后及时录入传染病信息报告管理系统，同时做好网络直报登记。

（5）疫情管理人员至少每月对本院疫情报告工作进行一次自查，发现漏报，及时补报，并做好记录。

（6）定期组织本院及所辖区内医务人员学习疫情报告知识，提高其业务水平。

（7）加强乡村医生、个体医生疫情报告管理，做到随时督促检查，发现问题及时纠正。

（8）年终对疫情报告工作进行考核评比，实行奖惩措施。

（9）收集有关疫情信息资料，并装卷归档。

3. 学习培训制度

（1）医务人员积极参加各项专业培训，积极订阅相关报刊等，及时了解医学动态。

（2）对新入院的医生和实习生、进修生进行传染病报告相关培训，培训合格后才能上岗。

（3）对全院医务人员实行至少每年一次的传染病报告相关培训，培训主要内容为《传染病防治法》、传染病信息报告管理工作规范、传染病信息报告管理技术指南和传染病诊断标准等。

（4）认真学习、宣传、贯彻相关法律、法规，并积极参加健康教育活动。

4. 传染病报告质量管理制度

（1）定期对医院的责任疫情报告人进行知识培训，对新上岗的责任疫情报告人和实习生、进修生进行上岗前培训。

（2）制定疫情报告和检查相关管理制度，明确各个科室和人员的职责、疫情报告的流程、检查考核的规定以及奖惩措施等。

（3）医务人员每日进行自查；保健科至少每月一次对有关科室进行检查，检查结果应作为相应科室考核和奖惩依据。

（4）接受上级部门疫情报告工作的业务指导和督促检查。

（5）定期对疫情报告资料进行收集、汇总、分析和评估。

第七章 / 社区参与和健康教育

5. 传染病自查制度

（1）成立传染病报告工作自查小组，每月至少组织一次传染病报告检查。

（2）自查范围包括院内所有可能接诊传染病的科室及检验室等。

（3）重点自查传染病的登记、报告和处置等是否规范，是否符合传染病诊断标准，是否有迟报、漏报等现象。

（4）建立自查登记本，每次自查情况要按自查时间、科室、存在问题、参加人员等进行登记。自查情况及时反馈相关科室和单位。

（5）疫情管理人员对传染病报告卡填报中和网络直报中存在的问题进行登记，汇总后作为自查内容存档备查。

（6）自查情况定期在院内会议或工作例会上通报，督促相关科室和人员及时解决问题。

6. 传染病报告奖惩制度

（1）按照医院、科室、责任人三级管理制度落实奖惩制度。

（2）对全年度传染病疫情报告管理先进科室给予奖励。

（3）根据传染病检查上报情况对工作突出的先进个人给予奖励。

（4）对发现传染病未能及时上报或漏报者，根据情节依据医院制定的责任追究制度进行处理。

7. 检验科化验阳性结果反馈制度

（1）疫情报告实行首诊医生负责制。

（2）化验室医生对发现的传染病阳性结果，及时填写检验科登记本，当面或通过电话、QQ、微信等方式反馈给送检医生，并签字。同时将阳性结果反馈至保健科。

（3）接诊的门诊医生或住院医生根据检验科反馈结果，结合流行病学史、临床症状、体征等，判断是否符合传染病诊断标准，在规定时间内填写传染病报告卡并上报保健科。

（4）公卫科医生应依据检验科反馈的阳性结果，督促诊治医师及时填写报告卡，杜绝漏报。

8. 影像部门检查阳性结果反馈制度

（1）疫情报告实行首诊医生负责制。

（2）放射科医生对发现的传染病阳性结果及时填写放射科登记本，当面或通过电话、QQ、微信等方式反馈给送检医生，并签字。同时将阳性结果反馈至公卫科。

（3）接诊的门诊医生或住院医生根据放射科反馈结果，结合流行病学史、临床症状、体征等，判断是否符合传染病诊断标准，在规定时间内填写传染病报告卡并上报公卫科。

（4）公卫科医生应依据放射科反馈的阳性结果，督促诊治医师及时填写报告卡，杜绝漏报。

9. 突发公共卫生事件报告管理制度

突发事件发生后，要按《突发公共卫生事件应急条例》《突发公共卫生事件与传染病疫情监测信息报告管理办法》和有关部门规定的程序和时限报告，同时启动"突发公共卫生事件报告管理信息系统"报告相关信息。

（1）责任报告单位和报告人。任何单位和个人对突发事件，不得隐瞒、缓报、谎报或授意他人隐瞒、缓报、谎报。

（2）报告程序和时限。医疗卫生机构、有关单位和个人发现突发事件，应在2小时内向所在地突发事件监测机构和区卫生行政部门报告。突发事件监测机构接到或发现突发事件，应在2小时内向上级突发事件监测报告机构和上级卫生行政部门报告。传染病暴发、流行期间，或者群体性不明原因疾病蔓延期间，对疫情实行日报告制度和零报告制度。

（3）报告方式。责任报告单位和责任报告人发现突发事件后，应以最快方式报告，并及时上交书面材料。

（4）报告内容。根据突发事件的发生、发展、处置进程等，每一起突发事件必须做初次报告、阶段报告、总结报告。初次报告要快，阶段报告要新，总结报告要全。初次报告要求在发现和报告突发事件后6小时内完成，必须包含突发事件类型和特征、发生地点、时间和范围、受害人数、地区分布以及已采取的相关措施等内容。阶段报告应根据事件的进程变化或上级要求随时上报。应报告事件的发展与变化、处置进程、原因或可能因素。阶段报告中既要有新发生的情况，又要对初次报告进行补充和修正。总结报告应在事件处理结束后5个工作日内上报。应对事件的发生和处理情况进行总结，分析原因和影响因素，并提出对类似事件的防范和处置建议。

10. 传染病信息报告与异常信息报告流程

×××社区卫生服务中心关于下发
传染病与异常信息报告流程的通知

各科室：

依据《中华人民共和国传染病防治法》《中华人民共和国职业病防治法》《突发公共卫生事件应急条例》《国家突发公共卫生事件应急预案》《四川省突发公共卫生事件应急预案》《传染病监测信息网络直报工作与技术指南》等相关要求，为及时有效地应对突发公共卫生事件，采取积极主动的控制措施，最大限度减少突发公共卫生事件对公众健康造成的危害，保护广大人民群众的生命健康和生命安全，并结合我院实际，特制订院内"传染病与异常信息报告流程"，现下发你们，请遵照执行。

附件1：×××社区卫生服务中心传染病信息报告流程
附件2：×××社区卫生服务中心异常信息报告和处置记录

×××社区卫生服务中心
二〇××年×月×日

附件1：传染病信息报告流程

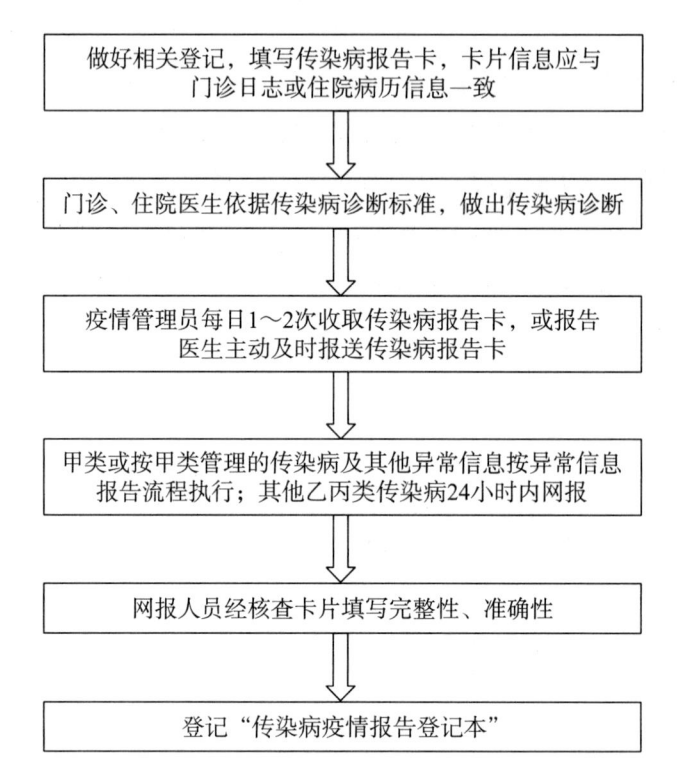

```
┌─────────────────────────────────────────┐
│ 做好相关登记，填写传染病报告卡，卡片信息应与 │
│         门诊日志或住院病历信息一致           │
└─────────────────────────────────────────┘
                    ⇩
┌─────────────────────────────────────────┐
│ 门诊、住院医生依据传染病诊断标准，做出传染病诊断 │
└─────────────────────────────────────────┘
                    ⇩
┌─────────────────────────────────────────┐
│ 疫情管理员每日1～2次收取传染病报告卡，或报告 │
│        医生主动及时报送传染病报告卡         │
└─────────────────────────────────────────┘
                    ⇩
┌─────────────────────────────────────────┐
│ 甲类或按甲类管理的传染病及其他异常信息按异常信息 │
│   报告流程执行；其他乙丙类传染病24小时内网报   │
└─────────────────────────────────────────┘
                    ⇩
┌─────────────────────────────────────────┐
│      网报人员经核查卡片填写完整性、准确性      │
└─────────────────────────────────────────┘
                    ⇩
┌─────────────────────────────────────────┐
│         登记"传染病疫情报告登记本"          │
└─────────────────────────────────────────┘
```

附件2：

＿＿＿××区×××社区卫生服务中心异常信息报告和处理记录

（内部资料 妥善保管）　　　　　　　　编号：

报告方式	1. 电话；2. 传真；3. 网络直报；4. 其他		报告时间	
报告单位		报告人		联系电话	

报告的基本情况（时间、地点、人群分布状况）和采取的措施：

核实情况：
核实人：　　年　　月　　日　　时　　分

意见：
接报人：　　年　　月　　日　　时　　分

院应急办意见：

院领导批示：

11. 传染病疫情与突发公共卫生事件应急管领导小组管理

××市××区×××社区卫生服务中心
关于传染病疫情与突发公共卫生事件应急管理领导小组成员的通知

中心各科室：

为有效预防控制传染病疫情与突发公共卫生事件，及时、准确、规范上报疫情信息，防止传染病的暴发流行，保障人民群众身体健康，维护社会稳定。按照《中华人民共和国传染病防治法》和《突发公共卫生事件与传染病疫情监测信息报告管理办法》等有关要求，结合中心人员调整实际，经研究决定，调整"传染病疫情与突发公共卫生事件应急管理领导小组"部分成员，调整后人员名单如下：

组　　长（中心领导）；

副组长（主管领导）；

成　　员（医务科、院感、办公室、后勤、药房、预防保健科成员）；

职　　责：组长××负责辖区内传染病疫情与突发公共卫生事件应急处理的统一安排部署，副组长××负责应急物质、设备、药品、车辆、通信等后勤保障工作、负责人员、技术储备，督促相关科室人员按照职责分工开展传染病的报告与疫情处理。×××、×××、×××负责传染病防治相关技术培训，疫情登记、报告，门诊、住院日志的督导检查，负责现场流行病学调查等工作；××、××负责传染病诊断标准的技术培训，负责门诊、住院传染病的诊断上报及疫点处理工作。

××市××区×××社区卫生服务中心
二○××年×月×日

12. 社区传染病管理措施

预防与控制传染病的工作在基层卫生服务和管理中非常重要，通常要求坚持传染病的三级预防原则。

一级预防是病因预防或初级预防，指在传染病没有发生和流行前，主要针对病因及其影响因素采取预防措施。

二级预防又称三早预防，即早发现、早诊断、早治疗，从而防止传染病发生后的传播、蔓延。甲类传染病和某些其他传染病要做到早隔离。

三级预防是指传染病发生后，积极治疗，预防伤残，做好康复工作。对于已转为慢性传染病的病人、病原携带者，要登记、定期随访、检查、治疗。

（1）健康教育与宣传。

评估目标人群，包括年龄、性别、传染病类别、学历、职业、生活背景、住址、民族、发病时间、就诊时间、症状体征、流行病学史、疫苗接种史、治疗情况等。

确定健康教育的对象后，明确健康教育内容，制订具体实施方案，最后进行评价。利用社区广播、宣传栏、微信公众号等多种渠道发布防控知识和信息，开展健康教育宣传活动，提高居民对传染病防控的认识和重视程度。

（2）预防接种与筛查。

组织社区居民进行必要的预防接种，提高人群免疫水平。开展传染病筛查工作，及时发现和隔离患者，阻断传播途径。

（3）疫情监测与报告。

建立传染病疫情监测机制，实时掌握疫情动态。一旦发现疫情，及时向上级部门报告，并采取有效措施进行控制。

（4）消毒与卫生管理。

加强公共场所的卫生消毒工作，确保环境干净卫生。指导居民做好个人和家庭卫生，降低感染风险。

（5）资源保障与协作。

提供必要的防控物资和设备，确保防控工作的顺利开展。加强与医疗机构、政府部门等的协作配合，共同应对传染病疫情。

（6）监督与评估。

定期对社区传染病防控工作进行评估，总结经验教训，完善防控措施。接受居民和社会各界的监督，确保防控工作的透明度和有效性。

在预防方面，定期开展健康教育活动。比如，在流感高发季节，组织专业的医护人员或志愿者,在社区中心或公共场所、学校等举办讲座,向居民介绍流感的症状、传播途径和预防方法。同时,发放宣传资料,提醒居民注意个人卫生、勤洗手、戴口罩等。

在监测方面,建立传染病疫情监测机制。比如,设立专门的监测点,对进入社区的人员进行体温检测和健康状况询问。对于疑似患者,社区会及时上报并协助转运至医疗机构进行进一步诊断和治疗。同时,社区与医疗机构、政府部门等建立信息共享机制,及时掌握疫情动态,以便采取相应的防控措施。

在控制方面,采取一系列措施来切断传染病的传播途径。比如,对于确诊患者,社区协助医疗机构进行隔离治疗,并对其居住环境进行消毒处理。同时,加强公共场所的卫生管理,定期清洁和消毒,确保环境干净卫生。

在应急响应方面,建立紧急响应机制。一旦发生突发疫情,立即启动应急预案,组织人员进行现场处置,并配合政府部门进行疫情调查和防控工作。同时,通过广播、微信公众号等渠道及时向居民发布疫情信息和防控指南,引导居民正确应对疫情。

另外,社区传染病防控服务体系还包括资源保障与协作、监督与评估等。比如,积极争取政府和社会各界的支持,为防控工作提供必要的物资和设备保障;会加强与医疗机构、政府部门等协作配合,共同应对传染病疫情;定期对防控工作进行评价和总结,及时发现问题并改进防控措施。

三、社区居民传染病防控的知信行

(一)社区居民传染病防控的知信行现状

1. 社区居民传染病防控的"知"

在知识层面,大多数社区居民对常见传染病的基本知识和防控措施有一定的了解。这得益于社区经常开展的健康教育活动,包括讲座、宣传栏、网络推送等多种形式。然而,也有部分居民对传染病的知识掌握不够全面,甚至存在一些误区。

2. 社区居民传染病防控的"信"

在信念层面，大部分社区居民已经认识到传染病防控的重要性，并愿意配合社区和相关部门采取防控措施。他们普遍认为，可以通过改变个人卫生习惯、保持社交距离和及时接种疫苗等方式，有效降低传染病的传播风险。然而，也有少数居民对防控措施持怀疑态度，或者认为防控工作与自己关系不大，缺乏主动参与的意愿。

3. 社区居民传染病防控的"行"

在行为层面，大部分居民能够采取基本的防控措施，如勤洗手、戴口罩等，但在一些特殊情况下，如人员聚集、活动增多时，部分居民可能会放松警惕，忽视防控措施的执行。此外，社区环境卫生管理也存在一定短板，如公共设施消毒不及时、垃圾处理不规范等，这些问题都可能影响传染病防控的效果。

（二）社区居民传染病防控的知信行提升

要提升社区传染病防控的知信行，可以从几个方面着手。

1. 加强健康教育，提高知识水平

社区应定期举办传染病防控知识讲座、宣传活动，利用社区广播、宣传栏、微信公众号等多种渠道，向居民普及传染病的基本知识、传播方式、预防措施等。还可以针对不同人群制定个性化的健康教育方案，如针对老年人呼吸道传播疾病方面，针对孕妇、宝妈的孕妇学校、妈妈课堂等，从而提供更加详细和实用的防控建议。

2. 强化信念引导，促进态度转变

社区应通过各种方式让居民充分认识到传染病防控的重要性，理解防控措施的必要性和紧迫性。可以邀请专家学者、医护人员等进行宣讲，分享防控经验和成功案例，增强居民的信任感和参与意愿。社区还可以设立奖励机制，对积极参与防控工作的居民给予表彰和奖励，激发更多人的积极性。

3. 推动行为改变，落实防控措施

社区应制定详细的防控方案，明确各项措施的具体要求和执行标准。加强监督检查，确保各项措施得到有效落实。对于不遵守防控规定的居民，社区应进行耐心劝导和教育，必要时可联合相关部门进行处罚。社区还可以积极推广新型防控技术和手段，提高防控工作效率。

四、社区传染病监测和预警

（一）社区传染病监测和预警现状

随着医疗技术的不断进步和公共卫生体系的日益完善，社区居民传染病监测和预警能力有显著提升。

大多数社区已经建立了较为完善的传染病监测体系，通过定期收集和分析传染病数据，能够及时发现并报告疫情。社区也加强了对重点人群、重点场所的监测力度，确保及时发现并控制传染源。

社区通过与医疗机构、疾控部门等建立紧密合作关系，实现信息共享和协同应对。一旦发现异常情况，社区能够迅速启动预警机制，采取必要的防控措施，防止疫情扩散。

然而，社区传染病监测和预警也存在一些不足。例如，个别社区的监测和预警系统还存在信息不畅通、数据不准确等问题，导致疫情的发现和应对延迟。部分居民对传染病监测和预警工作的认识和配合程度不够高，影响防疫工作的顺利开展。

（二）加强社区传染病监测和预警

加强社区传染病监测和预警是确保社区健康和安全的重要环节。在全球化和人口流动日益频繁的背景下，传染病的传播速度和范围都呈现出新的特点。因此，建立健全社区传染病监测和预警机制显得尤为重要。

1. 监测工作是基础

要通过定期收集和分析传染病数据了解疾病的流行趋势和分布特点，以便及时发现异常情况。这要求社区具备相应的数据收集和处理能力，也需要社区居民的积极配合，如主动报告健康状况、遵守疫情防控措施等。

2. 预警机制是关键

预警机制能够帮助社区在发现异常情况后，迅速做出反应并采取有效的防控措施，防止疫情扩散。这需要社区与医疗机构、疾控部门等建立紧密合作关系，还需要对预警信息进行科学分析判断，避免误报和漏报。

3. 增效保准

要关注监测和预警工作的效率和准确性，社区要不断提升技术水平，采用先进的监测设备和预警系统，提高数据的准确性和时效性。同时，需要加强人员培训，提高工作人员的专业素养和应对能力。

4. 提高认识

传染病监测和预警工作不仅仅是社区的责任，也是每个居民的责任。我们需要加强宣传教育，提高居民对传染病监测和预警工作的认知和重视程度，让每个人都成为疫情防控的参与者和支持者。

第八章 质量控制和改进

一、质量评估

(一) 传染病诊断标准和流程

1. 传染病诊断标准

传染病诊断的主要依据是患者流行病学资料、临床症状和体征、实验室检查结果。实验室检查结果是传染病诊断的金标准,但也要结合流行病学史、临床症状和体征综合评估做出诊断。

2. 传染病诊断流程

查看患者临床症状,包括病史和体格检查、潜伏期、起病情况、发热特点、皮疹特点、特殊症状及体征。询问流行病学史,包括发病地区、既往传染病情况、接触史、预防接种史、流行区的旅居史,结合临床资料,做出初步诊断。根据患者情况和医生的判断,采集适当的临床标本进行实验室检查,结合检查结果进行明确诊断,并按照相关规范进行有效治疗。实验室检查包括血、尿、便常规,免疫学检查,病原学检查(如疟疾的诊断,可以根据镜检看到疟原虫直接进行分型,及时确定患者的感染情况,做出明确诊断,还可以根据不同疾病、不同样本进行培养与分离鉴定,明确感染的病原体的种类),分子生物学检查(可特异性的扩增相关病原体的核酸,明确感染的病原体，如对流感等病毒进行的核酸检查），影像及组织活检（影像学能显示病灶的位置、大小和范围，组织活检可明确疾病的类型、部位、病变严重程度）。

（二）临床实验室检测质量的控制

实验室检测结果对临床诊断和治疗具有至关重要的作用，要确保实验室检测结果的及时、准确、可靠。临床实验室在检测中有多种可变因素，如样本采集和送检不当、实验过程中没有进行室内质控或室内质控失控、试剂稳定性不好、仪器设备故障或超过检定期限未校准、实验人员未按照标准要求对样本进行处理或处理不当、实验人员使用的方法不适用、实验人员对结果的观察和结果计算有误或录入错误等，这些可变因素可能存在于实验的全过程，均能影响检测结果的可靠性。因此，临床实验室的质量控制应该贯穿整个实验过程。

临床实验室检测质量的控制分为检测前质量控制、检测中质量控制、检测后质量控。

（1）检测前质量控制。

采样前，要充分考虑患者的基础条件及其状态、饮食、用药等的影响，从而选择合适的标本采集时间、采集部位等，选用合适的容器。根据不同的标本和检测项目采取适当的保存方法，及时送到相关实验室。实验室接收标本后，根据申请单按要求及时对标本进行处理。

（2）检测中质量控制。

实验室人员必须经过专业培训，取得上岗证，具备扎实的理论基础和实践能力，保障实验的准确性。实验室仪器需按时进行检定、校准，定期进行维护，以确保仪器的正常运行。试剂应选用优质、稳定的产品，并按要求进行存放和使用，确保试剂的稳定性，标准品要具有可追溯性。检测方法应经过验证，确保检测结果的稳定性和可靠性。实验室的环境（如温度、湿度、洁净度等）应对仪器设备的使用和实验结果的稳定性与准确性不产生影响。实验室应建立相关操作规程和标准，实验人员应严格按照操作规程进行样本的处理和检测，减少人为误差。

实验室应建立全面的质量管理体系，包括室内质量控制和室间质量评价。要选择合适的质控品进行每日室内质量控制，以确保检测结果的可靠性。要定期参加室间质量评价，以监测实验室的准确性和精确性，提高实验室检测质量，监督实验室质量发展。

（3）检测后质量控制。

检测后，仪器和试剂应处于正常状态，若发现失控，需及时上报负责人并查找原因，分析误差的类型和来源，及时排除，查找情况和处理结果等情况均应详细记录在失控记录本上，必要时对样本进行复测。实验结果的计算应科学，上传结果需慎重和严谨，对于异常结果和危急疑难患者检测结果，要与历史记录进行比较分析。建立危急值报告制度。

（三）传染病诊治能力

1. 医生的传染病诊治现况

部分基层医疗卫生机构医生对传染病知识掌握不太全面，对流行病学史不够重视或不敏锐，无法在第一时间准确识别一些特殊的传染病；基层医疗机构实验室仪器设备以及开展项目有限，对传染病病原学诊断可能不及时、不准确；基层医疗机构大多数患者年龄偏大，对流行病学史的描述不准确或较模糊，可能在一定程度上误导医生的诊断；部分病原学的检测时间较长，病例的追溯和及时控制有一定困难。

2. 加强医生传染病诊治能力培训

由于患者个体差异或感染阶段不同，感染同种病原体后临床表现可能不同；实验室检验结果受采样时机、方法、部位、用药情况等因素的影响，不一定都能给出有参考价值的结果；患者可能对流行病学资料的阐述不充分或不真实。因此，传染病的诊断是一个较为复杂的过程，需要医生具有丰富的经验和知识储备，结合检验检查结果，全面分析和评估，从而做出准确的诊断。定期对医生进行传染病诊治能力的培训必不可少，如全球传染病的流行现状、传染病流行和地方病分布现状、传染病在不同季节的流行趋势、不同传染病的临床症状和特殊体征、传染病的诊治标准、特殊病例的研究分析、突发传染病的诊治方案等。医生只有对传染病的认识度和敏感度不断提升，才能快速准确地识别传染病，及时提供有效的治疗方案。

二、质量改进方法

（一）建立完善的组织管理体系

1. 明确组织架构与职责分工

构建坚实而高效的传染病防控管理体系，其基石在于明晰且严谨的组织架构与职责分工。在医疗机构中，首先需要做的是在决策层设立一套权威、执行力卓越的指挥机构——感染管理领导小组，协调整个医疗机构的传染病防控工作。领导小组应包括医务科、护理部、院感科和检验科等关键部门的骨干。其中，医务科确保防控措施符合医学专业规范和要求；护理部严密监控并督导医疗护理过程中的感染防控实践，规范一线医护人员的行为准则；院感科跟踪具体的防控措施落实情况，并根据实际工作中的反馈不断完善；检验科通过病原体检测技术为早期识别、诊断和追踪传染源提供数据支撑。

感染管理领导小组在策略制定过程中，要严格遵守国家法律法规及行业标准，紧密结合医疗机构实际情况，使每一项策略具备针对性与可行性。此外，感染管理领导小组还肩负着监督各科室执行传染病防控规章制度、落地各项防控举措的职责，通过周期性巡查、深度指导与科学评估，持续优化并完善感染防控工作，以期实现有效阻断传染病传播链，最大限度地维系医疗服务环境的安全壁垒。

2. 建立健全法制化、制度化的管理规范

首先，强化学习传染病监测与报告的法律法规，要求所有科室严格遵循《中华人民共和国传染病防治法》及国家卫生健康委员会发布的各项管理制度和技术指南。在发现任何疑似或确诊法定传染病病例时，都必须在规定时间内精确无误地报告至相应疾病预防控制机构。通过构建病例源头追踪机制，高效锁定潜在传染源和传播路径，结合数据科学分析，实现早期预警，启动精准防控措施，从而有力地遏制疫情的蔓延。

其次，全面深入地梳理和升级医疗废物管理规范，从医疗废物生成初期直至最终安全处置，对每个步骤进行严谨且高效的监管。医疗机构务必采用符合标准的方法来归类医疗废物，并借助专业设施进行封闭式收集作业。需配置专用运输工具，保证废物转运的安全性，存储过程应严格执行隔离防护标准，杜绝任何形式的泄漏风险或二次污染。

最后，针对各类常见传染病的不同病原体特征、传播途径和易感人群属性等因素，系统制定针对性强的预防与控制策略。对于每一种列入重点防控名单的传染病，均精心编制专项防控方案，明晰操作流程和执行标准，根据实际情况调整应急预案内容。

3. 规范工作流程与操作规程

在医疗机构的日常运营中，精准严苛的工作流程与操作规程是维系医疗安全、构筑感染防控壁垒的核心要素。

首先，聚焦手卫生制度层面，通过持续性培训、严谨考核和常态化宣传教育，使医护人员认识到手卫生作为医源性感染首道防线的重要性，确保在执行各项医疗行为的节点，特别是与患者接触或进行无菌操作的关键时段，能够严格遵守手卫生规范，依次完成洗手、消毒，降低手部污染导致的病原体传播风险。

其次，面对各类传染病的传播特性与途径，医疗机构应执行具有针对性的隔离防护策略。例如，发热门诊、腹泻门诊等，启用负压病房、高效过滤系统等实现空气隔离；对于经直接或间接接触传播的传染病，要求所有工作人员配备适当的个人防护装备，遵循接触隔离规程。

最后，不断优化消毒灭菌制度，对医疗器械、诊疗环境和日常使用的多种物品，实施标准化、程序化的清洁消毒与灭菌管理，严格遵守相关规定，采用先进的消毒方法和高效的灭菌技术，确保从根本上切断病原体的一切潜在传播路径，有力维护医疗环境的安全性，为患者提供稳固且值得信赖的医疗服务。

4. 持续开展教育培训与考核评估

为了提升医护人员在传染病防控领域的专业底蕴与实践效能，医疗机构应不断地推进教育培训与考核评估。例如，定期举办传染病防控知识研修课程，分享最新医学科研成果和翔实的案例，深度解读传染病发生机理、发展进程、传播途径和有效控制措施。这有助于医护人员深入理解并掌握实际工作中可能面临的复杂情境及应对策略。

医疗机构应精心策划多元且富于实效的操作演练环节，使医护人员能够在仿真的医疗环境中沉浸式演练实战技能。这些活动使医护人员在面对突发公共卫生事件或传染病防控挑战时，迅速响应并高效决策，锻造出一支专业素质卓越、临危不乱的医护队伍。

医疗机构应严格遵守法律法规与医疗操作规程，定期进行理论素养考核和实践技能评估。旨在考察医护人员对相关法规政策、防控指南的领悟与把握情况，以及在复杂的实际工作中的执行能力。

5. 实施动态监测与持续改进

在医院感染防控这一至关重要的领域中，实施动态监测与持续改进是维系医疗安全、保障患者生命健康的基石。医疗机构应构建一个全方位、立体化、多层次的医院感染监测体系，巧妙地融合目标性监测与暴发流行监测，实现各类感染风险的精确识别、前瞻性预防和有效控制。

在目标性监测层面，将焦点集中在特定病种、高风险科室与环节以及易感人群，进行精细化的数据挖掘和深度解析。例如，对于心脏手术部位感染、呼吸机相关肺炎等临床常见的医院感染种类，设定精密的监测指标，系统追踪并剖析其发生频率、诱因机制及发展趋势，从而采取有效的防治策略。加强对新生儿重症监护室、肿瘤化疗科等高危区域，以及免疫力低下的老年患者或长期住院患者的特别关注，通过专项监测发现潜在感染风险，实现前瞻干预。

在暴发流行监测层面，应构建预警机制，依托实时数据分析和智能预警平台，在第一时间捕捉到可能出现的聚集性感染事件苗头，立即启动应急响应机制，有效遏制疫情扩散。

基于这些监测工作，医疗机构能够全面掌握当前医院感染状况，能及早发现危险因素，为后续精准制订防控策略提供的科学依据。

医疗机构应根据监测数据和实际情况，高效设计并执行具有针对性的干预措施。

为了不断提升感染防控工作，医疗机构需要定期对传染病管理体系进行全面的效果评估。对不同时段监测数据进行对比分析，量化各项干预措施的执行效果及其对感染防控的实际贡献，客观评价管理体系的运行效率与综合表现。结合实践反馈与科学研究结果，循环调整和完善管理策略，形成"监测—反馈—干预—再评价"的管理模式，旨在持久降低医院感染风险，稳步提升防控能力，为医患双方的生命安全铸就一道坚固屏障。

6. 构建多方联动合作机制

在传染病防控工作中，实现迅速、精确且强有力的防疫，需要积极与多方机构建立紧密联系。

疾病预防控制机构是防控传染病的学术核心与专业堡垒，在疫情监测预警、流行病学深度剖析、实验室精密检测以及疫苗接种规划等领域发挥着重要作用。与疾病预防控制机构建立常态化协调机制，有助于实时捕获疫情动态，科学严谨分析疫情发展趋势，制订精准高效的防控策略。还可根据其专业指导，开展疫情防控能力培训及健康教育普及活动。

强化与其他相关部门的协同合作，如教育部门、公安司法部门、交通运输管理部门、市场监管部门、民政社会事务部门等，实现跨部门的信息共享与联防联控。

7. 应急响应预案的制订与演练

医疗机构在制订突发公共卫生事件应急处置预案时，需要对各类突发公共卫生事件进行风险评估和情境分析。预案内容应包括预警机制、启动标准、组织指挥系统、信息通报流程、现场控制措施以及后期恢复重建等。通过预设的角色分工、任务分配，以及跨部门、跨地区的协调联动机制，确保预案在实际执行中能够迅速、准确且高效。

医疗机构应定期开展模拟演练，以真实案例为背景，确保医护人员熟悉掌握预案中的各项操作。通过演练发现预案中的漏洞，并及时调整和完善，提高预案的适用性和可操作性，还可锻炼医护人员面对突发公共卫生事件时的心理承受力和冷静判断能力。

8. 全面推进信息管理与数据共享

配置先进的传染病信息管理系统，具备高度智能化和自动化的特点，能够优化现有医院信息系统和实验室信息管理系统。

传染病信息管理系统能大幅提高工作效率，有效保障传染病信息数据的及时性，即在第一时间完成数据采集与传输；完整性，即确保病例的所有关键信息无遗漏；准确性，即通过严密的数据校验机制防止错误信息的产生。

此外，强化医疗机构间的数据共享，实现实时交流与联动，在出现传染病疫情苗头时及时进行病情通报和预警发布。

9. 强化质量控制与考核评价机制

强化质量控制与考核评价机制是有效提升传染病防控工作效能的关键环节。医疗机构应组织常态化的自查与内部评审，应定期对各项防控措施、操作规程、应急预案等进行深度审视和细致检查，严把每一道质量关，不遗漏任何可能影响防控效果的细节问题。

在自查与内部评审中发现的问题，应秉持"及时发现、迅速反应、彻底整改"的原则，第一时间落实整改措施，明确责任人，跟踪整改进程，确保问题得到有效解决，进而不断提升和完善传染病防控体系的整体效能。

同时，为了进一步激发全体医务人员对于传染病防控工作的积极性和创造性，医疗机构还应考虑把传染病防控工作全面纳入科室和个人绩效考核体系。通过对防控任务完成情况、防控成效、专业技能展示以及创新性防控措施等方面的综合评估，公正公平地评价每位医务人员在传染病防控工作中的表现。

在此考核体系下，对于在传染病防控工作中表现出色、贡献突出的科室和个人，给予充分的激励，而对于未能达到防控工作标准和要求的，则设定相应的约束条件，以期通过激励与约束并重的方式，引导全体医务人员积极参与传染病防控工作，持续提升医疗服务质量，共同筑起牢固的公共卫生防护屏障。

10. 社区联防联动与健康教育推广

在当前公共卫生防控形势下，强化社区层面的传染病防治工作尤为重要。应积极拓展和深化这一工作内涵，不限于传统的面对面宣传教育，要充分利用数字化手段，以线上线下结合的方式全方位推广传染病防控知识。

与此同时，社区需积极联动社会各方力量形成强大的合力，共同构建传染病联防联控网络。与社区卫生服务中心建立紧密关系，发挥其在疾病监测、健康教育和医疗服务等方面的优势；与区域内学校共同合作，将传染病防控融入校园日常卫生管理；与企事业单位合作，规范职场疫情防控程序。

基层医疗机构作为一线防控的重要阵地，在打造和完善传染病管理组织管理体系的过程中，必须坚守科学精神，遵循国家和行业标准，坚持以数据说话，实现精准防控。注重提高工作效率和服务效能，优化资源配置，确保防控工作的高效运行。通过政策引导、设施完善、技术升级、队伍培养等综合策略，不断提升对各类传染病的预警、发现、报告、处置能力，最终实现对传染病的有效防控。

(二) 强化疫情报告和管理

1. 疫情报告和管理现况

截至 2023 年，我国医疗卫生体系在传染病信息报告的规范化管理方面做出了重大努力，出台了一系列法律法规及技术指南，如《传染病信息报告管理规范（2015 版）》《传染病信息报告管理工作技术指南（2016 版）》等，结合最新信息技术手段和疾病防控实践经验，构建和完善了科学、高效的传染病报告管理体系。

各级医疗机构在实际工作中进一步加强对传染病病例监测、识别和上报的及时性要求，通过优化信息系统，实现从病例发现到信息上报的全流程电子化管理，大大缩短了报告时间，提高了疫情响应速度。同时，各地区疾控中心与医疗机构密切协作，建立联动机制，确保信息的准确性和完整性。

在此基础上，卫生行政部门和专业研究机构还深入分析了影响传染病报告的各种内外部因素，包括医疗资源分布、人员培训水平、社会公众认知度、信息技术应用程度等，并针对这些因素提出了针对性和可操作性强的应对策略和改进措施。这些举措不仅提升了传染病信息报告的质量和效率，也为有效控制和预防各类传染病疫情提供了强有力的数据支持和技术保障。

在网络直报系统建设方面。2005年，为了提高传染病报告的效率和准确性，我国建立了法定传染病网络直报系统。医疗机构通过该系统可将传染病信息直报至国家疾控中心，省、市、县三级疾控中心可通过该系统实时查询到最新报告的传染病信息并进行统计分析，大大缩短了传染病报告时间，提高了信息的时效性。随着医院信息管理系统（HIS）在各地医疗机构的应用，各医疗机构对传染病信息的收集时间也缩短。近年来，部分医疗机构逐步建成了院感系统，并利用该系统从HIS中自动抓取诊断的传染病信息，使得医疗机构对传染病的信息收集更加快速和简便。2023年，在省疾控中心建成数据交换平台基础上，医疗机构已经具备传染病从诊断到信息抓取，到自动上报至传染病直报系统全流程的自动化的前提条件，且部分医疗机构已经实现传染病信息报告全流程自动化。这不仅提升了传染病监测和响应的速度，也有助于及时发现和控制疫情的扩散。

2. 强化疫情报告和管理的方式

1）健全法规制度

根据《中华人民共和国传染病防治法》《传染病信息报告管理规范（2015版）》《传染病信息报告管理工作技术指南（2016版）》等文件，结合医疗卫生机构实际使用的信息系统和工作流程，制定或修订一系列详尽的传染病信息报告管理制度与作业指导书，确保各级医疗卫生机构在传染病信息报告的各个环节都有明确的依据可以遵循。

2）完善信息系统建设

为了提高对传染病的防控能力，利用最新的信息技术手段来构建一个能够实时监控、准确判断和全面覆盖的传染病监测与报告系统。基层医疗机构不断完善医院信息系统（HIS）以及医院感染管理系统等相关设施和系统功能。系统应具备高效的数据交换能力，一旦识别出传染病例，则能通过数据交换平台直接将相关信息上报到国家疾控中心的传染病报告管理系统。这种直报机制可以确保信息的传递不受地域和时间的限制，从而大大缩短了从病例发现到信息上报的周期，提高了传染病防控的时效性。

3）加强培训与教育

为了有效预防和控制传染病的发生、传播，确保公共卫生安全体系的高效运行，应定期对各级医疗机构、疾病预防控制中心等工作人员进行全面系统的培训。主要包括：传染病的识别与诊断技能，要求工作人员能够熟练掌握各类传染病的临床表现、传播途径、易感人群等关键知识。讲解传染病报告流程，确保工作人员能够在规定的时限内按照标准程序进行报告，不遗漏任何可能影响疫情控制的关键信息。

随着信息化技术在医疗领域的广泛应用，电子病历普及，提升工作人员在电子病历系统中的操作技能至关重要。培训内容还应包括电子病历系统的使用方法、数据录入规范、信息安全保护等。

4）强化主动监测与追踪调查

主动监测是指医疗机构开展传染病预检分诊、发热门诊、腹泻门诊等工作，定期对在本院就医的传染病信息进行分析和评估，及时发现潜在的疫情风险点，及时报告当地疾病预防控制中心。

同时，基层医疗机构还需要加强对甲类及参照甲类管理的乙类传染病病例（包括疑似病例、临床诊断病例、实验室确诊），以及容易引起传播和暴发流行的传染病病例的追踪调查力度。一旦接收到相应传染病病例报告，应立即启动流行病学调查。对于聚集性病例，及时报告当地疾病预防控制中心。

5）建立应急响应机制

基层医疗机构是公共卫生服务的第一线，承担着防控传染病、保障社区居民健康安全的重要职责。建立健全并定期组织传染病应急预案演练是必不可少的工作内容。传染病应急预案应涵盖各类可能出现的传染病疫情。在实际工作中，一旦发现疑似或确诊的甲类传染病病例，或其他具有高度传染性和（或）特殊性的传染病病例，应立即启动应急预案。在预案执行过程中，要严格遵循院感防控的各项规定和操作流程，确保医疗环境安全，防止疫情在院内扩散。同时，第一时间上报疫情至当地疾控中心，报告内容需准确翔实。疾控中心接到报告后，迅速介入，派出专业人员前往现场进行深入的流行病学调查，根据调查结果指导医疗机构采取更为科学有效的防控措施。

6）建立质量控制与考核评价体系

在传染病防控工作中，基层医疗机构要高度重视传染病信息报告的质量管理，对传染病报告的各个环节实施严格把控。具体措施包括建立一套完善的报告审核制度，确保每例传染病信息的及时性、准确性、完整性，从源头上防止错误信息的产生和传播。同时，基层医疗机构还应设立一套严谨的评估机制，定期对传染病报告的质量进行检查和评估，通过科学的方法和标准，全面衡量和评价报告工作的成效，根据评估结果持续优化改进工作流程和规范。

7）促进社区参与和加强公众宣传教育

在当前公共卫生环境日益复杂的背景下，积极开展社区健康教育和公众健康知识宣传教育尤为重要。这不仅要求各级卫生部门、社区组织及相关部门强化对传染病防控知识的普及力度，更需要基层医疗机构积极主动参与其中。社会公众对传染病防控重要性的认识是防止疫情扩散的关键。通过系统化的教育引导，使公众意识到每个人都是自己健康的第一责任人，个人卫生习惯的养成与遵守防控规定对于维护公共卫生安全有着至关重要的作用。鼓励家庭成员之间相互监督、共同学习，积极参与所在社区的卫生保健活动。

8）开展科研和学术交流

在全球化的今天，传染病的管理已成为各国医疗机构面临的重大挑战。医疗机构在传染病管理方面的科研和学术交流十分重要。在实际工作中，医疗机构应当加大对传染病科研的投入，鼓励医务人员参与科研项目，为科研人员提供必要的支持和保障。

（三）基于传染病数据的质量

传染病数据在传染病防控决策中具有核心地位。

在疫情监测与预警方面，实时准确的传染病信息报告系统能够及时、全面地收集各类传染病发病情况、死亡率等相关数据，通过精准分析，快速识别疫情的异常波动或潜在风险。

在资源调配与规划方面，通过对不同地区、不同病种以及特定时段内疫情的详细统计分析，可清晰了解疫情分布格局及发展趋势，进而科学合理地调配医疗资源。

在风险评估与优先级设定方面，通过对历史病例数据的深度挖掘和当前疫情形势的综合研判，可以量化评估各类传染病暴发的风险等级，明确哪些疾病和区域应作为防控工作的重点对象。

在科学研究和技术发展方面，科研机构可借助各种数据深入研究传染病的流行病学特征、传播规律等，从而指导新药研发、疫苗接种策略等方面的改进，提升防治水平。

在国际合作与交流层面，精准可靠的数据有助于进行疫情通报、技术支持和经验共享。

1. 传染病数据的完整性

从疾病监测与预防控制的角度来看，完整的传染病数据能够实时、准确地反映区域内各种传染病的发生频率、发展趋势和传播途径等情况，疾控部门可以及时捕捉到疫情异常的信号，从而迅速发布预警，基于数据制定和执行精准的防控措施，有效防止疫情进一步扩散，最大限度地保护人民群众的身体健康和生命安全。

在科学研究方面，完整且精确的传染病数据是流行病学研究的基础资料，对于深入探究传染病的流行规律、揭示其致病机理、剖析影响因素等方面作用显著。

在资源分配与政策制定方面，完整的传染病数据可帮助相关部门更加科学、合理地评估医疗资源的需求状况以及配置策略，从而根据实际情况调整和完善政策与方案。

在精准隔离和治疗方面，传染性疾病暴发时，完整的传染病数据能够帮助卫生部门快速追踪到感染源、识别密切接触者并描绘出清晰的传播链，进而实施精准隔离和治疗措施。

在决策支持与效果评价方面，通过对完整数据进行对比分析，可以客观、公正地评估各项防控措施的实际效果，为未来优化防控战略、修订应急预案提供有力的数据支撑。

2. 传染病数据的准确性

在疾病监测与预警方面，准确的传染病报告信息全面反映疾病的传播速度、扩散范围以及流行趋势。

在资源配置方面，准确的数据是实现资源优化配置的核心要素。政府部门能够依据这些数据进行科学合理的决策，高效调配医疗设施、医护人员力量以及各类防控物资，确保有限的资源能在疫情最严重的地区或时期得到最大限度的有效利用，从而提升整体防疫效果和应对效率。

在科学研究与政策制定方面，科研人员基于真实可靠的传染病数据，深入研究疾病的病因学特征、流行病学规律；政策制定者则根据这些翔实的数据，制定或调整公共卫生政策，以适应不断变化的疫情形势，保障公众健康。

在防控措施评估方面，通过对不同时段、不同地区的传染病报告数据进行对比分析，客观评价各类防控手段的成效，指导进一步优化方案，提高疫情防控工作的针对性和有效性。

保障传染病信息数据的准确性是一项涉及多维度、多层面的工作，需要综合运用多种策略和手段：

（1）在数据源头管理方面，需要规范统一的诊断标准和报告流程，确保所有医疗卫生机构严格按照国家规定的传染病诊断标准执行，做到病例信息填写上报及时、准确。实行实名制和责任追踪机制，每一份报告都应有明确的责任记录人，便于追溯核实数据来源，确保信息的真实性和可靠性。

（2）在报告系统建设与维护方面，采用现代化的信息技术手段，在信息系统内部建立严格的数据校验机制,自动检测并提示缺失或矛盾的数据。

(3)在监督核查与质量评价方面,各级疾控中心应定期开展现场督导检查工作,对各级各类医疗卫生机构的传染病报告质量和管理现状进行全面、细致的评估,并提供改进指导。

3. 传染病数据的及时性

疫情预警与防控方面,及时的数据能帮助疾控部门迅速识别并定位疾病暴发源头,对疫情的发展趋势进行追踪和预测,从而制订科学有效的防控策略,快速启动应急响应机制,有效阻止疫情的进一步扩散,最大限度地保护公共健康安全。

在资源分配与决策支持方面,及时的数据可为各部门做出合理决策提供重要依据,从而精确调配医疗设施、人力资源、药品疫苗等。

在监测效果评估方面,传染病网络直报系统数据的及时性直接反映了各级医疗机构和疾控机构的工作效能及运转状况,从而发现并改进监测系统中存在的问题,提升体系工作效率和反应速度。

在科研与分析方面,对于及时的数据进行统计分析,可以深入探究疾病的传播模式、影响因素并进行风险评估。

确保传染病数据的及时性可以从以下几个方面展开:

(1)建立健全传染病监测预警与应急指挥信息平台。利用信息技术手段,构建智慧化数据采集、处理、分析和预警系统,实时收集来自各地医疗机构、实验室以及疾控网络的数据,确保疫情信息能在第一时间被捕捉和识别,以便迅速做出响应。

(2)完善报告制度。严格依照《中华人民共和国传染病防治法》相关要求,明确医疗卫生机构和疾控机构行为准则,强化疫情报告的时效要求。

(3)提高医务人员报告意识。加强医护人员的传染病知识培训和报告流程教育,使其充分认识到数据及时的重要性。

(4)实施追踪与监管机制。运用数字化技术手段,进行跟踪管理,确保后续工作快速跟进。

(5)推动信息化建设。不断优化信息系统,减少数据录入、审核等环节时间。

4. 传染病数据的安全性

在公共卫生安全方面，传染病疫情数据是流行病学监测、预警和防控工作的基石。数据安全管理能够确保疫情数据的真实性和及时性。

疫情信息往往包含个人行踪轨迹等敏感信息。应遵循相关法律法规，建立健全数据安全保障体系，防止个人信息被非法获取、滥用或泄露。

公众充分信任政府和医疗卫生机构才会更愿意配合提供真实、详尽的信息，这对于提高传染病防控的有效性和准确性至关重要。

在严格的数据安全保障下，各国才能放心进行数据交流与共享，共同提升全球公共卫生水平。

为了有效保障传染病信息数据的安全性，需采取一系列关键措施。

1) 数据收集、存储和备份

确保所有数据来源合法且经过核实验证，以保证数据的真实性。

实施多级分类和逐级审批制度，仅授权特定人员访问相应级别的数据。

利用现代加密技术对存储的数据进行加密，防止未经授权的访问或窃取。

定期进行数据备份，并采用安全可靠的存储机制，以防原始数据丢失或损坏。

2) 数据传输和共享

在数据传输过程中强制实施加密技术，例如使用 SSL/TLS 等安全协议，确保数据在传输过程中的完整性及保密性。

通过身份验证机制确认接收者的合法性，防止数据发送给错误或恶意的接收者。

对于数据共享行为，必须严格遵守法律法规，在满足业务需求的前提下，依据隐私保护规定与相关方分享数据，同时采取脱敏、匿名化等手段降低个人隐私泄露风险。

3) 权限管理

设立精细的权限控制体系，不同角色如医生、疾控中心、卫生部门等根据工作职责获取相应的数据访问权限。

对涉及敏感信息如医疗记录和个人详细信息设置严格的访问限制，严禁未经授权的查看或操作。

记录所有数据访问行为，利用日志追踪系统对可疑或异常访问活动实时监控并预警，必要时采取干预措施。

4）数据核对与质量控制

建立健全疫情数据质量管理体系，定期开展数据审计与核查工作，确保录入数据的准确无误。

使用校验工具和技术手段检查数据完整性，减少人为输入错误和其他导致数据不准确的因素。

5）法律法规及保密制度

根据国家相关法律法规制定详细的传染病信息安全管理制度，明确各岗位的信息安全管理责任。

指派专门的网络报告人员负责信息系统日常管理和维护，对其进行专业培训，强化信息安全意识与技能。

第九章 案例分析和实践经验分享

传染病的暴发与流行是全球性的挑战，基层医疗机构作为疫情防控的第一道防线，预警机制的建立尤为重要。面对复杂多变的疫情形势，基层医疗机构面临诸多挑战，本章通过分析基层医疗机构建立预警机制的成功案例，探讨如何加强基层医疗机构在传染病防控中的预警能力，从而为广大基层医疗机构提供有益参考。

山雨欲来风满楼
——基层医疗机构传染病防控的预警机制建立

"山雨欲来风满楼"形象地描绘了事物发展前的微妙变化。在传染病防控领域，这一警示同样适用。基层医疗机构作为防控的第一道防线，建立与完善预警机制对于及时发现、应对和控制传染病疫情至关重要。

一、预警机制在基层医疗机构传染病防控中的重要性

预警机制是传染病防控体系的重要组成部分，其重要性体现在以下几个方面：

（1）早期发现。传染病的爆发往往具有发展快、波及范围广的特点。通过建立预警机制，可以及时获取有关疫情信息，从而迅速采取控制措施，为后续防控工作赢得宝贵时间。

（2）科学决策。传染病在没有得到及时控制和干预的情况下，很容易蔓延和传播。通过建立预警机制，可以帮助相关部门及时掌握疫情发展趋势，以便更加科学、准确地制订防控策略，提高防控效果。

（3）资源优化。通过建立预警机制，有助于合理分配医疗资源，确保关键时刻能够迅速响应。

（4）社会稳定。通过建立预警机制，可提醒公众加强个人防护意识，减少感染风险，保障公众安全和健康。

二、预警机制的建立原则

（1）科学性。预警机制应基于科学的理论和方法，确保信息的准确性和可靠性。

（2）实用性。预警机制应简单易行，便于基层医疗机构操作和执行。

（3）敏感性。预警机制应具有较高的敏感性，能够及时发现疫情变化。

（4）灵活性。预警机制应具有一定的灵活性，能够适应不同传染病的特点和变化。

三、提高预警效率和准确性的关键策略

为确保预警机制的高效和准确，需要采取以下策略：

（1）强化数据整合与分析。

完善技术支持：引入先进的监测设备和技术手段，提高预警机制的科技含量和准确性。

实时数据采集：建立自动化、智能化的数据采集系统，减少人工干预，确保数据的实时性和准确性。

高级数据分析技术：应用大数据分析、人工智能等技术，对数据进行深度挖掘和分析，以发现潜在的疫情风险。

（2）优化指标体系。

动态调整指标：根据疫情变化和防控需求，动态调整预警指标体系，确

保其针对性和有效性。

综合评估：采用多指标综合评价方法，全面考虑疫情传播的多个因素，提高预警的准确性。

（3）强化信息化支撑。

信息系统集成：整合现有信息系统资源，实现信息的互联互通和共享利用，提高预警效率。

信息化培训：加强对基层医疗机构人员的信息化培训，提高其信息素养和技术水平，确保其能够熟练掌握预警机制的操作流程。

（4）加强部门协同与沟通。

跨部门合作：加强与卫生、疾控、教育等相关部门的协同合作，共同构建高效的预警网络。

及时反馈信息：确保预警信息能够及时、准确地反馈给相关部门和人员，以便迅速做出反应。

（5）开展定期演练与评估。

模拟演练：定期组织模拟演练，检验预警机制的运行情况和应对能力，发现问题并及时改进。

效果评估：定期对预警机制的效果进行评估，分析其在实际运行中的优点和不足，为后续的改进提供依据。

四、预警机制的关键要素

预警机制的建立还需要关注以下几个关键要素：

（1）数据收集与分析。建立完善的数据收集系统，对各类传染病相关数据进行实时监测和分析，以发现异常变化。

（2）信息报告与传递。确保预警信息能够及时、准确地报告给相关部门和人员，以便迅速响应。

（3）风险评估与决策。基于预警信息进行风险评估，为决策者提供科学依据。

五、结论

通过构建科学、高效、实用的预警机制，采取提高预警效率和准确性的关键策略，可以更好地应对传染病疫情的挑战，保障人民群众的健康和安全。然而，预警机制并非一劳永逸，我们需要不断完善和优化，以适应不断变化的疫情形势和防控需求。

案例分享

某市基层医疗机构 A 位于人口密集、流动性大的市中心区域。近年来，随着城市化的快速发展和人口流动加剧，该区域传染病发病率呈上升趋势。为了有效应对这一挑战，A 机构决定加强传染病防控工作，特别是预警机制的建立。

1. 明确目标与定位

A 机构首先明确了预警机制的目标和定位，即通过对传染病疫情的实时监测和分析，及时发现并预测疫情发展趋势，为决策提供科学依据。同时，A 机构还确定了预警机制的核心要素，包括数据源、监测方法、分析模型、预警标准等。

2. 整合数据资源

为了实现预警机制的有效运行，A 机构积极整合各类数据资源，包括患者就诊信息、实验室检测结果、疫情报告数据等。通过建立统一的数据平台，实现数据的共享和互通，为预警机制提供有力支撑。

3. 优化监测方法

A 机构结合实际情况，优化了监测方法。通过分析和挖掘历史数据，确定了重点监测的传染病种类和疫情特征。同时，A 机构还加强了对重点人群（如老年人、儿童、慢性病患者等）的监测，以提高预警的准确性和针对性。

4. 完善分析模型

为了提高预警的准确性和时效性，A 机构不断完善分析模型。通过引入先进的统计学方法、机器学习算法等，对疫情数据进行深入分析和挖掘，为预警决策提供科学依据。同时，A机构还加强了与上级疾控机构的沟通和协作，共同完善分析模型和方法。

5. 制定预警标准与流程

A机构根据疫情特点和实际情况，制定了明确的预警标准和流程。当监测数据达到预设的预警阈值时，系统将自动触发预警机制，生成预警报告并及时通知相关人员。相关人员根据预警报告采取相应的防控措施，如加强疫情监测、提高诊疗水平等，以遏制疫情的扩散。

A机构成功建立预警机制的案例说明了基层医疗机构在传染病防控中的预警机制建立是一项重要而复杂的任务。通过明确目标与定位、整合数据资源、优化监测方法、完善分析模型以及制定预警标准与流程等措施，可以有效提高基层医疗机构在传染病防控中的预警能力。

宜未雨而绸缪，毋临渴而掘井
——从疫情暴发看体系建设的重要性

疫情，这一突如其来的公共卫生挑战，能检验一个国家和地区的应对能力与体系建设水平。中国古语有云："宜未雨而绸缪，毋临渴而掘井。"这句话深刻地揭示了在面对突发事件时，预先的准备和体系的建设至关重要。

一、疫情暴发与应对现状

近年来，全球范围内暴发的各种传染病疫情不仅对人们的身体健康和生命安全造成了严重威胁，也对各国的经济和社会发展产生了巨大冲击。在应对疫情的过程中，具备健全的防控体系，及时、有效地应对疫情，显得尤为重要。

二、完善体系建设的重要意义

提高应对突发事件的效率。完善的体系建设可以确保面对突发事件时，各个部门和组织能够迅速、有序地展开工作。通过预先规划的流程和机制，减少决策的时间和成本，提高应对效率，从而减少对社会和经济的影响。

提升防控措施的精准性。健全的体系建设可以帮助我们更准确地识别疫情的风险点和传播链条，从而制定更加精准的防控措施。通过对疫情数据的实时监测和分析，可以及时发现疫情的变化趋势和潜在风险，为防控工作提供科学依据。

增强社会的整体韧性。体系建设不仅关注当前疫情防控，更着眼于长远的公共卫生安全。通过加强医疗卫生体系、物资保障体系、社会动员机制等方面的建设，可以提高社会的韧性和抵抗力，让我们面对可能的疫情挑战时更加从容和自信。

促进国际合作与共享。完善体系建设不仅是一个国家的责任，也是国际社会的共同需求。通过加强国际合作与共享，共同应对疫情挑战，促进全球卫生安全体系的建设。

提升公众的健康意识和行为。健全的体系建设不仅要求政府和各相关部门的努力，也需要公众的广泛参与和支持。通过加强健康教育和宣传，提高公众的健康意识和自我防护能力，让公众更加主动地参与疫情防控，形成可以形成全民防疫的强大合力，共同维护社会的健康和安全。

三、体系建设的内容

疫情防控体系建设主要包含以下几个方面的内容：

（1）组织领导体系。这是疫情防控体系的核心，需要建立统一的领导体系和责任制度，明确各级领导机构和防疫机构的职责，协同合作，形成统一的指挥系统。

（2）业务工作体系。着重加强监测预警体系、健康干预体系、应急处置体系和检验检测体系建设，提升早发现、早诊断、早隔离、早治疗的能力。

（3）医疗卫生体系。完善的医疗卫生体系是应对疫情的关键，包括医疗资源的合理配置、医疗人员的专业培训、医疗设备的充足供应以及医疗服务的高效运转。建立以市、区疾控中心为业务技术主干，市三院、其他综合医院为疾病监测救治保障，社区卫生机构为基层支撑的疾控工作网络。

（4）物资保障体系。完善的物资保障体系能够确保医疗、生活物资的及时供应和合理分配，满足防控工作的需要。

（5）社会参与体系。有效调动社会各方面的资源和力量，形成全民防疫的强大合力。动员社会组织和群众参与疫情防控，深入开展宣传教育活动，提高公众的防疫意识和能力。

（6）法律法规体系。健全的法律法规体系能够为疫情防控提供法律保障和制度支持，包括严厉打击违法行为、依法依规开展疫情防控工作、规范执行防控措施、合法保护公众权益等。

（7）国际合作体系。加强与国际社会的合作，共同应对全球公共卫生挑战。

疫情防控体系各方面相互关联、相互支持，通过不断完善和强化体系，可以提高疫情防控效率和效果，保障人民群众的生命安全和身体健康。

传染病的防控宜未雨而绸缪，毋临渴而掘井。需要重视以下几个方面：

（1）健全和完善公共卫生应急体系。建立政府主导、部门联动的综合协调的应急体系。加快建设现代化信息系统，提升公共卫生服务能力。依托公共卫生服务体系的改革和完善，深度融合医疗服务、公共卫生基础信息，运用区块链、大数据、人工智能、云计算、物联网等技术，紧密围绕"精准全维度大数据实时采集体系""疾病监测与流行规律人工智能深度学习体系""大数据云计算智能预警预测体系""应急保障统一资源管理和调配体系"，在常态化监测、疫情预警处置、趋势预测研判、传染源追本溯源、资源调配和防控救治方面发挥重要作用。在医疗机构内部成立由医疗、管理、后勤等人员组成的防控小组，明确职责和任务，确保防控工作的有效实施。

（2）完善工作制度。制定健全的疫情监测、防控措施、信息报告等制度，确保工作流程的规范和顺畅。加强对制度执行情况的监督和检查，发现问题及时整改。

(3) 加强培训和教育。加强人才队伍的专业化建设，确保人才队伍的专业化水平。对医护人员进行定期的传染病防控知识培训，使其能更好地识别和控制传染病的传播。

(4) 实行医防并重。疾病预防和医疗救治都是为了人民健康。医疗和预防要相辅相成。

(5) 建立信息平台。利用现代信息技术手段，建立信息平台，实现信息共享。通过及时掌握疫情信息和变化趋势，为决策提供有力支持。

木桶如求盛水多，决于短板短几何
——2009年霍山县某医院血液透析治疗导致丙肝感染案例深度解析

木桶效应是指一个木桶能盛多少水，并不取决于最长的那块木板，而是取决于最短的那块木板，也称为短板效应。构成组织的各个部分可能水平不均，而较弱部分往往影响整个组织的水平。因此，医疗机构应该努力补足院感防控体系中的"短板"。

一、案例背景及事件经过

2009年，共有70名患者在霍山县某医院进行血液透析治疗，28名患者诊断为丙肝感染者，其中9名明确为入院透析前已感染丙肝，其余19名确定为与血液透析有关的丙肝感染，是一起医院感染事件。这一事件引起了社会的广泛关注，也引发了人们对于医疗安全问题的深思。

血液透析中心是各种感染的高发场所。防止血液透析患者传染病播散和感染性疾病是血液透析中心医疗质量管理与控制最重要的工作。霍山县某医院发生的这起丙肝感染事件，暴露出基层医疗机构在卫生管理方面存在短板。下面从多个角度进行深度解析，以期为提升我国医疗安全和质量提供有益参考。

二、案例分析

1. 操作规范与管理问题

血液透析作为一种重要的治疗方法，对于操作规范和管理要求极高。该事件医院在血液透析操作过程中存在明显的违规行为：该医院血液透析室预防和控制医院感染的规章制度、工作规范和技术规程不完善，无血液透析操作流程，透析器复用登记不规范，特别是在透析机的消毒、丙肝阳性患者的隔离及透析器复用的管理方面无具体要求；消毒隔离措施不落实，未能做到对透析机的一用一消毒，甚至未能做到每天消毒；使用未经许可的消毒液；未对使用中的消毒液进行浓度监测，部分透析机使用的消毒液浓度仅为标准浓度的50%；未对直接用于患者的动静脉内瘘穿刺针进行灭菌，易导致交叉感染；血液透析室的布局不合理，医院感染监控不到位，医务人员防控医院感染的意识淡薄、知识欠缺。

2. 患者权益保障问题

该事件中，患者的权益遭到了严重损害。首先，患者在接受治疗的过程中缺乏必要的知情权和选择权。他们对于自己接受的血液透析治疗可能的风险和后果了解不足，也无法根据自己的意愿和需求做出选择。其次，患者在治疗过程中缺乏有效的监督和维权机制。他们无法对医院的操作和管理进行有效的监督和评价，也无法在出现问题时及时维护自己的权益。

3. 监管机制与追责问题

该事件中，监管部门的监管力度和追责机制也存在问题。一方面，监管部门对于医院的监督和检查不够深入，导致医院在管理和操作上的漏洞没有得到及时发现和纠正；另一方面，监管部门对于违规行为的处罚力度不够，难以起到警示和震慑作用。

三、教训与启示

1. 加强医疗安全与质量管理

医疗安全与质量是医疗服务的核心。医院应建立健全医疗安全和质量管理体系，确保医疗服务的全过程都符合规范和标准，包括加强设备消毒、提高操作人员素质、完善患者信息记录等。医院还应定期对自身管理和操作进行评估和审查，及时发现和纠正存在的问题。

2. 保障患者权益

患者的权益是医疗服务的出发点和落脚点。医院应高度重视患者的权益，确保患者在接受治疗的过程中有充分的知情权和选择权。医院还应建立健全患者投诉和纠纷处理机制，及时回应患者的合理诉求，维护患者的合法权益。

3. 强化监管与追责机制

监管部门应加强对医院的监管力度和频率，及时发现和纠正医院在管理和操作上的漏洞。监管部门还应加大对违规行为的处罚力度，起到警示和震慑作用。监管部门应建立健全信息公开和透明机制，让公众对医院的管理和操作有更深入的了解和监督。

四、血液透析中心感染控制标准操作规程

血液透析中心是医院为患者提供血液透析治疗的重要场所。由于血液透析病人是血源性疾病的易感人群，血液透析中心就成了血源性疾病的易感场所。因此，血液透析中心的院感（医院感染）防控重要。感染防控需要重视事前、事中、事后管理这三个环节。

(一) 事前管理

1. 血液透析中心感染控制的基本设施

(1) 透析治疗区内设置医护士工作站（区）[《医院消毒卫生标准》（GB 15982—2012）中规定的Ⅲ类环境]。

(2) 血液透析床/椅间距≥1.0米。

(3) 每一个透析单元应当配置电源插座组及安全保护装置、反渗水供给接口、透析废液排水口。

(4) 具备双路电力供应或停电时血液透析机的安全回血装置。

(5) 工作人员个人防护设备。

(6) 合理设置手卫生设备。

(7) 传染病诊疗隔离区/室：满足下列条件之一的患者，应在隔离治疗区进行血液透析。

①具有传染性的乙型病毒性肝炎、丙型病毒性肝炎、梅毒及艾滋病等血行传染性疾病患者，应在隔离治疗区进行专机血液透析，也可进行居家透析治疗。

②乙肝病毒性肝炎 HbsAg（+）或 HBV-DNA（+）丙型病毒性肝炎 HCV-RNA（+），建议有条件的单位可检测 HCV 抗原，有助于减少 HCV 感染窗口期的漏诊，HCV 抗原（+）应隔离。

③对于在接受透析期间 HCV-RNA 转阴的急慢性丙型肝炎患者，自患者 HCV-RNA 检测结果首次报告转阴之日起6个月内，患者继续在隔离治疗区透析，固定透析机位，且安排第一班次透析，每月1次监测 HCV-RNA。

④对于监测患者 HCV-RNA 持续阴性达到6个月以上的患者，可安置于普通治疗区透析，相对固定透析机位，且安排末班次透析，每1、3、6个月各监测一次 HCV-RNA。

⑤对于新导入或者新转入患者 HCV 抗体（+）HCV-RNA（-），如果存在确切临床资料证实 HCV-RNA 持续阴性达到6个月以上的患者，可

在普通治疗区透析，相对固定透析机位，且安排末班次透析，每1个月监测一次 HCV-RNA。

⑥对于乙型肝炎病毒重叠丙型肝炎病毒感染的患者，如果条件有限，可在乙肝透析区透析，相对固定机位，安排在末班次透析。

⑦梅毒螺旋体快速血浆反应素试验（RPR）高滴度（+），甲苯胺红不加热血清学试验（TRUST）高滴度（+），梅毒螺旋体 IgM 抗体（+）或暗视野显微镜下见到可活动的梅毒螺旋体应在隔离治疗区进行血液透析。

⑧人类免疫缺陷病毒艾滋病：HIV 抗体（+）或 HIV-RNA（+），建议到指定传染病专科医院接受透析治疗，或进行居家透析治疗。

2. 传染病区管理规范流程

（1）传染病隔离治疗室，配备专用的透析操作用品车，且有明确的标识，同时设置乙型病毒性肝炎、丙型病毒性肝炎隔离治疗区。

（2）物品的流动应从清洁区→普通透析治疗区→丙型病毒性肝炎隔离透析治疗区→乙型病毒性肝炎隔离透析治疗区，不得逆向流动。

（3）传染病隔离治疗区，护理人员要相对固定，同一班次的护理人员不能交叉，且需要加强防护。

（4）合并活动性肺结核的血液透析患者应在呼吸道隔离病房或指定医疗机构接受透析治疗。

（5）呼吸道传染病疫情期间，透析前对患者进行体温检测等预检分诊措施，可疑和确诊患者在呼吸道隔离病房或指定医疗机构接受透析治疗。

（6）合并呼吸道感染/传染病的患者进入透析室，应佩戴一次性医用外科口罩，做好个人防护。

3. 血液透析中心规章制度

《中华人民共和国传染病防治法》《突发公共卫生事件与传染病疫情监测信息报告管理办法》《医院感染管理办法》《医疗废物管理条例》《医疗卫生机构医疗废物管理办法》《医院感染暴发报告及处置管理规范》《医院消毒卫生标准》（GB 15982—2012）《医院隔离技术规范》（WS/T 311—2023）《医

院感染监测规范》（WS/T 312—2023）《医务人员手卫生规范》（WS/T 313—2019)《医疗机构消毒技术规范》（WS/T 367—2012）《医院空气净化管理规范》（WS/T 368—2012）《病区医院感染管理规范》（WS/T 510—2016)《医疗机构环境表面清洁与消毒管理规范》（WS/T 512—2016）《医院感染暴发控制指南》（WS/T 524—2016）《丙型肝炎病毒（HCV-RNA）检测结果转阴患者血液透析管理方案》。

4. 培训与考核制度

血液透析中心感染防控的组织机构和全员培训制度、医护人员手卫生规范和无菌操作制度、医疗机构相关感染控制及消毒隔离制度、医疗机构相关感染监测和报告制度、传染病患者隔离制度、传染病新发、暴发报告制度、设备设施及一次性物品的管理制度、透析液和透析用水质量监测制度、库房管理制度、医疗废物管理制度、职业安全防护制度。

5. 血液透析中心治疗前准备

（1）告知患者血液透析可能带来的血源性或呼吸道传染性疾病感染的风险，要求患者遵守传染病控制的相关规定，并签署知情同意书。

（2）首次开始血液透析或由其他血液透析中心转入的患者或近期接受血液制品治疗的患者必须进行乙型肝炎病毒、丙型肝炎病毒、梅毒螺旋体及人类免疫缺陷病毒标志物（抗原或抗体）检测，推荐同时检测 HBV-DNA 和 HCV-RNA。

（3）首次开始透析或由其他血液透析中心转入的患者，既往或现患肺结核的患者，应进行胸部 X 线、肺部 CT 以及结核感染标志物检查。

（4）呼吸道传染病期间，透析前应检测患者体温，发热患者应进行相关呼吸道传染病检查。

（5）建立患者病历档案，在排班表、病历及相关医疗文书中对合并传染性疾病的患者做明确标识。

（二）事中管理

1. 人员管理

（1）做好培训教育：①培训对象包括所有工作人员、患者和陪护家属；②掌握感染防控知识、强化感控意识。

（2）严格规范医护操作、手卫生。

（3）做好全员健康管理：①工作人员健康管理；②患者感染性疾病监测和处置。

（4）做好患者的隔离透析管理。

（5）为所有人员提供符合要求的防护用品，规范使用。

2. 血液透析中心工作人员职业安全防护

（1）工作人员上岗前应掌握和遵循血液净化室感染控制制度和规范。

（2）建立人员健康档案，定期进行健康体检，并管理保存体检资料定期进行乙肝、丙肝标志物监测、梅毒螺旋体及艾滋病病毒标志物，乙肝抗体阴性的工作人员建议注射乙肝疫苗。

（3）操作中应严格遵守医务人员手卫生规范，穿戴个人防护装置。

①普通治疗区：基本防护，包括工作服、口罩、工作帽。

②传染病治疗区：根据患者疾病传播方式采取额外防护措施。

③建议血管通路连接和断开操作室，佩戴防护镜或护目镜。

（4）工作人员遇锐器刺伤：应遵循《血源性病原体职业接触防护导则》（GBZ/T 213—2008）。紧急处理、填写《医务人员职业暴露登记表》、锐器刺伤后预防措施：

①被 HBV 阳性患者血液、体液污染的锐器刺伤：

a. 接种过疫苗、并且 HBsAb 阳性者，无需处理。

b. 未接种疫苗或者应接种过疫苗、但 HBsAb 阴性者，注射乙型肝炎病毒免疫球蛋白和接种疫苗。

c. 乙肝病毒感染状况不明确，应注射乙型肝炎病毒免疫球蛋白和接种疫苗，同时检测乙肝病毒血清学标志，根据结果确认是否接种第 2、3 针乙肝疫苗。建议在最后一剂疫苗接种 1~2 个月后进行病毒抗体追踪检测。

②被 HCV 阳性患者血液、体液污染的锐器刺伤：

a. 目前不推荐采用接触后预防措施。

b. 建议于接触 4~6 个月后进行丙肝抗体和谷丙转氨酶基线检测和追踪检测。

③被 HIV 阳性患者血液、体液污染的锐器刺伤：应有专业人员对暴露级别进行评估，根据暴露级别和病毒的载量水平，咨询专业医师考虑是否进行预防性治疗。

3. 血液透析中心工作人员手卫生规范

依据《医务人员手卫生规范》（WS/T 313—2019），血液透析中心工作人员手卫生要求如下。

（1）洗手和/或使用速干手消毒剂进行卫生手消毒的情形。

①接触患者前：在接触清洁、无菌物品之前，以及进行无菌操作前。

②暴露患者体液风险后：包括接触黏膜、破损皮肤或伤口、血液、体液、分泌物、排泄物、伤口敷料之后。

③接触患者后：完成与患者的相关诊疗、护理等操作后。

④接触患者周围环境及物品后：例如接触患者周围的医疗相关器械、用具等物体表面后。

（2）卫生手消毒的选择。

当手部没有肉眼可见污染时，适宜采用速干手消毒剂进行卫生手消毒。

（3）必须洗手的情形。

①当手部有血液或其他体液等肉眼可见的污染时。

②可能接触艰难梭菌、肠道病毒等对速干手消毒剂不敏感的病原微生物时，不可单纯使用速干手消毒剂进行卫生手消毒，而应洗手。

（4）先洗手再进行卫生手消毒的情形。

①接触患者血液、体液和分泌物以及被传染性致病微生物污染的物品后。

②直接为传染病患者进行检查、护理、治疗或处理传染患者污物后。

(5) 戴手套的时机。

①接触患者或透析单元内可能被污染的物体表面时：需戴清洁手套。

②进行特定操作时：如注射药物、抽血、处理血标本、处理插管及通路部位、处理或清洗透析机等操作，应戴清洁手套。

③更换工作区域或设备时：进入不同治疗单元、清洗不同机器时，应先洗手或使用速干手消毒剂进行卫生手消毒，随后更换清洁手套。

④进行侵入性操作时：进行深静脉插管、拔管和连接血管通路以及移植物内瘘穿刺时，需戴无菌手套。

⑤处理医疗废物时：要戴清洁手套。

⑥复用透析器的工作人员：在相关操作过程中应戴清洁手套。

(6) 不戴手套的时机。

①透析前准备工作：包括透析机检测、安放及冲洗管路和透析器。

②患者体检操作：如测量患者血压等。

③离开透析单元时：应脱下手套，并进行洗手或快速手消毒。

④药品配置工作：配置各种药品时。

⑤接触特定物品时：接触医疗文件、门把手等公用物品以及接触手机等个人用品时。

4. 候诊接诊区域管理规范

(1) 血液透析治疗准备室管理规范：
①治疗准备室设置在清洁区，授权封闭管理；
②设置传染病患者专用治疗准备室；
③一人、一穿刺针、一注射器和一次性丢弃原则。

(2) 血液透析治疗区管理规范：
①禁止摆放鲜花、带土植物及水生植物水族箱；
②不能存放非本班次、未使用的透析耗材、浓缩液及消毒用品；
③一个透析单元不能同时放置多个患者的治疗用品。

5. 水处理间与配液间管理规范

(1) 水处理间、配液间应授权封闭管理。

(2) 使用过的透析液桶、消毒液桶等放置污染区。

6. 污洗间管理规范

(1) 遵循医疗污物与生活垃圾分类处理原则。

(2) 使用专用包装袋或容器，包装应防渗漏、遗撒和穿漏。

(3) 按规定的时间、线路移送到暂时存放的专用设施，并定期清洁消毒。

(4) 存放时间不得超过24小时。

7. 透析用水处理设备的维护

(1) 维护原则：
①常规维护内容；
②前处理系统的维护方法；
③水处理设备主机的维护方法；
④水处理设备的消毒方案。

(2) 水处理设备故障的原因与处理：
①水量下降的原因及对策；
②水质下降的原因及对策；
③设备的基本要求。

(3) 使用与维护基本要求：
①每一台血液净化设备建立档案；
②定期进行技术安全检查、参数校对和常规维护保养；
③设备不良事件的监测与报告。

(4) 设备报警处理原则：
①定期校准其精度，不得废除或随意改变报警参数；
②报警原因不明或未解决时，不得进入透析治疗状态；

③透析机常见报警的处理：脱水（超滤）误差。

（5）水处理要求：

①水处理间面积应为水处理装置占地面积的1.5倍以上；

②地面承重应符合设备要求；

③地面应进行防水处理并设置地漏；

④水处理间应维持合适的室温，并有良好的隔音和通风条件；

⑤水处理设备应避免日光直射，放置处应有水槽；

⑥水处理机的自来水供给量应满足要求，入口处安装压力表，压力应符合设备要求。

8. 库房要求

（1）符合《医院消毒卫生标准》（GB 15982—2012）中规定的Ⅲ类环境。

（2）干性物品与湿性物品分开。

（3）干性物品库房存放透析器、管路、穿刺针及服务等。

（4）湿性物品库房存放浓缩透析液、消毒液等。

（5）不同物品必须分开存放。

（6）进入透析治疗区的所有物品不得再返回库房。

9. 专用手术室/操作室：（是否设置可根据医院实际情况决定）

（1）手术室管理同医院常规手术室［《医院消毒卫生标准》（GB 15982—2012）中规定的Ⅰ类环境］。

（2）达到医院常规手术室要求，可进行自体动静脉内瘘成形术和移植物内瘘成形术 达不到医院常规手术室要求，仅能作为操作室进行中心静脉导管置管、拔管、换药和拆线等操作［《医院消毒卫生标准》（GB 15982—2012）中规定的Ⅱ类环境］。

10. 急救设备

（1）供氧装置、中心负压接口或配备可移动负压抽吸装置。

（2）抢救车：备有急救物品及药品。

（3）基本抢救设备：除颤仪、辅助呼吸设备等。

（4）配备必要的职业防护品。

11. 物品材料环境管理

（1）严格耗材管理：

①耗材存放；注意：存放场所温湿度、干湿库房应分开。

②不重复使用一次性医疗器械、器具。

③严格规范复用透析器。

④耗材使用前应严格检查包装、有效期等。

⑤建立耗材使用不良事件管理及登记制度。

（2）加强医疗废物管理：规范收集、包装、转运。

（3）做好环境及物品清洁消毒：

①透析治疗区、治疗室等区域达到Ⅲ类环境要求。

②墙面、门窗、桌面保持清洁、干燥，做好擦洗、消毒。

③做好地面的擦拭、消毒。

④注意：室内及入口处不宜铺设除黏性脚垫外的踏脚垫和地毯。

（4）透析结束更换床单、被套和枕套（一人一用一更换）：床垫推荐使用可擦拭、可清洁的。

12. 设备管理

（1）做好血液透析机维护与消毒：

①每次透析治疗结束后的机器内部管路（水路）消毒。

②透析机机箱外部及时清洁、擦拭消毒。

（2）做好水处理系统管理：

①定期消毒。

②透析用水的水质监测（细菌、内毒素、电导度、软水硬度、游离氯浓度和化学污染物）。

(三) 事后管理

1. 做好内部质量评估和改进

（1）建立质量持续改进管理制度。

（2）定期评估血透室整体医疗质量和安全，针对不足提出改进意见并落实。

2. 加强医疗单位内部感控督查

医务处、院感、护理部等部门加强对血液透析室的检查和指导，保证医疗安全。

3. 认真对待卫生行政部门和行业协会督查

卫监所和透析、院感、护理质控中心加强对血液透析室进行检查和指导。

五、血液透析中心呼吸道传染病防控管理规范

维持性血液透析治疗患者免疫力低下，是呼吸道传染病的易感人群。血液透析中心人群高度集中、接触频繁，容易引发医护人员与患者、患者家属之间的呼吸道传染病传播。因此，面对突发传染病时，需要加强血液透析中心的呼吸道传染病防控管理。

(一) 医疗机构管理

（1）建议各级卫生健康部门依据本地区维持性血液透析治疗患者数量及呼吸道传染病的流行情况，指定设置定点血液透析治疗医院，主要收治传染性结核以及合并流行性、传染性较强的呼吸道传染病的血液透析患者。

（2）定点血液透析治疗医院应具备呼吸道传染病的医疗服务能力；其血

液透析室应具备呼吸道传染病的防控设施。

（3）合并开放性结核或确诊呼吸道传染病的在透或拟导入透析治疗的患者，应转入定点血液透析治疗医院进行血液透析治疗。

（4）疑似呼吸道传染病的在透或拟导入透析治疗的患者，应收入院单间隔离治疗。住院期间应迅速完善相关检测和检查，尽快明确诊断。无紧急血液透析适应证的患者，可延缓血液透析；存在紧急血液透析适应证的患者，可采用CVVH或CVVHDF，建议治疗时间隔日6~8h。

（5）处于呼吸道传染病隔离观察期的在透患者，应与其他患者错开上下机时间（如10：00—14：00透析或夜间透析），设置独立的透析治疗间，不能与血液传播类疾病阳性区共用，透析结束后应强化消毒透析治疗间。不具备条件的血液透析中心，应主动联系、转诊至其他具备条件的血液透析中心。

（6）处于呼吸道传染病隔离观察期的拟导入透析治疗的患者，无血液透析适应证，可延缓至隔离观察期结束后再进行透析导入；存在紧急血液透析适应证的患者，先在隔离区进行CVVH或CVVHDF，建议治疗时间隔日6~8h。

（7）呼吸道传染病疫期内，拟导入透析治疗的患者建议优先选择腹膜透析治疗；存在腹膜透析禁忌证的患者，按照上述方式进行血液透析导入。

（8）建议血液透析室（中心）具备自然通风条件。使用新风系统装置，疫情期间应加强清洁消毒，增加换气频率；发生疑似或确诊呼吸道传播疾病患者，应立即关闭空调通风系统，采取清洗、消毒措施，经检测合格后方可重新运行。

（二）新型呼吸道传染病疫期补充执行规章制度

在执行常规血液透析中心感染控制规章制度的基础上，新型呼吸道传染病疫期内应补充执行以下规章制度：

（1）每日排查制度。血液透析中心应将出现的新型呼吸道传染病确诊和疑似病例的血液透析患者，当日上报所在省级肾病学（血液净化）质控中心。

（2）每日报告制度。血液透析中心全部工作人员每日需报告个人去向、2次（上午、下午各1次）体温监测值。发生疑似或确诊新型呼吸道传染病的工作人员，按照规定隔离治疗；与疑似或确诊新型呼吸道传染病患者密切接触的工作人员，应按照呼吸道传染病特点进行隔离观察，期间不能上岗。

（3）风险教育和感控培训制度。包括严格执行手卫生操作，全面落实并执行标准预防措施，参照国家卫生健康委制定的新型呼吸道传染病诊疗规范进行防护，加强全员防控知识培训。

（4）家属/陪护的培训宣教制度。包括疫情、通风、手卫生、防护用具使用、呼吸道卫生和公共礼仪等宣教。

（三）新型呼吸道传染病疫期血液透析中心管理措施

1. 设置预检分诊护士

（1）护士正确佩戴医用外科口罩、护目镜/防护面罩、戴乳胶手套，建议穿隔离衣。

（2）岗位职责。

①测量并记录患者体温。

②调查并记录患者及其家属在透析间期移动轨迹，与传染病疫区人员以及传染病确诊、疑似患者及隔离观察者的接触史。

③询问透析期间有无乏力、干咳、鼻塞、流涕、咽痛及呼吸困难等症状。

④对体温≥37.3℃、可疑感染患者护送至发热门诊。

⑤协助患者更衣和在透析室内移动。

2. 患者及其家属/陪护人员管理

（1）患者管理。

①在血液透析中心期间佩戴外科口罩。

②进出血液透析室（中心）前后洗手。

③透析期间不进食。

④透析前后测量体温，并记录在透析治疗单。

（2）患者家属及其陪护人员管理。疫情防控期内患者的家属和陪护人员禁止进入血液透析中心。

3. 消毒措施

（1）每班次治疗后，开窗通风30分钟。

（2）每日治疗结束后用含氯消毒剂喷雾、紫外线照射或符合呼吸道传染病消毒要求的方式等进行消毒，做好监测及消毒记录。

（3）环境物体表面和地面的消毒严格按照《医疗机构消毒技术规范》进行。机器、床、餐桌等物体表面和地面采用1000~2000 mg/L含氯消毒剂彻底擦拭消毒，并做好记录。

（4）机器、床、餐桌等物体表面及地面如遇病人血迹、排泄物、分泌物、呕吐物等污染，先用吸湿材料如纸巾去除可见污染，再用2000 mg/L含氯消毒剂擦拭，终末消毒应做好记录。

（5）推荐使用非接触式体温仪进行体温排查，如果为接触式，应一用一消毒。

（6）严格按照《医疗废物管理条例》和《医疗卫生机构医疗废物管理办法》有关规定处置和管理医疗废物，分类、密闭运送并登记。强化口罩、帽、手套等用物使用后作为医疗废物管理，集中处置，杜绝二次污染。

六、结语

2009年，霍山县某医院血液透析治疗导致丙肝感染事件是一起令人痛心的医疗事故。通过对该案例的深入分析和反思，我们认识到了医疗安全和质量的重要性以及存在的问题和挑战。在未来的工作中，我们需要采取更加积极有效的措施来加强医疗安全和文化建设、优化资源配置与管理、完善法律法规与监管机制等，以确保人民群众的生命安全和身体健康。同时，我们也期待全社会共同关注医疗安全问题，形成合力，共同推动我国医疗事业不断向前发展。

对未来挑战的预测和准备
——未雨绸缪迎接挑战

随着全球化的加速、人口流动的增加以及生态环境的变化，传染病的传播速度和影响范围不断扩大。基层医疗机构作为传染病防控的第一道防线，面临着巨大的挑战和压力。未雨绸缪早当先，居安思危谋长远。因此，基层医疗机构对未来传染病挑战的预测和准备显得尤为重要。

一、未来基层医疗机构可能面临的传染病挑战预测

1. 新型传染病的出现

随着病毒、细菌等病原体的变异和进化，新型传染病可能具有更强的传播能力、更高的致病性和更广的感染范围，这对基层医疗机构的防控能力提出更高的要求。

2. 传染病疫情的全球化传播

随着全球化的加速和国际贸易、人员流动的增加，传染病疫情的全球化传播趋势明显。基层医疗机构需要加强对国际传染病疫情的监测和预警，提高应对传染病疫情全球化传播的能力。

3. 传染病与慢性病的叠加影响

随着人口老龄化和慢性疾病的增加，传染病与慢性病的叠加影响日益突出。基层医疗机构需要加强对慢性病患者的健康管理，降低他们感染传染病的风险，同时提高对传染病和慢性病并发患者的综合救治能力。

4. 医疗资源紧张与分配不均

在应对传染病疫情时，医疗资源的紧张与分配不均问题可能更加突出。基层医疗机构需要加强与其他医疗机构的合作与协调，实现资源共享和优势互补，确保医疗资源的合理利用和有效分配。

5. 公众对传染病认知不足

公众对传染病的认知不足可能导致恐慌、误解和歧视等问题，影响疫情防控工作的顺利开展。基层医疗机构需要加强对公众的健康教育和宣传，提高公众对传染病的认识和防控意识。

二、基层医疗机构应对传染病挑战的准备

1. 加强传染病监测与预警

基层医疗机构应建立完善的传染病监测与预警系统，实时监测和分析传染病的发病趋势和流行趋势，及时发现和报告传染病疫情，为疫情防控工作提供科学依据。

2. 提高疫情防控能力

基层医疗机构应加强疫情防控能力的建设，包括提高医务人员的专业技能和素质、完善疫情防控流程和规范、加强与其他医疗机构的合作和协调等。同时，基层医疗机构还应加强对传染病防控设施的建设和维护，确保设施的正常运转和有效使用。

3. 加强慢性病患者的健康管理

基层医疗机构应通过定期随访、健康教育等方式，加强对慢性病患者的健康管理。基层医疗机构还应提高对传染病和慢性病并发患者的综合救治能力。

4. 优化医疗资源配置与利用

基层医疗机构应优化医疗资源的配置与利用，通过精细化管理、流程优化等方式提高医疗资源的利用效率。基层医疗机构之间应加强合作与协调，实现医疗资源的共享和优势互补。

5. 加强公众健康教育与宣传

应加强对公众的健康教育与宣传，提高公众对传染病的认识和防控意识。引导公众养成良好的卫生习惯和健康生活方式，降低传染病的发生和传播风险。

三、结论

面对未来基层医疗机构可能面临的传染病挑战，我们需要未雨绸缪，提前预测并采取相应的准备策略。通过加强传染病监测与预警、提高疫情防控能力、加强慢性病患者的健康管理、优化医疗资源配置与利用以及加强公众健康教育与宣传等措施，可以更好地应对未来传染病挑战，保障人民群众的生命安全和身体健康。我们还不断总结经验教训，完善和优化防控策略，以适应不断变化的传染病疫情形势。

它山之石，可以攻玉
——从其他国家和地区的经验中学习

在全球化的今天，传染病不再是一个国家或一个地区面临的问题，而是全人类共同的挑战。面对突发的传染病疫情，各个国家和地区都在不断探索和实践有效的防控策略。"它山之石，可以攻玉"，借鉴其他国家和地区在传染病管理方面的成功经验，吸取相关教训，对于提升我国基层医疗机构的传染病应对能力具有重要意义。

一、传染病国际管理经验

（1）新加坡在传染病管理方面有一些严格措施，例如，在疫情期间实施严格的边境管控措施，限制外国旅客入境，并对入境人员进行严格的检测和隔离。此外，新加坡还通过广泛的社区宣传和教育活动，提高公众对疫情的认识和防控意识从而有效地控制疫情传播。

（2）日本在传染病防控方面注重立法保障和社区参与。通过制定《感染症法》等法律法规，明确各级政府和医疗机构的职责和权力。建立完善的疫情监测系统和应急机制，确保疫情发生时能够迅速做出反应。日本还鼓励社区居民参与传染病防控工作，通过志愿者组织等形式，共同维护社区健康。

（3）德国在传染病管理方面注重发挥基层医疗机构的作用。通过加强与基层医疗机构的合作，实现疫情的早发现、早报告、早隔离、早治疗。同时注重提升公众的防疫意识，通过广泛的健康教育和宣传，提高公众的自我保护能力。

（4）英国在传染病防控方面注重科技创新和信息化建设。通过建立全国性的电子健康记录系统，实现疫情数据的实时共享和分析。注重与国际社会的合作与交流，共同应对全球性的传染病挑战。

（5）美国在传染病管理方面注重法律法规的完善和执行力度的提升。通过制定《公共卫生服务法》等法律法规，明确各级政府在传染病防控中的职责和权力。建立高效的疫情应急机制和救援体系，确保在疫情发生时能够及时有效地进行应对。

（6）加拿大在传染病防控方面注重公共卫生体系的建设和完善。通过加强基层医疗机构的公共卫生职能、提升公共卫生人员的专业素养和能力水平等措施，提高整个公共卫生体系对传染病的防控能力。注重与社区的合作与沟通，通过社区参与和志愿者组织等形式，共同推动传染病防控工作的开展。

三、我国基层医疗机构传染病防控策略

1. 加强法律法规体系建设

完善传染病防控法律体系。制定和完善适合我国国情的传染病防控法律法规，明确各级政府和医疗机构的职责和权力。

强化执法力度。加强对传染病防控法律法规的执法力度，确保各项措施得到有效执行。

2. 提升基层医疗机构的防控能力

加强基层医疗设施建设。投入更多资源用于基层医疗机构的设施建设和设备更新，提高其对传染病的诊疗能力。

提升医务人员专业素养。加强对医务人员的培训和教育，提高其传染病防控意识和技能水平。

完善疫情报告和处置机制。建立高效、灵敏的疫情报告和处置机制，确保疫情信息及时、准确地传递和处理。

3. 强化公众教育和宣传

开展健康教育活动，通过举办讲座、发放宣传资料等形式，普及传染病防控知识，提高公众的防疫意识。

合理利用媒体宣传：利用电视、广播、互联网等媒体平台，广泛宣传传染病防控知识，增强公众的自我保护能力。

推动社会参与。鼓励社会各界共同参与传染病防控工作。

4. 早期检测与隔离

建立完善的检测体系，提高检测效率，确保早发现。对感染者及时进行隔离和治疗，防止疫情扩散。

5. 加强国际合作与交流

（1）开展信息共享与合作。

加强国际组织合作。为了实现传染病的全球治理，应加强与世界卫生组织（WHO）等国际组织的合作。通过信息共享、技术支持、人员培训等方式，推动传染病防控工作的全球协同。

建立国际流行病学研究中心。针对全球性传染病的研究和防控，可以建立国际流行病学研究中心，汇集全球专家和学者的力量，开展病原学分析、临床特征研究等科研工作，以提供可靠的科学依据。

（2）加强边境卫生和国际交通管控。

边境健康检疫。可采取共享健康信息、开展卫生检查、实施入境隔离等方式，阻止传染病跨境传播。通过借鉴疫苗证明、健康申报系统等措施，加强信息的共享和边境卫生管理。

国际交通限制。疫情严重时，可以限制国际交通，暂停航班和旅游活动，以降低病毒传播的风险。

（3）加强科学研究与技术合作。

新药与疫苗的研发。传染病的防控需要依靠有效的药物和疫苗。可加强科学研究与技术合作，推动新药与疫苗的研发，以应对新型病原体的威胁。

加强诊断技术的研究。有效的传染病诊断技术对于及时发现和隔离病例至关重要。可共同研究和开发先进的诊断技术，提高传染病的早期诊断率。

（4）推动全球公共卫生安全治理。

加强全球卫生基础设施建设。应加强疫苗和药物的生产能力、医疗机构建设和卫生事件监测系统建设等，提高传染病防控的应对能力。

共享应急物资和人员。在疫情期间时，应相互支持，共享应急物资和人员。通过联合行动，快速响应，迅速组织力量，有效控制疫情。

四、结论

"它山之石，可以攻玉"。我国应进一步加强法律法规建设，提升基层医疗机构的防控能力，强化公众教育和宣传，加强国际合作与交流，不断完善和优化传染病防控工作体系和能力水平，为应对未来可能出现的传染病挑战做好充分准备。在全球化背景下，任何国家和地区的传染病防控工作都不是孤立的，而是与全球公共卫生安全紧密相连的。因此，要进一步加强国际合作与交流，共同构建人类卫生健康共同体，维护全球公共卫生安全。

第十章　基层医疗传染病防控从业人员的科研意识培养

一、科研意识的重要性

在我国传染病的防控工作中，基层人员做出了极其突出的贡献。传染病防控工作是一场长期且波及范围广的"持久战"，科研工作应受到应有重视。在基层防控精细化、专业化的要求下，基层传染病防控科研工作显得愈发重要。

增强基层传染病防控人员的科研意识，使其对国内外传染病防控趋势和做法有更好的了解，能够以辩证的观念正确看待现有工作，分析工作方法、工作效果。

在传染病防控及诊疗过程中，基层从业人员能够接触大量一手资料，可以得出许多实践经验，这些实践经验能够推动基层传染病防控工作的开展。要加强基层传染病防控从业人员对科研意识的培养，提供各类必要条件，引导其进行持续性科研行为。

科研意识的缺乏将极可能导致科研工作缺乏计划性、时效性和敏感性，对日常传染病防控工作的总结意识、创新意识、实践意识不够，从而不能对日常工作进行总结性思考和研究，难以形成大量、成体系的研究成果，这就限制了基层传染病防控工作科学化、体系化的发展。

科研意识的培养，可以促进传染病管理模式更加规范，确保管理的时效性及覆盖面，在加强临床及基层社区重视程度及实施效果的基础上，以预防和控制传染病的发生或传播为目标，减少疫情缓报、漏报，促进传染病管理质量的提升。

二、我国传染病防控科研现状与趋势

从研究数量及趋势上来看，传染病防控相关研究总体呈现波动上升的趋势，体现在逐年增加的传染病防控领域的论文发表量上。研究数量的增加与近年来传染病的爆发数量和受关注程度密切相关。

相关研究显示，在 2003 年之前，传染病防控研究领域缓慢发展。2003 年随着严重急性呼吸综合征（SARS）疫情暴发，传染病的研究热度随之显著增加，此阶段的传染病研究处于急速上升期。研究数量的增速在 2010 年前后放缓，在 2019 年随着新型冠状病毒感染疫情的暴发而呈现井喷式增长，于 2020 年达到巅峰。在此类研究中，通过对第一作者的单位进行统计学分析发现，大部分发表在高水平期刊的论文，都由中国疾病预防控制中心（CDC）及高校承担主要研究任务，部分研究板块以地域为划分，形成了相应合作研究趋势。

而大部分研究文章研究方向围绕着新型冠状病毒感染、常见传染病的流行病学、学校传染病及病媒传染病展开。这显示出我国对传染病防控的重视程度、研究主题的广泛性及研究内容的深入性。

然而，随着对传染病防控工作要求的提升，相比于有组织的专业性研究机构，基层工作人员研究基层传染病防控相关的科研成果相对较少，基层工作人员的科研能力亟须提升。基层传染病防控的新理论、新技术的研究，也是积极响应时代需求的动态变化。

部分基层传染病防控从业人员难以适应传染病防控高质量发展的要求，提高自助科研意识及积极性，这主要受限于其工作地点、性质及能力。基层工作者大多忙于繁复冗杂的日常工作中，难以集中时间精力完成系统性的科研工作。且大多基层传染病防控从业人员的专业素质与科研能力由于未受过系统性的训练，参差不齐，相关专业知识及方法论缺乏，难以单独完成高水平的科研项目。

若能加强基层传染病防控机构与上级机构、高校之间的科研联动，有机整合大量基层传染病防控从业人员、高校师生以及CDC研究团队，将会建立起具有及时性的传染病防控体系，完善长效性的常态化传染病防控机制，加快传染病防控从被动到主动的创新转变。

三、基层医疗机构的科研定位

为了推动公立医院高质量发展，推动健康中国建设，满足人民群众对于高质量医疗服务的需求，医疗、教学、科研、管理等几个方面的有机结合是必然的要求。此外，就社区卫生服务中心等基层卫生服务机构而言，科研虽未被明确纳入其功能定位中，但近年来基于社区卫生等方向的研究，对其的科研方向、科研推广有正面作用。

部分研究表明，近年来基层医疗机构科研论文发表数量总体呈现增长的趋势，但是个体间科研水平差距较大且质量有待提高，研究方向也具有局限性，整体科研能力相对较弱。总体增长趋势的原因，除了基层医疗卫生机构从业人员的自身综合素质、科研学习意识不断提高外，还可能来自部分地区实行的住院医师规范化培训项目。这使得包括社区卫生服务中心在内的基层医疗机构可以接触到高水平的科研平台，系统性的学习科研方法，培养科研意识。

在新时期时代背景下，基层医疗机构不仅应该保持较强的临床诊疗服务水平，还应同时兼顾医、教、研、管，实现同步发展。部分研究总结分析了包括社区医院、社区卫生服务中心在内的基层医疗机构所发表文献研究方向上的总结。总结表明，除占比最多的疾病相关问题外，社区卫生服务管理、心理行为及社会学问题、全科医学教育、社区服务满意度分析及健康宣教为这些文献主要的研究方向。

基层医疗机构作为面向社会整合医教研管等各方面资源集一体的综合体，对基层医疗机构从业者的培训，应保持整体性及综合性的原则。临床工作和科研工作之间相辅相成，科研工作的出发点要以解决临床实际问题为基础。高质量的科研发展，也是推动高水平的临床诊疗能力、强化卫生服务能力的推手。

四、培养科研意识的方法与途径

加强对基层传染病防控从业人员的科研积极性以及科研意识的培养，可以通过在基层医疗传染病防控从业人员中加强宣传并贯彻发扬党和国家关于发展健康中国、科技兴国的方针政策，从思想层面提升科研意识与科研积极性，鼓励基层传染病防控人员开展科研项目。转变基层传染病从业人员对科研工作的观念，自觉钻研新理论及新技术，从研读高水平科研作品开始，推动基层传染病防控研究深入开展。

从基层传染病防控单位角度出发，相应单位可以通过加强科研基础知识的课程教育，提供基层传染病科研项目交流的机会，定期组织学习交流活动、完善科研项目及研究管理奖励体系，帮助基层传染病从业人员制订相应目标，根据不同的职级、职称及岗位类型，科学合理的设置具有可行性的科研工作任务目标。并将此类科研任务按照一定权重纳入年终考核、绩效、评优评先晋升晋级等考核指标。通过科研奖励制度的建立，强化基层传染病防控从业人员对科研的积极性，从而加强其科研意识。

加强方法论与专业知识的学习，可以部分缓解基层传染病防控从业人员专业科研水平的压力。加强在职教育的培养，通过举办学习班、论文研讨会、论文写作学习课程等方式，以培养基层传染病防控从业人员科研能力为目的，从现实角度解决基层面临的实际问题，从认知角度消除基层从业人员的顾虑。通过辅以对应的数据收集、数据处理、数据分析及整合的方法论支撑，加强统计学相关知识的复习与实际运用，使基层从业人员熟练掌握科研方法，增强基层医疗传染病防控人员科研能力。提供具有可行性的方法论支撑，搞好总结性的科研整理工作，通过整合现有数据，有意识、有组织地进行全方位的信息收集，结合所积累的日常工作经验及观察结果，进行总结性和前瞻性思考，形成浓厚的科研氛围。

为基层传染病防控人员提供科研学术交流的机会。邀请具有可借鉴性的基层传染病防控相关作者或项目负责人进行项目分享，或带领开展初步的科研活动，如带领基层人员参与科研课题研究、参与科研论文的撰写开始，使其逐渐熟悉科研工作，逐步培养科研意识与能力。同时，深度参与科研项目及课题，帮助基层传染病防控从业人员正确的认识基层传染病防控科研工作的意义，强化日常工作与科研项目之间的相互关系，带着思辨的科研意识对日常工作进行观察与总结，同时也为基层传染病防控工作提供科学的理论依据。

五、实践与应用：案例分析

通过分析对基层医院青年医生科研意识的培养方法，可以得出具有普适性的，利于提升基层传染病防控人员科研意识的方法。基层传染病防控人员的科研工作，可借鉴以经验总结及工作体会为主题的学术论文及期刊，从日常工作中凝集具有共性的问题。

某项研究通过分析部分基层传染病医院青年医生的基线数据，结合调查问卷法，得出了反应目前基层传染病医院青年从业者所面临的问题，并给出了对应的解决办法。

通过对调查问卷中的问题进行总结归纳，大致可分为四类问题：临床工作影响科研时间投入、单位科研氛围、自身科研专业性及设备、经费、科研学术带头人等软硬件支持不足等。

调查问卷的结果可以支持由于临床日常工作的繁重对科研项目的参与意愿造成了影响。大于 70.3% 的医生认为参与科研项目的时间不足是由于工作过于繁杂。对该部分人群的基线数据进行分析，从时间消耗与学历数据可以看出，基层青年医生消耗在临床与科研之间的占比，会随着学历的差异，发生显著性的变化。硕士及以上学历医生中的临床/科研时间分配比≥70%，显著低于本科学历医生。

该研究的统计结果中，主持或参与过高水平的课题或论文写作的青年医生人数占比较低。这一方面可以反映出该基层医疗机构的整体科研水平，另一方面也可以侧面说明基层医疗机构缺乏高水平学科带头人的指导作用。此外，半数医生认为，软硬件支持的缺乏，进一步阻碍了单位科研氛围的培养，对基层医疗从业人员科研意识的培养造成影响。科研氛围和相关支持力度的缺乏，在对科研意识的培养造成影响的基础上，同时会对已有的科研产出及人才吸引力造成影响。在前文所提到的研究中，大部分由中国疾病预防控制中心（CDC）及高校承担的科研项目可以说明省部级单位、大医院及高校所形成的规模效应。这部分具有科研氛围、科研实力的单位对医学人才的虹吸效应，可能会进一步对基层传染病医院的人才流失产生影响。

就以上现象及问题，为充分发挥现有基层医疗机构从业者的研究热情，加强其科研意识培养，应充分发挥现有医生作用，建立内部人才培训及奖励机制，在避免人才流失的基础上加强内部力量的培养。基层医疗从业者难以花费大量时间在实验室完成基础医学试验，加之基层医疗机构对于实验室及设备建设资金、条件等的限制，更加剧了基层医疗从业者的科研挑战性。

然而，基层医疗从业者具备临床资料及样本充足、科研基础资料及素材的可得性强、研究范围广等优势，其科研工作的开展可以重点放在应用型研究基础上，对临床实践进行总结性的辩证思考。

对临床研究数据的获取，在过去信息化未完全覆盖的时期，大多由研究主体通过单个病例的积累完成基础数据的收集。在大部分医院发展现代信息化建设的大背景下，医疗科研数据的获取可通过 HIS 系统、手术麻醉系统等得到相关数据。例如，在临床数据信息系统中，不仅可以获取到单个患者全流程时间节点的临床信息，还可以通过多维度的数据叠加、学习，分析预测疾病发展及趋势。这对基层医疗传染病防控从业人员的科研意识可以产生启发性的影响，从回顾性的历史数据分析开始，基于经验总结及工作分享，逐渐发展到前瞻性研究中，有计划、有标准、有意识地将日常工作与科研工作进行融合。部分研究也通过在线搜索引擎查询及健康咨询的相关大数据信息，通过机器分析与学习进行流感趋势的预警与跟踪，并保持了相当的准确性。

六、提升科研能力的具体措施

科研能力的提升，主要动力来源于科研意识及科研积极性的培养，实现的必要路径来源于专业能力与素养的提升。

基层医疗机构的科研工作在总体增长的趋势下仍然存在部分问题：如何减少个体间科研水平的差异性，提高科研产出的质量，推动研究方向从局限性到创新性的转变，基层医疗机构科研基础的发展未受到充分重视，人才队伍建设不全面，缺乏相应专家资源指导。综合考虑以上几点问题，基层医疗机构应构建全面的科研管理机制，完善科研项目及研究管理奖励体系，营造积极的科研氛围，提供完善的科研条件，从而强化基层医疗机构科研意识的培养。

科研氛围的营造与专业能力的培养相结合，能够有效提高基层医疗机构专业能力素养。定期举办形式多样的科研培训，帮助基层医疗机构从业者完成系统性的训练，传播相关专业知识及科研方法论，熟悉科研项目的申报途径。以任务为导向，根据实际情况制定相应目标与成长路径。

定期举行多样化的培训模式，充分整合院内院外资源。例如，通过数据收集、数据处理方法或统计学知识等基础专业知识为主的院内自培，可以起到加强科研基础的作用，进行系统的科研思路梳理、科研经验分享等；综合科研实力较弱的基层医疗机构，可以通过整合外院资源，邀请外部科研机构，进行科研项目合作或经验分享及指导，为本院研究者提供充足的实践机会。此外，科研导师制度、学术带头人、科研发展及分享平台等对科研高质量发展、学科建设都具正面作用。

第十一章 结论与展望

一、新医改形势下的基层医疗机构传染病防控的趋势

多年的传染病防控实践教育活动，大大提升了人们的健康意识。政府加强对传染病治疗和防控相关设施设备的建设和投入，加强对传染病制度的完善和修订，提高对传染病项目的投入，例如，各地艾滋病防控、传染病防控、结核病防控等相关经费投入，实现了艾滋病和许多传染病的免费检测和治疗；提供专项培训经费，建立培训中心，对基层医疗机构人员进行专题培训，加强基层人才队伍建设，建立健全传染病防控体系，四川省卫生健康委、四川省中医药管理局关于印发《〈四川省医疗机构公共卫生责任清单（2023版）〉的通知》中指出，2023年9月底前，各级各类医疗机构应独立设置或指定承担公共卫生管理责任的科室（统称公共卫生相关管理科室，其中三级医院、二级综合医院和中医类医院、乡镇卫生院和社区卫生服务中心应设置独立的公共卫生科），作为医疗机构的一级科室，并按要求配备专兼职公共卫生管理人员公共卫生相关管理科室负责医疗机构内公共卫生工作的综合管理、组织协调、人员培训和质量评价，具体承担牵头制定公共卫生有关规章制度、工作流程和考核标准，对重点疾病报告信息进行日常管理、审核检查、网络报告和质量控制，定期对本机构报告的重点疾病情况及报告质量进行分析汇总、考核评价和通报等工作。各级各类医疗机构应整合现有院感科、预防保健科、应急办等科室的职能和资源，加强归口管理和内部协调，依照分工各自承担相应的公共卫生管理职责。明确临床科室公共卫生责

任。各级各类医疗机构临床科室具体承担所在科室的传染病与突发公共卫生事件登记报告、传染病诊疗与院内传染病疫情处置、慢性非传染性疾病监测和健康管理等公共卫生服务工作。进一步深化医防融合，加强组织领导。各级卫生健康、中医药主管部门加强组织领导，加大对医疗机构履行公共卫生责任的监督指导，确保责任到位、人员到位、工作到位。各地要建立稳定的公共卫生工作经费保障机制，并确保公共卫生相关管理科室人员收入不低于所在医疗机构人员平均工资水平。

二、未来基层医疗机构传染病管理的展望

未来，基层医疗机构将建立更加健全的传染病管理体系，以乡镇为中心建立完整的个人健康档案，定期进行健康监测与传染病筛查，通过信息系统分析了解筛查结果，并自动上报，通过大数据实现传染病的识别和早期干预，保障人们的健康和安全。

未来基层的传染病管理将以信息化为抓手，科技为核心，建立完善的社区服务中心，定期进行相关范围内的健康提示和监测，或利用基因检测技术，提早发现传染病，早期进行居家隔离治疗，对严重传染病社区进行相关感染性疾病科的转诊，让每一个社区都能掌握社区居民的健康状况。

未来是大健康时代，每一个人都有健全的全生命周期健康监测，对减少传染病的传播有重大的意义。

科技的进步、人文的进步，将进一步推动基层传染病管理。

基层医疗机构传染病管理是贴近人们的最小单元，把防控集中在最小范围，提升基层医疗的技术水平和专业水平，对传染病防控能起到重要作用。

参考文献

[1] 李立明. 流行病学 [M]. 北京：人民卫生出版社，2008.

[2] 秦秋翠，李直健，陈雪琼，等. 广西贺州市一起因食用未煮熟羊奶引起的布鲁氏菌病暴发疫情调查 [J]. 疾病监测，2017，32（8）：634-637.

[3] 王颖，梁丁元，李垚，等. 历史传染病疫情的环境与气候特征初探及对新冠肺炎疫情的思考 [J]. 环境科学研究，2020，33（7）：1555-1561.

[4] CHUA K B, GOH K J, WONG K T, et al. Fatal encephalitis due to Nipah virus among pig-farmers in Malaysia [J]. Lancet, 1999, 354 (9186): 1257-1259.

[5] 杨维中. 中国传染病防治70年成效显著 [J]. 中华流行病学杂志，2019，40（12）：1493-1498.

[6] 规划发展与信息化司. 2022年我国卫生健康事业发展统计公报况 [EB/OL]. (2023-10-12) [2024-01-30]. http://www.nhc.gov.cn/guihuaxxs/s3585u/202309/6707c48f2a2b420fbfb739c393fcca92.shtml.

[7] 杨维中，贾萌萌. 中国消除传染病的历史进程与展望 [J]. 中华流行病学杂志，2021，42（11）：1907-1911.

[8] 周宇辉. 我国传染病流行现状与防控体系建设研究 [J]. 中国卫生政策研究，2023，16（4）：74-78.

[9] World Health Organization. The achievement of global eradication of smallpox: Final report of the Global Commission for the Certification of Smallpox Eradication [R]. Geneva: World Health Organization, 1979.

[10] 章以浩，赵铠. 全世界和中国根绝天花的历史事实、基本经验及启

迪［J］. 中华流行病学杂志, 1999, 20 (2): 67-70.

[11] 沈建平, 张国成, 陈祥生, 等. 中国1949—2007年消除麻风病的历程及其流行特征［J］. 中华流行病学杂志, 2008, 29 (11): 1095-1100.

[12] 王国强. 中国疾病预防控制60年［M］. 北京: 中国人口出版社, 2015.

[13] 吴慧, 宋淼, 申辛欣, 等. 1996—2009年中国狂犬病流行病学分析［J］. 疾病监测, 2011, 26 (6): 427-430, 434.

[14] National Health Commission. China national healthstatistical yearbook 2020［M］. Beijin: China Union Medical University Press, 2020.

[15] 高景宏, 王言研, 蒋帅, 等. Haddon模型视角下大数据和人工智能在COVID-19疫情防控中的应用分析［J］. 中国全科医学, 2024, 27 (1): 111-117.

[16] 李尧, 罗晓辉. 关于运用大数据建立传染病防控系统的探讨［J］. 健康必读, 2020 (24): 4.

[17] 赵坚, 徐小卫, 杨亚洲, 等. 基于大数据与5G技术的传染病智能监测预警处置系统设计与应用［J］. 医学信息学杂志, 2023, 44 (5): 14-19.

[18] MACINTYRE C R, CHEN X, KUNASEKARAN M, et al. Artificial intelligence in public health: The potential of epidemic early warning systems［J］. International Medical Research, 2023, 5 (3): 1-18.

[19] SHEKHAR S, MAJUMDER M S. Artificial intelligence and the future of public health［J］. Journal of Epidemiology and Global Health, 2019, 9 (4): 191-194.

[20] CHEN X, XU S. Artificial intelligence in combating COVID-19: Tools, prospective applications and challenges［J］. Euro-Mediterranean Journal for Environmental Integration, 2020, 5 (4): 66.

[21] 王宇. 新发传染病风险的智能化监测与评估［J］. 中国数字医学, 2023, 18 (10): 6-10.

[22] 王梦莹, 张文丽, 高玥, 等. 基于大数据的医院真实场景传染病预警系统研究 [J]. 中国医院管理, 2022, 42 (3): 1-5.

[23] 国务院联防联控机制综合组. 关于印发新型冠状病毒感染防控方案 (第十版) 的通知 [EB/OL]. (2023-01-07) [2024-02-18]. http://www.nhc.gov.cn/xcs/zhengcwj/202301/bdc1ff75feb94934ae1dade176d30936.shtml.

[24] 陈奕, 王爱红, 易波, 等. 宁波市新型冠状病毒肺炎密切接触者感染流行病学特征分析 [J]. 中华流行病学杂志, 2020, 41 (5): 667-671.

[25] COREY H B, JOSEPH F, PHILIP GARCIA B S. Information regarding zika virus on the internet: A cross-sectional study of readability [J]. American Journal of Infection Control, 2019: 173.

[26] WANG D, FU B, SHEN X, et al. Restoration of HBV-specific CD8 (+) T-cell responses by sequential low-dose IL-2 treatment in non-responder patients after IFN-alpha therapy [J]. Signal Transduct Target Therapy, 2021, 6 (1): 376.

[27] 邱五七, CHU CORDIA, 毛阿燕, 等. 我国 SARS 和人感染 H7N9 禽流感疫情防控中多部门合作 [J]. 公共卫生与预防医学, 2019, 30 (1): 1-4.

[28] BASU S, SAHI P K. Malaria: An update [J]. Indian Journal of Pediatrics, 2017, 84 (7): 521-528.

[29] 王金香, 石洁洁, 张欣, 等. 现代针灸临床治疗传染病文献计量分析 (1949—2020) [J]. 上海针灸杂志, 2022, 41 (10): 1039-1045.

[30] 肖卫敏, 耿读海. 温针灸配合清热解毒类中药治疗慢性乙型肝炎 50 例 [J]. 陕西中医, 2010, 31 (1): 86-87.

[31] 魏镜龙, 宋佩辉. 传染病诊疗指南 [M]. 2 版. 北京: 科学出版社, 2005.

[32] 胡伟力. 论我国传染病防治法制建构 [J]. 医学与哲学, 2020, 41 (10): 46-50.

[33] 杨维中. 中国传染病防治 70 年成效显著 [J]. 中华流行病学杂志,

2019，40（12）：1493-1498.

[34] 李自典. 中华人民共和国传染病防治的法治化历程［N］. 团结报，2022-01-20（005）.

[35] 中国政府网. 中华人民共和国传染病防治法［EB/OL］.（2018-08-30）［2024-01-08］. http://www.nhc.gov.cn/fzs/s3576/201808/6d00c158844f42c5bcf94993bffa665a.shtml.

[36] 中国人大网. 王海冰：传染病防治法制定和修改的疫情背景［EB/OL］.（2021-06-03）［2024-01-10］. http://www.npc.gov.cn/npc/c12434/2020nrdgzyjhb/202106/t20210603_311646.html.

[37] 中国政府网. 突发公共卫生事件应急条例［EB/OL］.（2018-08-30）［2024-01-18］. http://www.nhc.gov.cn/fzs/s3576/201808/2052b89971ce4855b62fdbdac0be40a7.shtml.

[38] 中国政府网. 突发公共卫生事件与传染病疫情监测信息报告管理办法［EB/OL］.（2018-08-30）［2024-01-18］. http://www.nhc.gov.cn/fzs/s3576/201808/f6d58640fae1437695e27d2cd92f1032.shtml.

[39] 中国政府网. 传染病信息报告管理规范（2015年版）［EB/OL］.（2015-11-11）［2024-01-20］. http://www.nhc.gov.cn/jkj/s3577/201511/f5d2ab9a5e104481939981c92cb18a54.shtml.

[40] 中国政府网. 医疗机构传染病预检分诊管理办法［EB/OL］.（2018-08-30）［2024-01-20］. http://www.nhc.gov.cn/fzs/s3576/201808/8851566b12454d5e9c6dd41d782b1c37.shtml.

[41] 杨维中，兰亚佳，李中杰. 传染病预警研究回顾与展望［J］. 中华预防医学杂志，2014，48（4）：244-247.

[42] 杨维中. 传染病预警理论与实践［M］. 北京：人民卫生出版社，2012.

[43] BUCKERIDGE D L, OKHMATOVSKAIA A, TU S, et al. Understanding detection performance in public health surveillance: Modeling aberrancy-detection algorithms［J］. Journal of the American Medical Inform atics Association, 2008, 15（6）：760

—769.

[44] YANG W Z, LI Z J, LAN Y J, et al. A nationwide web－based automated system for outbreak early detection and rapid response in China [J]. Western Pacific Surveillance and Response Journal, 2011, 2 (1): 10－15.

[45] 祖荣强, 蔡衍珊, 秦鹏哲, 等. 利用综合医院门诊病例数据开展呼吸道疾病症候群监测的探讨 [J]. 中华流行病学杂志, 2010, 31 (5): 554－558.

[46] 杜明梅, 刘运喜. 我国传染病监测预警系统的发展与应用 [J]. 中华医院感染学杂志, 2022, 32 (6): 801－804.

[47] 杨维中, 兰亚佳, 吕炜, 等. 建立我国传染病智慧化预警多点触发机制和多渠道监测预警机制 [J], 中华流行病学杂志, 2020, 41 (11): 1753－1757.

[48] 中国政府网. 新型冠状病毒肺炎防控方案（第九版）[EB/OL]. (2022－06－28) [2024－04－15]. https://www.gov.cn/xinwen/2022－06/28/content_5698168.htm.

[49] 高艳春, 沈凌, 王丽苹, 等. 2015—2021 年中国大陆法定传染病流行趋势分析 [J]. 云南医药, 2023, 44 (4): 9－13.

[50] 李羚, 李蔚, 彭艳秋, 等. 2010—2019 年四川省法定传染病疫情分析 [J]. 职业卫生与病伤, 2020, 35 (5): 292－300.

[51] 马瑶, 张云娜, 吕强, 等. 2021 年四川省法定传染病疫情分析 [J]. 预防医学情报杂志, 2022, 38 (12): 1521－1528.

[52] 李羚, 张云娜, 李蔚, 等. 2017—2022 年四川省甲乙类肠道传染病流行特征及时空聚集性分析 [J]. 预防医学情报杂志, 2023, 39 (10): 1163－1170, 1177.

[53] 张云娜, 吕强, 李蔚, 等. 2020 年四川省法定传染病疫情分析 [J]. 预防医学情报杂志, 2021, 37 (5): 621－628.

[54] 庞艳, 范君, 李婷, 等. 2018—2022 年川渝地区肺结核空间分布特征分析 [J/OL]. (2023－10－09) [2024－04－27]. http://kns.cnki.

net/kcms/detail/11.2928.R.20231009.1610.004.html.

[55] 逯嘉，李婷，王丹霞，等."十三五"期间四川省肺结核流行病学特征分析［J］.疾病监测，2021，36（11）：1147-1151.

[56] 肖月，夏岚，夏勇，等.2016—2020年四川省学生肺结核疫情流行特征分析［J］.中国防痨杂志，2022，44（8）：777-783.

[57] 许光荣，彭凌荣，旷聃.2014—2018年四川甘孜藏族自治州肺结核流行病学特征分析［J］.中国防痨杂志，2019，41（12）：1310-1313.

[58] 严永华，杨春梅，徐涛，等.四川结核病患者结核分枝杆菌耐药状况分析［J］.成都医学院学报，2012，7（1）：58-60.

[59] 叶萍，何前军，张煜，等.甘孜藏区98株结核分枝杆菌耐药性分析［J］.职业卫生与病伤，2016，31（2）：116-119.

[60] 戈德崇，柳锡云，胡志林，等.四川藏区首例HIV感染者的发现与调查分析［J］.预防医学情报杂志，2003（S1）：25-26.

[61] 周福明，冷言冰，刀吉，等.2008—2020年甘孜州理塘县艾滋病流行特征分析［J］.职业卫生与病伤，2021，36（6）：354-357.

[62] 刘小锦，刘莉，梁姝，等.2008—2021年四川省经异性性传播艾滋病疫情的时空特征分析［J］.预防医学情报杂志，2023，39（8）：886-893.

[63] 袁风顺.四川省2008—2019年中老年男性艾滋病流行特征、影响因素及趋势预测研究［D］.成都：四川大学，2021.

[64] 袁风顺，刘莉，刘伦皓，等.四川省2020年1季度HIV/AIDS病例报告与新冠肺炎疫情相关性分析［J］.中国艾滋病性病，2020，26（11）：1178-1181.

[65] 张燕，李一平，周玚，等.2016—2019年四川地区HIV-1抗病毒治疗患者治疗效果及耐药性分析［J］.国际检验医学杂志，2022，43（8）：973-978.

[66] 伍卫平，王虎，王谦，等.2012—2016年中国棘球蚴病抽样调查分析［J］.中国寄生虫学与寄生虫病杂志，2018，36（1）：1-14.

[67] 李军建，陈海棠，伍卫平.2011年我国网络直报棘球蚴病病例分

析［J］. 中国寄生虫学与寄生虫病杂志，2013，31（1）：54-56，63.

［68］许光荣，张丽杰，曾光. 2006—2011年四川省甘孜州棘球蚴病疫情分析［J］. 中国寄生虫学与寄生虫病杂志，2013，31（3）：224-228.

［69］蒲昆明，李金花，袁孟霞，等. 四川省甘孜州北部地区肝包虫病超声诊断及分型［J］. 四川医学，2020，41（6）：640-643.

［70］喻文杰，王谦，廖沙，等. 2017年四川省石渠县包虫病患病情况现状调查［J］. 预防医学情报杂志，2018，34（5）：545-549.

［71］赵月，伍卫平，李伟，等. 四川省甘孜藏族自治州棘球蚴病空间聚集性分析［J］. 国际医学寄生虫病杂志，2015，42（3）：164-169.

［72］康殿巨，张俊杰，斯郎格玛，等. 2016—2019年四川省甘孜州棘球蚴病综合防治效果评估［J］. 中国寄生虫学与寄生虫病杂志，2021，39（2）：150-155.

［73］高海军，丹巴泽里，凌攀，等. 2018—2022年四川省甘孜藏区棘球蚴病监测结果分析［J］. 中国病原生物学杂志，2023，18（11）：1311-1314，1319.

［74］廖沙，王奇，杨柳，等. 2020年四川省包虫病监测结果分析［J］. 预防医学情报杂志，2021，37（12）：1641-1647.

［75］杨柳，廖沙，罗钊辉，等. 2020—2021年四川省棘球蚴病中间宿主监测结果分析［J］. 预防医学情报杂志，2023，39（8）：930-936.

［76］农业部副部长于康震在四川石渠调研时强调 源头防控 综合治理 坚决打赢包虫病防治狙击战［J］. 中国动物检疫，2016，33（7）：71.

［77］徐林，陈和强，张俊杰，等. 甘孜州动物包虫病综合防治工作进展［J］. 畜禽业，2022，33（5）：76-78，81.

［78］祁腾，梁莹，李伟，等. 四川省鼠疫耶尔森菌CRISPR基因分型及地区分布研究［J］. 中国人兽共患病学报，2018，34（9）：801-804，810.

［79］吴朝学，李帆，金忠强，等. 甘孜州318国道鼠疫疫源地施工人员感染风险调查分析［J］. 中国地方病防治杂志，2019，34（2）：136-140.

［80］马瑶. 2021年四川省法定传染病疫情分析［J］. 预防医学情报杂志，

2022，38（12）：1521-1528.

[81] 李明燕，张云娜，2016—2020年甘孜州肺结核流行特征分析[J]. 职业卫生与病伤，2021，36（5）：282-285.

[82] 严永华. 四川结核病患者结核分枝杆菌耐药状况分析[J]. 成都医学院学报，2012，7（1）：58-60.

[83] 郝思嘉，熊林平. 重大传染性疾病疫情公共卫生体系常态化建设[J]. 解放军医院管理杂志，2021，28（12）：1104-1106.

[84] 颜青华. 传染性疾病预防及控制的有效对策分析[J]. 基层医学论坛，2021，25（17）：2488-2489.

[85] 石秀娟. 传染性疾病预防和控制的有效措施分析[J]. 中国卫生产业，2019，16（25）：171-172.

[86] 赵兴平. 传染性疾病预防和控制的有效措施分析[J]. 世界最新医学信息文摘，2016，16（87）：292.

[87] 张霞. 社区慢性非传染性疾病的预防与控制方法研究[J]. 中国民康医学，2015，27（6）：105-106.

[88] 陈香美. 血液净化标准操作规程（2021版）[M]. 北京：人民卫生出版社，2021.